Holger Strohm

AIDS
Die Ansteckung

Was Sie alles über AIDS
wissen müssen

Rowohlt

Redaktion Ingke Brodersen
Einbandgestaltung Jürgen Kaffer

1. Auflage August 1987
Copyright © 1987 by Rowohlt Verlag GmbH
Reinbek bei Hamburg
Alle Rechte vorbehalten
Satz aus der Linotron Bembo
durch Utesch Satztechnik GmbH, Hamburg
Gesamtherstellung Clausen & Bosse, Leck
Printed in Germany
ISBN 3 498 06221 2

DANKSAGUNG

Meinen Dank an Dr. med. Günter Neumeier vom Institut für wissenschaftliche Dokumentation, Dr. med. Hermann Michael Stellmann und an meine Frau Kerstin.
Alle drei haben mich mit einer Flut an wissenschaftlichem Material versorgt und mir bei den Korrekturen geholfen!

REQUIEM

Wir,
Göttern gleich,
die sich ihre Erde untertan gemacht haben,
die die Atomkerne spalten,
die die Lebenskerne manipulieren
und an der Schöpfung freveln,
greifen nach den Sternen,
Göttern gleich –
und stolpern über einen Retro-Virus!

gewidmet meiner Frau Kerstin

Holger Strohm
Hamburg im Juni 1987

Inhalt

Eine Frage auf Leben und Tod

AIDS, eine Erkrankung des Immunsystems, ist erst acht Jahre alt. 1979 trat der erste Fall in den USA auf. Dr. Luc Montagnier vom Pasteur-Institut in Paris gelang es als erstem, das Virus zu isolieren. Dr. Robert Gallo und seine Mitarbeiter vom Nationalen Krebs Institut in den USA und dem US-Nationalen Gesundheitsdienst in Bethesda veröffentlichten kurz darauf ihre Ergebnisse, daß von AIDS-Patienten isolierte Viren die Krankheit verursachen und diese außerdem ansteckend sind.[1] Die tödliche und bisher unheilbare Seuche ist also neueren Ursprungs, hat aber weltweit schockierte Reaktionen hervorgerufen. Denn sie verbreitet sich mit rasanter Geschwindigkeit in allen Ländern. Trotz dieser offenkundigen Bedrohung reagiert der Mensch, wie wir es bei anderen lebensgefährlichen Bedrohungen auch schon erlebt haben: ob es um die Luft-, Boden- oder Wasserverschmutzung, die Zerstörung der Ozonschicht um die Erde, die Freisetzung von Radioaktivität oder um lebensgefährlichen Chemiemüll geht – wir besitzen eine erstaunliche Fähigkeit, Katastrophen zu verdrängen.

Auch bei AIDS kann man das gleiche Schauspiel beobachten. Es findet eine Verharmlosung statt, eine Bagatellisierung der Seuche, an der sich im Terzett Politiker, Mediziner und Publizisten beteiligen. «AIDS stellt keine Gefährdung der Bevölkerung dar», hatte Heiner Geißler noch 1985, bis Ende seiner Amtszeit als Minister für Jugend, Familie und Gesundheit, verlautbart.[2] Und dies obgleich schon damals immer mehr Wissenschaftler und ärztliche Standesorganisationen die Verharmlosung kritisierten.[3,4,5,6] «Die Gesundheitsbehörden beraten und helfen», versprach Rita Süssmuth Ende 1985 in einem Flugblatt an alle deutschen Haushalte. Die Bundesgesundheitsministerin damals: «Nur 5 bis 15 Prozent, höchstens 20 Prozent der Angesteckten bekommen AIDS.»[7] Ihr Ministerialdirektor, Professor Steinbach, lag mit seiner Einschätzung noch darunter: «Möglicherweise werden zwei bis zehn Prozent der Test-Positiven an AIDS erkranken.»[8] Es bestehe «kein Grund für die Annahme einer Ausbreitung von AIDS in die allgemeine Bevölkerung der Bundesrepublik Deutschland», behauptete die «Deutsche Gesellschaft für Virologie», ein erlesener Expertenverein, im Jahre 1985.[2] Außerdem würde AIDS nur bei Homosexuellen und anderen kleinen Randgruppen durch «harte» Sexualpraktiken übertragen. Obwohl sich inzwischen längst gezeigt hat, daß AIDS keineswegs auf solche Risikogruppen beschränkt ist, möchten wir nur allzugern solchen optimistischen Annahmen Glauben schenken.

Inzwischen wissen aber sowohl die Politiker wie die sogenannten Experten es besser. Dennoch wird die Zahl der AIDS-Toten und AIDS-Erkrankten immer noch nach unten manipuliert. Von AIDS, der erworbenen Immun-Abwehrschwäche, wird amtlich erst im letzten, tödlichen Stadium der Krankheit gesprochen. Alle Vorformen der Krankheit gelten nicht als AIDS, selbst dann nicht, wenn der Patient sich krank fühlt, das AIDS-Virus in seinem Blut kreist und er bereits andere angesteckt hat und weiter anstecken kann.

Bei vielen Patienten wird die Krankheit nicht erkannt, oder es wird in den Krankenhäusern nicht mit offenen Karten gespielt, um das Personal und andere Patienten nicht zu beunruhigen. Bei vielen AIDS-Opfern verzichten die behandelnden Ärzte aus Rücksicht auf Familie oder Freunde des Opfers auf die korrekte Angabe der Diagnose.

Bei prominenten Personen wird in solchen Fällen als Todesursache Lungenentzündung oder Krebs genannt. Bei Blutern heißt es «Leberversagen».[9] Von ärztlicher Seite wird deshalb auch vermutet: «In Wirklichkeit muß die Zahl der Todesopfer in der BRD um wenigstens eine Zehnerpotenz höher liegen».[10]

Daß die AIDS-Zahlen in der amtlichen Statistik möglichst klein geraten, so schreibt der *Spiegel*, ist auch der Wunsch einer großen Koalition aus Politikern, Medizinalbürokraten und approbierten Heilkundigen. Sie alle haben ein Interesse daran, daß die bedrohte Bevölkerung ruhig und besonnen bleibt.[9]

Seit der ersten Diagnose im Jahre 1979 an einem amerikanischen Patienten hat die Krankheit AIDS sich mit atemraubender Geschwindigkeit in wenigen Jahren über den ganzen Erdball verbreitet.[11] Die neuesten Zahlen der Weltgesundheitsorganisation der UNO sprechen für sich:
● In 110 Ländern der Erde sind bereits AIDS-Fälle registriert;
● mindestens 100000 Menschen sind mittlerweile im letzten Stadium der Seuche erkrankt;

• in fünf Jahren wird es weltweit voraussichtlich 100 Millionen AIDS-Infizierte geben.[12]

Nachdem sich herausgestellt hatte, daß die Inkubationszeit bedeutend länger als erwartet ist, mußten die Zahlen der Infizierten nach oben korrigiert werden. Für die USA wurden daraufhin für Ende 1984 über 2,5 Millionen AIDS-Infizierte ermittelt.[13] Wenn wir die bisherigen Verdoppelungsraten zugrunde legen[14], so bedeutet dies, daß in Zukunft eine wahre AIDS-Lawine über uns hereinbrechen wird. Bei Massentests amerikanischer Armee-Bewerber in Manhattan hat sich unter den 18- bis 25jährigen eine erschreckende Durchseuchung gezeigt. Bereits 1985 war jeder fünfzigste Bewerber infiziert, heute soll es bereits jeder 30. Amerikaner sein.[15] Neuerdings verläuft die Infektionsrate in den USA bei Heterosexuellen doppelt so rasch wie in den bisherigen klassischen Risikogruppen, zu denen Schwule, Fixer und Prostituierte zählten.

Im November 1986 schrieb die traditionsreiche Fachzeitschrift «Nature», daß die amerikanische «National Academy of Sciences» und das «Institute of Medicine» die These aufgestellt hätten, daß diese Seuche Menschenleben in einem Ausmaß vernichten könne wie ein weltweiter Atomkrieg, wenn nicht rechtzeitig ein Impfstoff gegen AIDS entwickelt würde. Diese beiden konservativen und etablierten Organisationen appellierten deshalb an Präsident Reagan, er möge die Gelder, die bisher für das Abwehrsystem SDI bereitgestellt worden seien, umwidmen und der Bekämpfung von AIDS zur Verfügung stellen. Denn sonst könnte es ihm passieren, daß – wenn das Abwehrsystem stünde – er vielleicht keine Menschen mehr hätte, die er verteidigen könne.[16]

Dr. Halfdan Mahler, Generalsekretär der Weltgesundheitsorganisation der UNO, erklärte im Dezember 1986 in der amerikanischen Zeitschrift «Newsweek», daß er bisher das AIDS-Virus sträflich unterschätzt habe; AIDS sei in Wahrheit eine Gesundheitskatastrophe von globalem Ausmaß: «Ich kenne keinen größeren Killer als AIDS».[17] C. Everett Koop, Surgeon General und ranghöchster Mediziner in den USA, dem sämtliche Gesundheitsbehörden und alle medizinischen Einrichtungen der US-Armee unterstehen, forderte eine Aufklärungskampagne und eine Sexualerziehung für alle Schüler von der ersten Klasse an. Dies sei nicht eine Frage der Moral, sondern eine auf Leben und Tod.[18] Und auch Karsten Vilmar, Präsident der Bundesärztekammer, warnte im Januar 1987 in der Tagesschau, daß die Seuche sich unkontrolliert in der Bevölkerung verbreite. Zwar betont das Bundesgesundheitsministerium immer wieder, daß eine allgemeine Gefährdung der Bevölkerung nicht gegeben sei, aber die Wissenschaftler streiten sich über die Übertragungswege. Auch wenn es als nicht sehr wahrscheinlich gilt, kann immer noch nicht eindeutig ausgeschlossen werden, daß Infektionen auch über Speichel, Schmierinfektionen oder sogar Insekten möglich sind, besonders bei Kleinkindern, deren Immunsystem noch nicht voll entwickelt ist.[19]

Eine weitere Frage ist ebenfalls ungeklärt: Nämlich wie viele der AIDS-Positiven an dieser Krankheit sterben werden. Anfangs galten zehn Prozent als verläßliche Schätzung. Im Juni 1986 sprach man von 20 Prozent und im Herbst 1986 von 25 bis 50 Prozent. Im November 1986 kamen namhafte Virologen zu dem Schluß, man müsse wohl mit 100 Prozent rechnen. Auch Professor Montagnier vom Pariser Pasteur Institut spricht von 100prozentiger Sterblichkeit.[20,21,22]

Wer meint, daß das AIDS-Problem bald gelöst oder die AIDS-Welle eigentlich ohnehin nur von den Massenmedien erfunden worden sei, irrt; AIDS wird uns vermutlich noch viele Jahre begleiten, denn das Virus mutiert tausendfach schneller als alle anderen Retroviren. Und es besitzt mindestens vier Extragene, die es befähigen, das menschliche Immunsystem praktisch auf allen Ebenen auszuschalten. Ständig bilden sich neue Varianten, die zum Teil erhebliche genetische Unterschiede aufweisen. In jedem infizierten Körper befinden sich Dutzende verschiedener AIDS-Viren.[23] Die Möglichkeit, bald einen effektiven Impfstoff zu entwickeln, ist deshalb auch in weite Ferne gerückt. Vermutlich werden vorerst bestenfalls Impfstoffe gefunden werden können, die nur kurzdauernde und unsichere Schutzeffekte wie etwa bei der Grippeimpfung bewirken können.[24]

Das AIDS-Virus unterläuft das Immunsystem des Menschen, es zerstört den Schutz des Körpers gegen Infektionen. Der Erreger bricht selbst bei Menschen aus, deren Immunsystem bis dahin gut funktioniert hat. Mit anderen Worten: AIDS stellt die Gültigkeit einer Jahrmilliarden alten Logik auf den Kopf. Das Virus legt das Immunsystem lahm, das uns überhaupt ermöglicht hat, auf dieser

Erde zu leben. Diese Beobachtung hat bei manchen Wissenschaftlern zu der Vermutung geführt, daß es sich um einen künstlich erzeugten Erreger handeln könne, der in das biologische System gar nicht hineinpaßt und der möglicherweise unbeabsichtigt, nämlich durch Genmanipulation, entstanden ist. Hinzu kommt, daß es in der Natur keine hundertprozentig tödliche Krankheit gibt, die so ansteckend ist. Sie würde gegen das oberste Gebot des Lebens – die Erhaltung der Gattung – verstoßen.

Bei der Untersuchung von Genen des AIDS-Erregers ergaben sich in vielen Abschnitten große Ähnlichkeiten mit drei anderen Retroviren: einem Virus (Typ B-MMTV), das bei Mäusen Blutkrebs auslöst, dem Erreger HTLV-1, beim Menschen für eine Leukämieart verantwortlich, und dem Visna-Virus, das zum Beispiel bei Schafen eine AIDS-ähnliche Krankheit hervorruft. Mit diesen Erregern wird seit Mitte der siebziger Jahre in der Genmanipulation geforscht. Ist das AIDS-Virus ein Erreger, dessen Erbmaterial sich aus Genabschnitten verschiedener anderer Viren zusammensetzt?

Dies würde zumindest erklären, warum das AIDS-Virus mit erschreckender Geschwindigkeit sein Erbgut verändert, mutiert und ständig neue Arten bildet, die alle nicht in das biologische System hineinpassen. Versehen mit dem neuen genetischen Material, probieren die Virusarten alle Variationsmöglichkeiten durch, bis sie sich stabilisiert haben – ein Vorgang, der seit Jahrmilliarden bei der Evolution abläuft, nur mit dem Unterschied, daß das Leben auf der Erde mit Einzellern, Viren und Bakterien begann. Alle Lebewesen, die darauf folgten, mußten Immunsysteme entwickeln, um diese Krankheitserreger in Schach zu halten. Auf jede Gattung, die überlebt hat, kommen Hunderte, die keinen wirksamen Schutz entwickeln konnten und wieder verschwunden sind. Die Pyramide des Lebens, die in einem Punkt begonnen hat, von dem aus sich alle Arten gebildet haben, könnte somit durch die Gentechnik zusammenstürzen.[25]

Aber das AIDS-Virus ist auch noch aus einem anderen Grunde gefährlich. Es wird durch den Geschlechtsverkehr übertragen, der einem fundamentalen menschlichen Bedürfnis entspringt. Aus Angst vor Ansteckung haben aber bereits viele Menschen ihre sexuellen Gewohnheiten geändert.[26] Immer mehr verzichten aus Angst ganz auf Sex und bleiben allein. Wird aber auf die Liebe verzichtet, so ist die Selbsterhaltung der Gattung in Gefahr. Und wer Geschlechtsverkehr betreibt, läuft das Risiko, infiziert zu werden, was ebenfalls dazu führen könnte, daß die Gattung ausstirbt. AIDS nimmt uns das Schönste: die Liebe und Sexualität, und ersetzt sie durch Angst und Mißtrauen. Wie aber wird eine Gesellschaft aussehen, in der die Liebe zum tödlichen Risiko wird?

AIDS wird das Leben eines jeden einzelnen und der Gesellschaft verändern. Und damit sind nicht nur die Infizierten als Hauptbetroffene gemeint, die mit ihrer Verzweiflung fertigwerden müssen und die von Freunden und Verwandten geschnitten werden[27] und wie Aussätzige behandelt werden. Auch die Gesellschaft wird durch AIDS radikaler verändert werden, als es für viele von uns vorstellbar ist. Schon in weniger als einem Jahrzehnt, so schätzen Experten, könnte jeder Zehnte in der Bundesrepublik erkrankt sein. Spätestens an diesem Punkt würden die Sozialsysteme zusammenbrechen. Denn pro AIDS-Patienten benötigt man drei Pfleger, die ihn rund um die Uhr versorgen. «Die Kosten für das Gesundheitswesen werden wohl ins Gigantische wachsen», orakelt die Münchener «*Medizinische Wochenschrift*».[28] Und wie steht es mit Verdienstausfall, Rente, Beerdigung, Beratung und Betreuung von Familie und Freunden und den Kosten für Berater, medizinische Ausbildung und Fortbildung, öffentliche Aufklärung usw.? Lebensversicherungen und Krankenversicherungen werden nicht mehr finanzierbar sein. Und was passiert mit Renten und Arbeitsplätzen, wenn die sexuell Aktiven – die jüngeren Menschen zwischen zwanzig und vierzig – an AIDS sterben?

Viele Babys werden schon im Mutterleib angesteckt. Viele Frauen verzichten aus Angst vor Ansteckung völlig auf Kinder. Durch die Umstrukturierung der Bevölkerungspyramide verändern sich sämtliche Grundlagen der Rentenversicherung.[24] Und wie sieht die medizinische Versorgung aus? Sie wird ohne Zweifel mehr und mehr eingeschränkt werden müssen, weil es an Geld und Ärzten mangeln wird. Jeder Arzt wird in der Zukunft mit AIDS-Patienten zu tun haben. Das «*Deutsche Ärzteblatt*» sagt eine Belastung des Arzt-Patienten-Verhältnisses voraus.[21] Wir kennen die Bilder, auf denen Feuerwehrleute und ärztliches Personal Schutzanzüge tragen, und Fälle, wo Ärzte und Chirurgen abgelehnt haben, AIDS-Positive zu behandeln.[30]

Und wie sieht es mit den Vorschlägen wie allgemeine Zwangstests und mögliche Zwangsisolierung von Testpositiven aus? Lassen sich Millionen von Testpositiven einsperren oder isolieren? Soll es dann etwa AIDS-Städte, AIDS-Burgen, AIDS-Arbeitsplätze, AIDS-Schulen und AIDS-Kindergärten geben? Besteht nicht die allergrößte Gefahr, wenn die AIDS-Epidemie weiter ansteigt, daß wir im AIDS-Faschismus landen?

Eines ist klar: Bisher stehen wir dem Problem AIDS weitgehend hilflos gegenüber. Selbst wenn man sich das fantastische Szenario ausmalt, daß alle Menschen sich sofort in ihrem Verhalten drastisch ändern und auf die AIDS-Gefahr einstellen würden, werden die AIDS-Erkrankungen in den nächsten fünf bis zehn Jahren weiter ansteigen. Denn alle, die jetzt infiziert sind, werden dann sterben. Und unter dem Eindruck der wachsenden Hilflosigkeit wird die Bevölkerung vermutlich nach Zwangsmaßnahmen rufen, was von einigen Politikern – wie wir wissen – nur zu gerne aufgegriffen wird.

Daher ist Aufklärung über die Risiken und notwendigen Verhaltensänderungen dringend notwendig. Uns allen muß die Gefahr bewußt werden. Deshalb wird in diesem Buch das, was man bisher weiß über Ansteckungspfade, Schutzmöglichkeiten, Nachweismethoden, medizinische Behandlung, soziale und politische Folgen, zusammengetragen. Dabei ist dem Autor bewußt, wie wenig wir bis heute wissen und daß möglicherweise viele der heutigen wissenschaftlichen Erkenntnisse sich in der Zukunft als falsch oder vereinfacht erweisen werden.

Es ist zu hoffen, daß die Bedrohung der Menschheit mit mehr Wissen und Weisheit bekämpft werden kann. Daß nicht nur gut informierte und vorsichtige Menschen überflüssige Risiken meiden, sondern daß es uns in einer gemeinsamen Anstrengung gelingt, den Kurs des kollektiven Selbstmordes zu ändern.

Literatur

1 «What's in a name?», Nature, Nr. 6065, 7. Mai 1986, S. 2
2 «Sterben, bevor der Morgen graut», Der Spiegel, Nr. 39, 23. September 1985, S. 84
3 V. d. Gruttola, «Letter», The Lancet, Nr. 8486, 19. April 1986, S. 911, 912
4 V. d. Gruttola, et al., «AIDS: Has the Problem been adequately assessed?», Reviews of Infectious Diseases, Nr. 2, März/April 1986, S. 295-305
5 F. A. Shephard, et al., «A Guide to the Investigation and Treatment of Patients with AIDS and AIDS-related Disorders», Canadian Medical Association Journal, Nr. 9, 1. Mai 1986, S. 999-1008
6 D. Woods, «Poor media coverage hurting AIDS fight, conference told», Canadian Medical Association Journal, Nr. 2, 15. Januar 1987, S. 193
7 «AIDS: Was ist das?», Bundesministerium für Jugend, Familie und Gesundheit, November/Dezember 1985, S. 1
8 «Traurige Bilanz», Der Spiegel, Nr. 33, 11. August 1986, S. 135, 136
9 «AIDS: Es geht alles so schön schnell», Der Spiegel, Nr. 18, 28. April 1986, S. 209
10 F. E. Hoevels, «Tabuthema AIDS-Stop», Freiburg 1986, S. 40, 41
11 K. Kruse, «AIDS stellt die Forscher vor wachsende Probleme», Tageszeitung, 10. November 1986, S. 9
12 «Viele Türen», Der Spiegel, Nr. 49, 1. Dezember 1986, S. 243, 244, 245
13 M. Rees, «The sombre view of AIDS», Nature, Nr. 6111, 26. März 1987, S. 343, 345
14 R. M. May, R. M. Anderson, «Transmission dynamics of HIV infection», Nature, Nr. 6109, 12. März 1987, S. 138
15 D. M. Barnes, «Military Statistics on AIDS in the US», Science, Nr. 4761, 18. Juli 1986, S. 238
16 «What must be Done about AIDS», Nature, Nr. 6092, 6. November 1986, S. 1, 2
17 «Public Enemy No. 1», Newsweek, New York, Nr. 22, 1. Dezember 1986, S. 45
18 C. E. Koop, «Surgeon General's Report on Acquired Immune Deficiency Syndrome», Public Health Service, 1986
19 R. Idris, «Die AIDS-Manifestationsrate kennt keiner», Selecta, Nr. 52, 29. Dezember 1986, S. 3677
20 H.-H. Vogt, «AIDS: Tragödie der Irrungen», Ärztliche Praxis, Nr. 25, 28. März 1987, S. 813

21 J. Tinker, «AIDS and the Third World», Panos-Institute, November 1986

22 «Trends der AIDS-Morbidität zeigen kein Plateau», Ärzte-Zeitung, Nr. 199, 11. November 1986, S. 24

23 S. Connor, «Hopes for an AIDS Vaccine are Fading fast», New Scientist, Nr. 1515, 3. Juli 1986, S. 28

24 E. B. Helm, W. Stille, «Wir müssen mit dem AIDS-Problem leben», Der Spiegel, Nr. 18, 27. April 1987, S. 249

25 H. Strohm, «Seuche aus dem Labor?», Deutsches Allgemeines Sonntagsblatt, Nr. 9, 1. März 1987, S. 3

26 B. Kantrowitz, et al., «Fear of Sex», Newsweek, 24. November 1986, S. 42, 43

27 B. Trent, «AIDS has created a new form of bereavment», Canadian Medical Association Journal, Nr. 2, 15. Januar 1987, S. 194

28 «Wir werden uns umstellen müssen», Münchener Medizinische Wochenschrift, Nr. 13, 27. März 1987, S. 20, 21

29 H. Jäger, «AIDS: Ethische Fragestellungen», Deutsches Ärzteblatt, Nr. 14, 2. April 1987, S. C-592-C-596

30 E. S. Searle, «Knowledge, Attitudes, and Behaviour of Health Professionals in Relation to AIDS», The Lancet, Nr. 8523, 3. Januar 1987, S. 26-28

Was ist AIDS?

Erworbene Immun-Abwehrschwäche – Immunmangel der Zelle – Symptome der AIDS-Erkrankung – das HIV-Virus – Viren-Funktion der Retroviren – das Einschleichen des AIDS-Virus in die Zelle – Befall der T4-Zellen – die Inkubationszeit – die ersten Krankheitssymptome bei HIV-Infektion, HIV-verursachte Krankheiten – Geschwülste und Tumore – «Vollbild» von AIDS – neue HIV-Varianten

AIDS steht als Abkürzung für «Acquired Immune Deficiency Syndrome», zu deutsch «erworbene Immun-Abwehrschwäche». Auf Grund eines Mangelzustandes seines Immunsystems ist der Patient anfällig für schwere Krankheiten, die für einen Menschen mit normal funktionierendem Immunsystem keine Bedrohung darstellen würden. Es kommt zu einem Zusammenbruch des Abwehrsystems, was heißt, daß der Körper dann selbst mit harmlosen Infektionen nicht mehr fertig wird.[1]

Folgt man der Definition des «US-Center for Disease Control», so handelt es sich bei AIDS um eine Erkrankung, der ein Immunmangel der Zellen zugrunde liegt. AIDS ist eine Infektionskrankheit, die durch ein Retrovirus verursacht wird. Dieses befällt und zerstört die T-Helferzellen. Das sind weiße Blutkörperchen (Lymphozyten), die dazu bestimmt sind, eindringende Krankheitskeime zu orten und Alarm zu schlagen. Ohne diese Zellen bricht das körpereigene Abwehrsystem (Immunsystem) zusammen, ohne das ein Mensch nicht überleben kann.[2]

Im Zusammenhang mit einer AIDS-Infektion können viele Krankheiten den Körper befallen, von denen allerdings nur die allerschwersten der Krankheiten, die zum Tode führen, als AIDS bezeichnet werden.[3] Eine solche Definition droht das AIDS-Problem zu verharmlosen. Die Weltgesundheitsorganisation der UNO entschloß sich deshalb zu einer anderen Definition der AIDS-Erkrankung, derzufolge jeder Patient als AIDS-krank gilt, in dessen Körper HIV-Viren festgestellt werden und der folgende Symptome aufweist:

• allgemeine Histoplasmose (Vermehrung von Abwehrzellen in inneren Schleimhäuten und Bindegeweben, die schleichend einsetzen mit Lymphknotenschwellungen, Lebervergrößerungen, Geschwürbildungen und Blutbildveränderungen)
• Durchfall länger als vier Wochen
• Pilzbefall der Lunge und anderer Organe
• Non-Hodgkin-Lymphome (bösartige Geschwulst von Lymphdrüsen)
• Kaposi-Sarkom (bösartiger Hautkrebs)
• lang anhaltende Lungenentzündung bei Kindern unter dreizehn Jahren, die in der Gewebeuntersuchung ein besonderes Bild aufweist (gilt ebenfalls als Hinweis für AIDS).

Selbst wenn der Nachweis von AIDS-Viren nicht gelingt, werden Patienten mit diesen Symptomen als AIDS-Kranke betrachtet.[4]

Die erworbene Abwehrschwäche AIDS wird durch ein Virus verursacht, das verschiedene Namen hat. Sein Entdecker, der Franzose Luc Montagnier, hat das Virus LAV getauft (Lymphadenopathie-assoziiertes-Virus). Der Amerikaner Robert Gallo kam dem Virus einige Monate später auf die Spur. Die Amerikaner, geschäftstüchtiger als die Franzosen, haben das Virus kurzerhand HTLV-III (Human-T-Lymphotrophe-Virus-III, Humanes T-Zell-Leukämie-Virus) genannt und alle Entdeckungsrechte für sich reklamiert. Seitdem hatte der AIDS-Erreger einen Doppelnamen: HTLV-III/LAV oder mit mehr Gerechtigkeitssinn: LAV/HTLV-III. Um diesen komplizierten Doppelnamen zu vermeiden, hat man sich im Juni 1986 in Paris auf einer «Internationalen Konferenz über AIDS» auf den Namen HIV (Human Immunodeficiency Virus = Menschliches Abwehrschwäche-Virus) geeinigt. Robert Gallo allerdings möchte sein Kürzel beibehalten[5], geht es doch bei der Frage um Namen und Erstentdeckung auch um Lizenzen und Gewinn.[6]

Man könne sich kein teuflischeres Virus denken als dieses, so urteilen Experten, weil es ausgerechnet die Zellen knackt, die uns eigentlich vor den Viren schützen sollen. Das sei so, als ob in einem brennenden Haus ein gemeingefährlicher Brandstifter von Zimmer zu Zimmer sause, um alle Feuerlöscher unbrauchbar zu machen, erläutert Professor Hans Dieter Pohle, Chefarzt am Berliner Rudolf-Virchow-Krankenhaus, das über die größte Isolierstation für AIDS-Kranke in der Bundesrepublik verfügt.[7]

1985 gelang es zum erstenmal, das HIV-Virus zu Versuchszwek-ken nachzuzüchten, die genetische Struktur der Viren zu analysieren und dabei Teile der Erbinformationen zu entschlüsseln. Die Forschungen sind sehr kompliziert und zeitraubend. Denn in dem Reich der Viren wird in Nanometer gemessen, dem millionsten Teil eines Millimeters. Das AIDS-Virus ist rund 100 Nanometer groß. Das ist der zehntausendste Teil eines Millimeters oder 0,0001 Millimeter. Zwanzig Milliarden AIDS-Erreger würden auf einem Pfennig Platz finden.

Viren sind eine ganz besondere Form des Lebens. Sie unterscheiden sich von anderen Mikroorganismen, den Bakterien, Pilzen und Einzellern, durch ihre Winzigkeit und karge Ausstattung. Sie vermehren sich nicht durch Wachstum und anschließende Teilung, sie besitzen auch nur eine Sorte Nukleinsäure: Desoxyribonukleinsäure (DNS) oder Ribonukleinsäure (RNS), die Träger der Erbinformationen. Viele Viren haben nur DNS als Erbinformation; das AIDS-Virus hat nur RNS.[8]

Mit der Bekämpfung von Virus-Erkrankungen tut sich die Heilkunst erfahrungsgemäß besonders schwer. Viele Dutzend Plagen werden durch Viren hervorgerufen – harmlose wie Schnupfen, lästige wie Herpes, Kinderkrankheiten wie Masern und Windpokken, hochgefährliche wie Polio und Pocken. Und nicht einmal einen ganz gewöhnlichen Schnupfen haben die Ärzte bisher unter Kontrolle bekommen können. Es gibt gegen ihn weder eine vorbeugende Impfung noch ein wirksames Heilmittel. Trotz gewaltiger Aufwendungen in Dutzenden von Forschungslabors weltweit hat die Entwicklung eines Impfstoffes gegen die Hepatitis (ansteckende Leberentzündung) länger als zwanzig Jahre gedauert. Hepatitis und AIDS haben einige Gemeinsamkeiten. AIDS ist allerdings sehr viel gefährlicher.[7]

Seit 1960 wurden weitere 25 neue Infektionskrankheiten entdeckt, und AIDS ist davon bei weitem die gefährlichste.[8]

Das AIDS-Virus ist ein Virus der Gruppe der Retroviren. Seine Erbsubstanz trägt es in Form von Ribonukleinsäure (RNS). Es muß diese RNS in die Erbsubstanz der menschlichen Wirtszellen, die in Form von Desoxyribonukleinsäure (DNS) vorliegt, umschreiben, um seine Erbinformation an die nächste Virusgeneration weiterzugeben. Zum Zwecke der Vermehrung dringt es in eine Zelle ein.

Dazu ist notwendig, daß es mit Hilfe seiner Oberflächenproteine die Stellen auf der Oberfläche der Wirtszelle finden, bei denen es «anlegen» und sich an Rezeptoren binden kann.[9] Ist das Virus in die Zelle eingedrungen, übernimmt es das Kommando und entfaltet eine rege Tätigkeit, die exakt vorprogrammiert ist. Das Virus bedient sich eines Tricks: Es schleicht sich ein als Kuckucksei und wird so als zelleigenes Gen vererbt. Es täuscht der Zelle vor, es wäre ein Stück von ihr, und zwingt ihr sein genetisches Programm auf, so daß sie – entgegen ihren eigenen Lebensinteressen – immer neue Viren produziert. Auf diese Weise ruiniert das Virus seinen Wirt, die Zelle. Erst stirbt die Zelle, dann weitere Zellen, bis der gewaltige Zellklumpen Mensch zerstört ist.[8]

Niemand, so urteilt der amerikanische Seuchenexperte Anthony Fauci über den AIDS-Erreger, könne sich «ein diabolischeres Virus ausdenken als dieses»: Hat es seine Gen-Informationen erst einmal ins Erbgut von Körperzellen eingeschleust, so kann es von dort nicht wieder vertrieben werden.[10] In erster Linie werden bestimmte Zellen, die T4-Zellen befallen, die sich, wenn sie ausgereift sind, nicht mehr vermehren. Die T4-Zellen haben für die Abwehr von Infektionskrankheitskeimen eine zentrale Bedeutung. Weil sie durch den AIDS-Erreger zerstört werden, wird die Immunantwort des Menschen lahmgelegt – es entsteht die Immunschwäche. Eine weitere Besonderheit ist, daß durch den geschilderten Mechanismus die Erbsubstanz des Virus nicht nur lebenslänglich im Körper bleibt, sondern auch auf andere Menschen übertragen werden kann.[9]

Die biochemische Wirkungsweise des AIDS-Virus beim Einschleichen in das Erbgut der T4-Helferzellen ist inzwischen weitestgehend geklärt. Mit Hilfe verschiedener Körperflüssigkeiten wie beispielsweise dem Blut oder Samen dringt der AIDS-Erreger in den Körper ein. Einige Wochen nach der Ansteckung entwickeln die meisten Menschen eine grippeähnliche Erkrankung, häufig verbunden mit fieberndem Rachenkatarrh. Viele Patienten bemerken aber auch keine Symptome.[11,12] Zwei bis 40 Wochen später werden die Infizierten HIV-positiv.[12,13]

Die Zeitunterschiede sind vermutlich von der Aggressivität des Erregers und der individuellen Abwehrlage des Patienten abhängig. Unterschiedlich lang ist auch der Zeitraum zwischen Ansteckung und Ausbruch der Krankheit. Dieser Zeitraum ist abhängig davon, wie die Infektion stattfand (durch Blutübertragung oder anders), ob es sich um Babies, Kinder oder Erwachsene handelt, von der Abwehrlage des Betroffenen, ob weitere die Krankheit fördernde Infektionen oder Schwangerschaft auftreten und von der Bösartigkeit des Virus.

Im allgemeinen wird ein Zeitraum von etwa fünf Jahren angenommen.[14] Untersuchungsergebnisse haben gezeigt, daß von den symptomlosen HIV-Trägern nach fünf Jahren erst die Hälfte der Infizierten und nach spätestens sieben Jahren ungefähr drei Viertel das Vollbild von AIDS entwickeln.[15,16,17] Nach den neuesten veröffentlichten Forschungsergebnissen vermutet man jedoch, daß die Inkubationszeit bis zum Ausbruch der Krankheit noch erheblich länger sein kann.[18,19]

Die ersten Krankheitssymptome ähneln denen einer Grippe. Neben Kopf-, Glieder-, Gelenk- und Muskelschmerzen, Appetitlosigkeit, Übelkeit, Fieber mit Fieberschüben ohne erkennbare Ursache, Müdigkeit, Erschöpfung, Leistungsabfall, ungeklärtem Gewichtsverlust und chronischem Durchfall, verstärktem Schwitzen und insbesondere Nachtschweiß treten auch Infektionen im Mund, Mundsoor, Reizhusten, Hautausschläge und Lymphknotenschwellungen auf.[20,21] Als besonders verdächtig gelten
● Lymphknotenschwellungen von über einem Zentimeter Durchmesser mit zwei oder mehr Lymphknotengruppen-Veränderungen, die länger als drei Monate andauern;
● Fieber von über 38 °C für mindestens drei Wochen;
● unerklärbarer Gewichtsverlust von über zehn Prozent;
● Nachtschweiß, länger als drei Wochen;
● und ein chronischer Durchfall von über einem Monat Dauer.[22,23,24]

Man findet also die klassischen Symptome eines Virusinfektes. Wie bei der Grippe klingen diese Beschwerden bald ab. Offensichtlich kann dieses Krankheitsbild häufig auch sehr milde verlaufen, da nur sehr wenige der Infizierten sich an entsprechende Beschwerden erinnern konnten. Andere Infizierte blieben symptomlos. Im Anschluß an die akute Infektion sind viele Patienten völlig beschwerdefrei[25], einige sogar für die Dauer von fünf Jahren.

Die Infektion mit AIDS-Viren betrifft nach dem heutigen Wissensstand nur wenige Zellen des Körpers. Dies sind vor allem die T-

Helferzellen, Makrophagen und Monozyten. Der Befall der T-Helferzellen führt schließlich dazu, daß das Immunsystem weitgehend ausgeschaltet wird. Durch den gezielten Angriff auf die Schaltstellen des Schutzsystems des Körpers wird der Körper jeder Eigenabwehr beraubt und ist somit jedem Eindringling nahezu schutzlos ausgeliefert.[26]

Im Gefolge treten Infektionen durch Bakterien, Viren, Pilze, Einzeller, Würmer usw. auf, die eine Vielzahl von Erkrankungen auslösen. Zu diesen Erkrankungen gehören: Mundsoor und ständig sich wiederholende Infektionen im Mund, die häufig zusammen mit Herpes an den Lippen auftreten. Drei Viertel aller AIDS-Infizierten leiden unter diesem Krankheitsbild.[27,28] Ähnlich hoch sind die Erkrankungen durch den Einzeller «Pneumocystis carinii», der bei AIDS-Kranken tödliche Lungenentzündungen hervorruft. Die meisten der AIDS-Patienten sind an nicht beherrschbarer Lungenentzündung gestorben.[29] Bei vielen weiteren Infizierten treten Hauterkrankungen wie Hautausschläge und eitrige Hautentzündungen, Herpesbefall, ansteckende Warzen, Soor der Speiseröhre, Darmentzündungen, Zytomegaliebefall des Magen-Darm-Traktes, Milzvergrößerungen, eine fehlende Abwehr gegen Mumps-Viren, Gürtelrose und Blutveränderungen auf.[21,30,31,32]

AIDS verursacht nicht nur vielseitige Infektionen, sondern auch bösartige Geschwülste und Tumore. 20 Prozent der Infizierten erkranken an einem Kaposi-Sarkom, einer Krebserkrankung, die von der innersten Zellschicht der Blutgefäße ausgeht.[33] Bei 40 bis 50 Prozent der Patienten, die ein Kaposi-Sarkom auf der Haut haben, tritt es auch im Magen-Darm-Trakt auf, in Form von erhabenen rötlich-blauen Läsionen, aber auch Blutungen sind möglich. Wenn AIDS-Infizierte am Kaposi-Sarkom im Magen-Darm-Trakt erkranken, sterben sie innerhalb von zwei Jahren mit einer fast zehnfach höheren Wahrscheinlichkeit als AIDS-Kranke ohne dieses Sarkom.[34] Ähnlich gefährlich sind das Non-Hodgkin-Lymphom (bösartige Geschwulst von Lymphdrüsen) und Lymphome des Zentralnervensystems. In den allermeisten Fällen führen sie innerhalb kürzester Zeit zum Tode.[2,34]

Grundsätzlich aber können fast alle Organe des Menschen durch AIDS befallen werden. So weisen 30 bis 40 Prozent der AIDS-Kranken in einem fortgeschrittenen Stadium Zytomegalie-Viren auf, die binnen weniger Wochen zu Netzhautablösungen und Erblindung führen.[35] Auch im Hoden werden Zellen geschädigt, so daß bei vielen Infizierten die Liebeslust erlahmt.[8]

Über die Monozyten (weiße Blutkörperchen) wird das Virus ins Zentralnervensystem transportiert. Bei Untersuchung von AIDS-Toten wurden bei 80 Prozent von ihnen neuropathologische Veränderungen festgestellt.[21] Seh- und Bewegungsstörungen, Wesensveränderungen, Ausfallerscheinungen, Gedächtnisstörungen, Schwachsinn und Taubheitsgefühle in den Gliedmaßen traten als Folge langsam fortschreitender Hirnschäden auf, die durch das Virus hervorgerufen werden. Das aber könnte heißen, so fürchten Wissenschaftler, daß auch jene AIDS-Kranken nicht von Gehirnschäden verschont bleiben, die nur an einer milden Form von Immunschwäche leiden und deshalb eigentlich noch lange überleben könnten.[10,36]

Im Gefolge von AIDS können auch Herzerkrankungen auftreten. Amerikanische Wissenschaftler haben Ende 1986 Herzmuskelerkrankungen, Herzmuskelschwund und Erweiterungen aller vier Herzkammern, entzündliche Herde und weitere Herzschäden an AIDS-Toten entdeckt, die autopsiert worden waren.[37]

Neben Erwachsenen erkranken auch immer mehr Kinder. Die Gefahr, daß AIDS an Kinder weitergegeben wird, steigt ständig, auch weil viele AIDS-infizierte Frauen im gebärfähigen Alter sind. Bei Kindern wurden als typische Symptome Entwicklungsstörungen sowie geistige und körperliche Behinderungen[38], in vielen Fällen auch Erkrankungen des zentralen Nervensystems festgestellt. Neben Mikrozephalie (abnorme Verkleinerung des Kopfes) wurden psychomotorische Schäden und aggressive Gehirntumore beobachtet.[39] Bei Kindern, die mit dem AIDS-Virus infiziert zur Welt kommen, wurden gehäuft Mißbildungen des Gesichts beobachtet. 75 Prozent von ihnen hatten vorstehende, eckige Stirnen, 70 Prozent ungewöhnlich flache Nasenrücken und mehr als 50 Prozent schräg- und weit auseinanderstehende Augen und abnorm wulstige Lippen. Dazu kamen bei 70 Prozent der Kinder Mikrozephalie und bei 75 Prozent Wachstumsschwierigkeiten.[40]

Die bei AIDS auftretenden Infektionen und Krebsformen kannte man bis dahin nur bei Patienten mit bestimmten angeborenen Immundefekten oder einer geschwächten Körperabwehr als Folge einer Behandlung mit Medikamenten wie Immunsuppressiva. AIDS, so scheint es, tötet demnach seine Opfer durch die Zerstörung des Immunsystems. Allem Anschein nach geht der durch AIDS hervorgerufene totale Zusammenbruch der Immunabwehr auf einen Defekt zurück. Das Verhältnis von T4- zu T8-Lymphozyten des Immunsystems nimmt stark ab und die Fähigkeit der T4-Lymphozyten, Antigene (z. B. artfremde Eiweißstoffe, Bakterien, die im Körper die Bildung von Abwehrstoffen bewirkten, die sie selbst unschädlich machen) zu erkennen, ist gestört.[32,41,42] Nach den neuesten Forschungen ist zu vermuten, daß die T4-Helferzelle die Fähigkeit verliert, zwischen körpereigenen und körperfremden Substanzen zu unterscheiden. Die Helferzelle wird blockiert und von den AIDS-Viren benutzt, um mit ihrer Hilfe weitere Faktoren des Immunsystems zu knacken. Man könnte dieses Vorgehen mit einem intelligenten Gegner vergleichen, der systematisch den menschlichen Körper lahmlegt.

Bisher konnte kein einziger AIDS-Patient geheilt werden. Die ehemals als «gerettet» vorgestellten Patienten, so schreibt der «*Spiegel*», «sind inzwischen alle schon tot».[7] Zu Skeletten abgemagert, depressiv und apathisch, mit vermehrten Ausfällen des zentralen Nervensystems, sterben die meisten langsam und qualvoll – ein Dahinsiechen[43] – ein grausames Martyrium ohne Hoffnung. Schon ist AIDS in New York und in einigen anderen Städten in den USA die häufigste Todesursache für die männliche Bevölkerung. Sie steht weit vor anderen Infektionskrankheiten, aber auch vor Krebs und Herzinfarkt, Selbstmord und Unfällen.[44]

Gegen AIDS gibt es immer noch kein Heilmittel. Für AIDS-Fälle, die vor zwei Jahren festgestellt wurden, liegt eine Todesrate von über 80 Prozent vor.[45] Die weitverbreitete Hoffnung, eine Ansteckung mit den heimtückischen Viren bedeute noch lange keine tödliche Gefahr, ist falsch. Langzeitstudien zeigen vielmehr, daß es keinen unterschiedlichen Krankheitsverlauf gibt, daß sich die Todesrate mit der Dauer des Beobachtungszeitraumes stetig erhöht[46], und langfristig ist – so Professor Gallo – mit einer hunderprozentigen Todesquote zu rechnen.[36] Die Frankfurter Professoren Wolfgang Stille und Eilke Brigitte Helm: «Das Auftreten des Endstadiums AIDS bei HIV-infizierten Personen hängt wahrscheinlich in erster Linie nur von der Dauer der Infektion ab».[47]

Und das Virus hat seine Möglichkeiten noch nicht ausgenutzt. Es kann nämlich nicht mehr von einem einzigen AIDS-Virus gesprochen werden. Vielmehr wurden viele Varianten mit Hunderten von Stämmen nachgewiesen, deren unterschiedliche Eigenschaften auf ein sehr vielseitiges Krankheitsbild schließen lassen.[48] Wie Professor Luc Montagnier feststellte, sei das keineswegs ein Anlaß zum Optimismus, denn zwei von ihm neu entdeckte Erreger seien genauso tödlich wie ihr Vorgänger, das HIV-Virus.[49,50] Zu befürchten ist eher eine Verschlechterung der Lage, denn viele dieser neuen Erreger werden für neue gefährliche Krankheiten sorgen, die die Krankheiten nur noch weiter komplizieren.

Literatur

1 «AIDS: Was ist das?», Bundesminister für Jugend, Familie und Gesundheit, November/Dezember 1986, S. 1
2 U. Lagler, E. Russi, «Lungenerkrankungen beim erworbenen Immunmangelsyndrom (AIDS)», Praxis und Klinik der Pneumologie, Heft 4, April 1986, S. 119
3 R. S. Klein, «More on AIDS in Patients on Dialysis», The New England Journal of Medicine, Nr. 21, 22. Mai 1986, S. 1386
4 «AIDS-Kriterien wurden neu festgelegt», Ärzte-Zeitung, 12. September 1985
5 «HIV, AIDS-Erreger oder HTLV-III/LAV-1?», Ärztliche Praxis, 22. Juli 1986, Nr. 58, S. 1904
6 J. Westhoff, «Ein ganz und gar unwissenschaftlicher Streit um AIDS-Millionen», Der Kassenarzt – Deutsches Ärztemagazin, Nr. 33/34, 1986, S. 26
7 «AIDS: Die Bombe ist gelegt», Der Spiegel, Nr. 45, 5. November 1984, S. 100, 107, 109
8 H. Halter, «Wir müssen den steinigen Weg gehen», Der Spiegel, Nr. 18, 28. April 1986, S. 212–237
9 G. Hunsmann, «Man könnte dem AIDS-Virus die Hände binden oder es blind machen», Arzt heute, 18. Februar 1986, S. 4, 5
10 «Jagd im Labyrinth», Der Spiegel, Nr. 38, 16. September 1985, S. 273, 276

11 R.A. Coutinho, et al., «The Natural History of HIV Infection in homosexual Men», Annales de L'Institut Pasteur, Nr. 1, Januar – März 1987, S. 67-74

12 S.-L. Valle, «Febrile Pharyngitis as the Primary Sign of HIV Infection in a Cluster of Cases Linked by Sexual Contact», Scandinavian Journal of Infectious Diseases, Nr. 1, 1987, S. 13-17

13 D. Mildvan, S. Solomon, «A Clinical Definition of HIV-Associated Disease», Annales de L'Institut Pasteur, Nr. 1, Januar – März 1987, S. 120, 121

14 H.J. Alter, «Transmission of LAV/HTLV-III by Blood Products», Annales de L'Institut Pasteur, Nr. 1, Januar – März 1987, S. 32-36

15 H. Kruse, «AIDS stellt die Forscher vor wachsende Probleme», Die Tageszeitung, 10. November 1986, S. 9

16 M.G. Koch, «Der Erreger ist gefunden: ein Retrovirus», Serie AIDS IV, Ärztliche Praxis, Nr. 23, 19. März 1985, S. 952

17 «AIDS. Helm und Stille haben doch recht!», Medical Tribune, 10. November 1986

18 D.E. Koshland, «Epidemics and Civil Rights», Science, Nr. 4790, 13. Februar 1987, S. 729

19 R.S. Holzman, et al., «Risk for AIDS among Thrombocytopenic and Nonthrombocytopenic Homosexual Men Seropositive for HIV», Annals of Internal Medicine, Nr. 3, März 1987, S. 383

20 «AIDS – bald schon hausärztlicher Alltag?», Der Praktische Arzt, Nr. 7, 21. April 1987, S. 8

21 «AIDS – weder Impfung noch wirksame Therapie in Sicht», AIDS-Internistenkongreß, aus: Gastro-Entero-Hepatologie, Nr. 4, April 1986, S. 16

22 R.R. Redfield, et al., «The Walter Reed Staging Classification for HTLV-III/LAV Infection», The New England Journal of Medicine, Nr. 2, 9. Januar 1986, S. 131

23 «Hamburger AIDS-Seminar», Hamburger Ärzteblatt, Hamburg, Nr. 12, 1985, S. 424

24 R. Laufs, et al., «AIDS: Übertragungswege und sereologische Diagnostik», Hamburger Ärzteblatt, Nr. 9, 1985, S. 290

25 F.D. Goebel, J. Link, «Zur Pathophysiologie und Klinik des erworbenen Immundefektsyndroms (AIDS)», Tempo Medical, 11. Dezember 1985, S. 9, 10

26 T. Wernef, «Ohne Helferzellen keine Abwehrchance», Ärztliche Praxis, Nr. 69, 30. August 1986, S. 2112

27 S. Priehn, «AIDS: Der Zahnarzt kann die Frühdiagnose stellen», Zahnärztliche Mitteilungen, Heft 11, 1. Juni 1986, S. 1263

[28] Greenspan, et al., «AIDS: Pelzinfektionen im Mundraum», Zahnärztliche Mitteilungen, Heft 24, 16. Dezember 1986, S. 2865

[29] «Neue Hoffnung», Der Spiegel, Nr. 40, 29. September 1986, S. 266

[30] M. A. Koch, J. L'age-Stehr, «AIDS: Der heutige Stand unseres Wissens», Deutsches Ärzteblatt, Heft 36, Ausgabe A, 4. September 1985, S. 2561 f.

[31] «Ganzkörper-Szintigraphie spürt Infektionen auf», Selecta, Nr. 35, 1. September 1986, S. 2551

[32] «Nitrit-Schnüffler erkranken häufiger», Selecta, Nr. 35, 1. September 1986, S. 2551, 2552

[33] J. Lawrence, «Der Immundefekt bei AIDS», Spektrum der Wissenschaft, Februar 1986, S. 54

[34] «Endoskopie bei AIDS-Kranken: Was ist zu beachten?», Medical Tribune, Nr. 32, 8. August 1986, S. 11

[35] «AIDS: Silberstreifen einer Therapie am Horizont», Praxis-Kurier, Nr. 35, 27. August 1986, S. 4, 5

[36] E. B. Wahler, «Die Therapiemöglichkeit der frühen HIV-Infektion ist jetzt die Hoffnung», Ärzte-Zeitung, 18. Dezember 1986, S. 2, 7

[37] «AIDS: Plötzliches Herzversagen durch Myokarditis», Ärztliche Praxis, Nr. 84, 21. Oktober 1986, S. 2642

[38] «36 Kinder mit AIDS-Virus infiziert», Ärztliche Praxis, 2. Dezember 1986

[39] «HTLV-III/LAV-infizierte Kinder hatten meistens gesunde Mütter», Ärzte-Zeitung, Nr. 88, 14. Mai 1986, S. 22, 23

[40] «HTLV-III wird nicht erst bei der Geburt übertragen», Ärzte-Zeitung, 25. August 1986

[41] «Bei fehlender Interferon-Bildung hohes AIDS-Risiko», Ärztliche Praxis, Nr. 7, 25. Januar 1986, S. 3775

[42] J. Gulden, «Wie man den Seuchenzug von HTLV-III stoppen könnte», Ärztliche Praxis, Nr. 100, 15. Dezember 1984, S. 3097

[43] S. Becker, «Der Patient hat in sexueller Hinsicht relativ freizügig gelebt», Konkret Sexualität, S. 41, 1986, Heft 7

[44] «Sterben, bevor der Morgen graut», Der Spiegel, Nr. 39, 23. September 1986, S. 84, 85

[45] F. A. Shepherd, et al., «A Guide to the Investigation and Treatment of Patients with AIDS and AIDS-related Disorders», Canadian Medical Association Journal, Nr. 9, 1. Mai 1986, S. 999, 1000

[46] «Traurige Bilanz», Der Spiegel, Nr. 33, 11. August 1986, S. 135

[47] E. B. Wahler, «Staat muß die Betroffenen jetzt medizinisch und sozial absichern», Ärzte-Zeitung, Nr. 226, 19./20. Dezember 1986, S. 21

[48] «Weltweit fünf bis zehn Millionen mit AIDS infiziert», Ärzte-Zeitung, Nr. 116, 26. Juni 1986

[49] L. Montagnier, «Trends der AIDS-Morbidität zeigen kein Plateau», Ärzte-Zeitung, Nr. 199, 11. November 1986, S. 24

[50] K. F. Schwartz, «Neue humane T-lymphotrope Retroviren entdeckt», Ärzte-Zeitung, Nr. 32, 22. April 1986, S. 1112

Das diabolische Virus

Wie das AIDS-Virus aufgebaut und beschaffen ist

HIV, ein ungewöhnliches Virus – der Aufbau des Virus –
gag, pol, env – die vier Extragene: sor, tat, 3'orf, art/trs –
tat: der Auslöser für die Virenvermehrung – das trs-Gen –
das Abstoßen des Glykoproteins gp 120 – die
Mutationsrate des HIV – neue AIDS-Varianten – HIV-2 –
SIV-Varianten – genetische und serologische Vergleiche –
SIV und HIV-2 – weitere AIDS-Erreger

Weltweit arbeiten viele tausend Forscher an der Erforschung der
genetischen Strukturen des HIV. Mittels «Sequenzern», so nennen
Biochemiker ihre teuren Maschinen, werden die Basenpaare des
AIDS-Virus (das aus Kohlenstoff, Wasserstoff, Stickstoff, Sauer-
stoff und Phosphor besteht) Stück für Stück, Sequenz für Sequenz
analysiert und per Computer ausgedruckt und nach Rang und Reihenfolge geordnet. So entschlüsselt man nach und nach, welche
Abschnitte in der genetischen Struktur für spezielle Verhaltensfor-
men und biologische Abläufe zuständig sind.

Über das AIDS-Virus wurden Genkarten erstellt und die Virusstrukturproteine künstlich hergestellt. Dabei erlebten die Wissenschaftler ständig neue Überraschungen. Es handelt sich hier zwei-
felsohne um ein sehr ungewöhnliches Virus. Es ist für ein Retrovirus
ungewöhnlich groß und erheblich vielseitiger und gefährlicher als
alle, die man bisher kennt.

Die Virushülle (envelope) besteht aus einer Lipiddoppelmem-
bran. In dieser Membran ist ein Glykoprotein, das gp 41, eingela-
gert. Es durchstößt die Virushülle und dient einem weiteren Glykoprotein, dem gp 120, als Membrananker, das die gestielten Knöpfe
bildet, die außen auf der Virushülle angebracht sind.[1] Das Innere der
Membran, der sogenannte «innere Mantel», wird von einem «gag»-
Protein, dem p 18, belegt. Der Virusinnenkörper enthält das virale

Genom: eine einzelsträngige RNS, bestehend aus etwa 9213 bis 9749 Basen. Diese RNS ist an ein Enzym der reversen Transkriptase (RT 100) gekoppelt, das wiederum von einem Polypeptid umschlossen ist. Ein weiteres Protein (P 24) umschließt die zylindrische Struktur des Innenkörpers (Core genannt).[2]

Bei allen Retroviren findet man drei Strukturgene. Es sind die Fortpflanzungsgene:

● «gag» (group-specific-antigen), das die Strukturproteine kodiert,
● «pol», das die reverse Transkriptase regelt, und
● «env» (envelope = Virushülle), das die Hüllproteine des Virus festlegt.

Diese drei Genabschnitte sind typisch für Retroviren.

Obgleich das HIV die klassischen retroviralen Elemente wie die LTR-Informationseinheit (LTR heißt long terminal repeating sequences) und die drei prinzipiellen Gene gag, pol und env besitzt, fehlt ihm ein wichtiges Merkmal anderer Retroviren. Denn die pol- und env-Gene überlappen sich nicht. Sie sind getrennt durch «3'orf» – drei offene Leserahmen.[3]

Das HIV besitzt aber noch mindestens vier zusätzliche Gene, die bei anderen Retroviren nicht vorhanden sind. Bei ihnen handelt es sich um die Gene:

● «sor» (short open reading frame), das das tat-Gen reguliert,
● «tat» (transactivation and transcription activation) fördert die reverse Transkriptase und somit die Fortpflanzungsrate des Virus,
● «3'orf» (3' open reading frame) steht im Zusammenhang mit der Zytopathogenität des Virus,
● «art» bzw. «trs» (anti-repressor of transcription) regelt ebenfalls die Fortpflanzungsrate des Virus.[4,5,6,7,8,9]

An der genetischen Struktur fällt auf, daß sich einige Gene überlappen, so zum Beispiel im Bereich gag und pol. Das heißt: Die RNS trägt gleichzeitig zwei Informationen. Jede Aminosäure ist in der RNS durch drei spezifische RNS-Bausteine kodiert. Verschiebt sich nun der Leserahmen um nur einen RNS-Baustein, dann kann derselbe RNS-Bereich, je nach Leserahmen, verschiedene Informationen tragen. Ein genialer Trick der Natur, um möglichst viel Informationen auf kleinem Raum unterzubringen[10]

Beim HIV befinden sich viele Bereiche, die sich überlappen. Von daher ist auch die Entzifferung des genetischen Codes besonders schwierig.

Während die Funktion von einigen Genabschnitten bekannt ist, sind andere der Wissenschaft nach wie vor ein Rätsel. Für die Reproduktion (Vervielfältigung, Fortpflanzung) des Virus sind im wesentlichen die Genabschnitte gag, pol und env zuständig. Das interessanteste Genprodukt scheint tat mit einem Molekulargewicht von etwa 9000 zu sein. Es ist der Schlüssel, der bestimmt, ob das Virus inaktiv bleibt oder sich schnell vermehrt und im infizierten Körper verbreitet. Es setzt eine schnelle Reproduktion des Virus in der Zelle durch die Aktivierung der reversen Transkiptase in Gang und steuert somit seine eigene Produktion. Üblicherweise ist das AIDS-Virus nach der Infektion in den betroffenen Körperzellen, in denen es sich versteckt hat, zunächst inaktiv. Es bedarf eines «Auslösers», um die Vermehrung des Virus und sein Ausbrechen aus den ursprünglich infizierten Zellen anzuregen. Dieser Auslöser kann eine weitere Infektion oder auch eine andere Beanspruchung der Zelle sein. In diesem Fall wird das tat-Gen angeregt und setzt den Vermehrungsmechanismus des AIDS-Virus in Gang.[11] Das tat-Gen kann auch andere zelluläre Gene aktivieren, indem es sich an die Regulationssequenzen dieser Gene bindet. Umstritten ist, ob die Aktivierung des tat-Gens auch zu einer krankmachenden Wirkung auf die Zellen führt.[2]

Neben dem tat-Gen spielt auch das trs-Gen eine Rolle bei der Virus-Vermehrung. Beide sind «trans-activating» Gene, die auch die Ausbildung der Strukturproteine des Virus regulieren.[12] Aber auch das art-Gen reguliert im Zusammenhang mit den Genen gag und env die Fortpflanzung des Virus. Obwohl das 3'orf- und sor-Gen, die aus drei bzw. zwei Exons bestehen und die als offene Leserahmen gelten, weitestgehend vom genetischen Code bekannt sind, ist ihre Funktion noch nicht eindeutig geklärt. Beide von ihnen kodieren mit ca. 200 Aminosäuren ein Protein, dessen Funktion noch nicht entschlüsselt werden konnte. Von Teilen des orf-Gens ist bekannt, daß es als Steuerelement für die Ausprägung wesentlicher Teile des Virus zuständig ist.[13,14,15,16]

Das Virus muß viele mutationsähnliche Veränderungen (ca. drei bis sieben) an seinen Genen durchgemacht haben, um dieses seltsame Krankheitsbild verursachen zu können.[17] Einige Wissenschaftler vermuten, daß das AIDS-Virus nicht nur über vier, sondern eventuell noch über mehr zusätzliche Gene verfügt.[18,19] Das würde auch erklären, warum es ständig für neue Überraschungen sorgt. So ist es in der Lage, zusätzliche Polypeptide zu erzeugen,[20] es kann sich selbst stimulieren[21] und die Protein-Synthese um das 2000fache steigern.[22]

Eine weitere erstaunliche Fähigkeit ist, daß das Virus Proteine von seiner Oberfläche abstößt. Bei dem Protein handelt es sich um das Glykoprotein gp 120, das die Funktion eines Antigens einnimmt. Dieser Vorgang ist mit dem Abstoßen des Schwanzes einer bedrohten Eidechse vergleichbar. Hier wie dort soll es den Feind verwirren. Die ausgeworfenen Glykoproteine erschweren es den Antikörpern erheblich, sich an das HIV zu heften. Die ausgestoßenen Glykoproteine können sich auch an andere Zellen heften und das Immunsystem des Körpers veranlassen, diese mit gp 120 belegten Zellen zu vernichten.[23]

Ferner verblüffen die HIV-Viren durch ihre enorm schnelle Mutationsrate.[24] Sie scheinen sich längst zu einem unübersehbaren Familienclan von vermutlich Hunderten Verwandten entwickelt zu haben, die innerhalb von drei Monaten wieder mutieren. Bei umfangreichen Untersuchungen wurden nicht nur in jedem Patienten verschiedene AIDS-Viren ermittelt, sondern es konnten auch aus einem einzigen Patienten verschiedene HIV-Formen isoliert werden, die sich nicht nur an der Oberfläche – den Hüllproteinen – unterschieden. Alle Abwandlungen zeigten auch Differenzen in der Genom-Organisation, insbesondere in dem bisher für konstant gehaltenen Bereich (gag und pol) des Erregers. In einigen Regionen wurden Sequenzunterschiede bis zu 30 Prozent beobachtet.[2] Besonders im Bereich des env-Gens, das die Hüllproteine kodiert, herrscht die stärkste Variabilität.[12,25] Vermutlich handelt es sich hier um einen «Fluchtmechanismus», der es dem Virus erlaubt, dem Immunsystem des Menschen zu entgehen.[26] Dieser Mechanismus ist auch von anderen Viren bekannt, allerdings stellen die Mutationsfähigkeiten der HIV-Viren alles andere in den Schatten. Robert Gallo schrieb, daß die Mutationsrate bei Teilen des AIDS-Virus millionenfach höher sei im Vergleich zu den meisten Organismen. Und das erklärt, warum in jedem Patienten andere AIDS-Viren gefunden werden.[27]

Mittlerweile sind Hunderte von Untergruppen bei AIDS-Viren bekannt, die sich in unterschiedlich starkem Maße unterscheiden[28] und als unterschiedlich aggressiv erwiesen haben. Während ein Teil der herangezüchteten Viren Laborzellen kaum anrührte, wurden von anderen ganze Zellkulturen innerhalb weniger Stunden vernichtet.[29] Dieses breite Spektrum an AIDS-Viren ruft immer neue Krankheitsbilder und Eigenschaften hervor.[30,31,32] Starke Unterschiede wurden bei der Ansteckungsfähigkeit und beim schädigenden Effekt auf Zellen registriert. Auch im genetischen Aufbau, in der Größe verschiedener Proteine und bei serologischen Kreuzreaktionen ergaben sich beunruhigend hohe Veränderungen,[33,34] so daß auch in Zukunft mit weiteren Abarten zu rechnen ist.

Hierauf weisen auch die völlig neuen Varianten von AIDS-Viren hin, die hauptsächlich aus Afrika bekannt werden. Nur innerhalb eines Jahres wurden vier neue Abarten entdeckt, die sich von dem HIV-1 unterscheiden.[35] Die Infektionen mit diesen neuen Viren scheinen ein ähnliches Krankheitsbild hervorzurufen, obgleich es auch eine Variante geben soll, die bisher nicht zu einer Erkrankung führte. Auch wurden in den biologischen Eigenschaften und dem genetischen Aufbau Ähnlichkeiten gefunden,[36] in der Proteinstruktur jedoch ergaben sich über 25 Prozent Abweichungen. Das ist doppelt so hoch wie bei verschiedenen HIV-1-Varianten.[3] Auch im genetischen Aufbau zeigten sich große Unterschiede, so daß man diese neuen Varianten unter dem Oberbegriff HIV-2 zusammenfaßte.

Bei einem Testvergleich zwischen HIV-1 und HIV-2 wurden nur bei den Core-Proteinen Kreuzreaktionen festgestellt.[2] Deshalb reagieren bei HIV-2-Patienten alle Serumtests auf HIV-1 immer negativ.[37] Bei Zerlegung der Gen-Sequenzen ergab sich, daß die HIV-2-Varianten mit den Affen-AIDS-Viren (STLV-III [Simian T Cell lymphotropic Virus], die neue Bezeichnung ist SIV [Simian Immunodeficiency Virus]) näher verwandt ist als HIV-1. Es wird vermutet, daß sich die Abart STLV-III aus verschiedenen HIV-2-Unterarten gebildet hat.[38]

Alle SIV-Proteine reagierten mit HIV-2-Seren. Auch die Nukleotid-Sequenzen zeigen, daß das HIV-2 dem SIV sehr nahesteht. Während das HIV-1 nur Menschen und Schimpansen befällt, infizieren verschiedene HIV-2 auch Paviane und Makaken.[39,40] Auch führte das HIV-2 in Zellkulturen nicht zur Lyse (Verschmelzen einzelner Zellen oder Zellklumpen miteinander) der T4-Lymphozyten. Allerdings wurde eine weitere Abart entdeckt, die ebenfalls zellgiftig für die T4-Lymphozyten ist. Auch diese Abart ist dem SIV erheblich ähnlicher als dem HIV-1.[41]

Aber nicht nur die menschlichen AIDS-Erreger mutieren ständig, sondern auch die verschiedenen SIV-Erreger. Bei einem Vergleich von drei verschiedenen von ihnen mit dem HIV-1 ergab sich, daß alle drei SIV-Erreger mit dem Hüllprotein gp 130 des HIV-2 reagierten, aber nicht mit dem gp 120 des HIV-1.[42] Die Core-Proteine von SIV reagieren mit denen von HIV-1 und HIV-2, während die Hüllproteine nur mit HIV-2 reagieren.[3] Aber nicht nur, daß immer mehr HIV-2-Varianten in der Lage sind, verschiedene Affenarten zu infizieren und AIDS-ähnliche Krankheiten zu erzeugen[2], sondern auch Lentiviren, die dem HIV ähneln, wurden bei Makaken und Grünen Meerkatzen nachgewiesen.[43]

Obgleich alle neu entdeckten AIDS-Varianten unter der Sammelbezeichnung HIV-2 eingeordnet wurden, weisen die afrikanischen AIDS-Erreger eine größere Verschiedenartigkeit auf als alle die, die bisher in den USA und in Europa beschrieben wurden. Die neuen HIV-2-Varianten stehen vom genetischen dem SIV und HTLV-I erheblich näher als dem HIV-1.[44,45,46,47] Obgleich das HIV-1 und HIV-2 genetisch voneinander entfernt sind, wirken die neuen HIV-2-Varianten genauso tödlich, bis auf eine, von der man allerdings noch nicht weiß, ob sie nicht vielleicht nur eine längere Inkubationszeit benötigt.[48]

Es scheint, als wenn sich ständig neue AIDS-Varianten bilden und sich fächerförmig über Menschen und Affen legen. Keiner kann voraussagen, welche neuen AIDS-Erreger mit welchem Krankheitsbild, Ansteckungsmodus und welcher Bösartigkeit in der Zukunft auf uns warten.

Literatur

1 M.Koch, «The Anatomy of the Virus», New Scientist, Nr. 1553, 26.März 1987, S.46–51

2 G.Hunsmann, «Zur Biologie des humanen Retrovirus LAV/HTLV-III», AIDS II, München 1986, S.9–14

3 L.Montagnier, M.Alizon, «The Human Immune Deficiency Virus (HIV): An Update», Annales de L'Institut Pasteur/Virology, Nr. 1, Januar–März 1987, S.3–11

4 M.G. Sarngadharan, et al., «Structural Proteins of HTLV/LAV», Annales de L'Institut Pasteur/Virology, Nr. 1, Januar–März 1987, S.133–136

5 A.G. Dagleish, «Antiviral Strategies and Vaccines against HTLV-III/LAV», Journal of the Royal College of Physicians of London, Nr.4, Oktober 1986, S.258–267

6 J.Sodroski, et al., «A second post-transcriptional trans-activator gene required for HTLV-III replication», Nature, Nr.6068, 22.Mai 1986, S.412–417

7 T.H. Lee, et al., «A New HTLV-III/LAV Protein Encoded by a Gene Found in Cytopathic Retrovirus», Science, Nr.4745, 28.März 1986, S.1546–1549

8 G.G. Frösner, et al., «Diagnostic Significance of quantitative Determination of HIV Antibody specific for Envelope and Core Proteins», The Lancet, Nr.8525, 17.Januar 1987, S.159–160

9 H.Mitsuya, S.Broder, «Strategies for antiviral Therapy in AIDS», Nature, Nr.6107, 26.Februar 1987, S.773–778

10 M.Reitz, «Die molekulare Struktur des AIDS-Virus», Neue Zürcher Zeitung, 9./10.November 1985

11 «Erst durch das TAT-Gen wird das AIDS-Virus aktiv», Die Neue Ärztliche, Nr.30, 17.Februar 1986, S.1

12 R.C. Gallo, et al., «Human Retroviruses with Emphasis on HTLV-III/LAV: Now and Future Perspectives», Annales de L'Institut Pasteur/Virology, Nr. 1, Januar–März 1987, S.13–19

13 A.G. Fisher, et al., «Infectious Mutants of HTLV-III with Changes in the 3' Region and markedly reduced cytopathic Effects», Science, Nr.4764, 8.August 1986, S.655–659

14 A.G. Fisher, et al., «The trans-activator gene of HTLV-III is essential for Virus replication», Nature, Nr.6060, 27.März 1986, S.367–370

15 J.Sodroski, et al., «A second post-transcriptional trans-activator Gene required for HTLV-III Replication», Nature, Nr.6068, 22.Mai 1986, S.412–417

16 W.A. Haseltine, J.G. Sodroski, «Cell Membrane Fusion Mediated by

the Envelope Glycoproteins as the Primary Effector of AIDS Virus Cytopathicity«, Annales de L'Institut Pasteur/Virology, Nr. 1, Januar–März 1987, S. 83–92

17 R. Gross, «Zur molekularen Biologie des Krebses», Deutsches Ärzteblatt, Nr. 44, 1. November 1985, S. 3266, 3267

18 «Gallo setzt auf die Chemotherapie», Ärzte-Zeitung, 21. Jan. 1987, S. 4

19 A. G. Fisher, et al., «Infectious Mutants of HTLV-III with Changes in the 3' Region and markedly Reduced Sytopathic Effects», Science, Nr. 4764, 8. August 1986, S. 655–659

20 J. Sodroski, et al., «Replicative and Cytopathic Potential of HTLV-III/ LAV with sor Gene Deletions», Science, Nr. 4745, 28. März 1986, S. 1549–1553

21 A. Burny, «More and better trans-activation», Nature, Nr. 6068, 22. Mai 1986, S. 378

22 J. L. Marx, «A Surprising Action for the AIDS-Virus», Science, Nr. 4740, 21. Februar 1986, S. 231

23 H. R. Gelderblom, et al., «Fine Structure of Human Immunodeficiency Virus (HIV) and Immunolocalization of Structural Proteins», Virology, Nr. 1, Januar 1987, S. 171–176

24 P. Newmark, «Depressing News from Paris», Nature, Nr. 6074, 3. Juli 1986, S. 6

25 E. Wahler, «Kaposi-Sa nicht direkt durch AIDS-Virus», Ärzte-Zeitung, Nr. 221, 14. Dezember 1985, S. 1

26 D. Klatzmann, J. C. Gluckman, «The Pathophysiology of HIV Infection: A Complex Pathway of Host-Virus Interaction», Annales de L'Institut Pasteur/Virology, Nr. 1, Januar–März 1987, S. 21–29

27 «The Virus reveals the naked Truth», New Scientist, Nr. 1547, 12. Februar 1987, S. 55–58

28 «AIDS: Die Welle rollt», Münchener Medizinische Wochenschrift, Nr. 51/52, 19. Dezember 1986, S. 14, 16

29 K. Kruse, «AIDS stellt die Forscher vor wachsende Probleme», Die Tageszeitung, 10. November 1986, S. 9

30 H. D. Brede, «Wir machen nur keine Propaganda damit», Arzt heute, 21. April 1986, S. 1, 4

31 «Noch ein Immundefekt durch das AIDS-Virus?», Ärztliche Praxis, Nr. 31, 18. April 1986, S. 1034

32 J. L. Marx, «AIDS Virus has new Name – Perhaps», Science, Nr. 4751, 9. Mai 1986, S. 699, 700

33 F. Clavel, et al., «Molecular Cloning and Polymorphism of the Human Immune Deficiency Virus Type 2», Nature, Nr. 6098, 25. Dezember 1986, S. 691–695

34 E.B. Wahler, «AIDS in Afrika und die neuen Viren», Ärzte-Zeitung, 8.Januar 1987, S.2

35 «Settling the AIDS Virus Dispute», Nature, Nr.6112, 2.April 1987, S.425, 426

36 E.B. Wahler, «Müssen bald alle Blutspenden auch auf das neue AIDS-Virus getestet werden?», Ärzte-Zeitung, Nr.109, 11.November 1986

37 «Neuer Retrovirus aus Serum von Afrikanern isoliert», Ärzte-Zeitung, 1.September 1986

38 D.M. Barnes, «New Database for AIDS Research», Science, Nr.4789, 6.Februar 1987, S.634

39 L.Montagnier, «Doppelgänger-Virus HIV-2 geklont – AIDS-Gefahr noch größer als vermutet», Ärzte-Zeitung, Nr.1, 7.Januar 1987, S.1

40 «Wie zwei neue Viren das Licht der Öffentlichkeit gemeinsam erblickt haben», Ärzte-Zeitung, 17.April 1986

41 K.F. Schwarz, »Neue humane T-lymphotrope Retroviren entdeckt», Ärzte-Zeitung, Nr.32, 22.April 1986, S.1112

42 J.Schneider, et al., «Serological and Structural Comparison of HIV, SIVmac, SIVagm and SIVsm, four Primate Lentiviruses», Annales de L'Institut Pasteur/Virology, Nr.1, Januar–März 1987, S.93–99

43 J.Blomberg, et al., «ANTI-STLV-III mac Reactivity in HIV seropositive Individuals in Sweden», The Lancet, Nr.8520, 9.August 1986, S.336, 337

44 F.Rey, et al., «HIV-I and HIV-II Double Infection in Central African Republic», The Lancet, Nr.8520, 13.Dezember 1986, S.1391, 1392

45 J.L. Marx, «New Relatives of AIDS Virus found», Science, Nr.4747, 11.April 1986, S.157

46 K.Mølkak, et al., «Antibodies to HTLV-IV associated with chronic, fatal illness resembling Slim disease», The Lancet, Nr.8517, 22.November 1986, S.1214, 1215

47 G.Biberfeld, et al., «Findings in four HTLV-IV seropositive Women from West Africa», The Lancet, Nr.8519, 6.Dezember 1986, S.1330, 1331

48 F.Brun-Vezinet, et al., «Lymphodenopathy-Associated Virus Type 2 in AIDS and AIDS-related Complex», The Lancet, Nr.8525, 17.Januar 1987, S.128–132

Die gnadenlose Schlacht

Wie AIDS das Immunsystem zerstört

Das Immunsystem des Menschen – die Unterscheidung
von Selbst und Nichtselbst – Informations- und
Regelkreisläufe des Immunsystems – Wechselbeziehungen
zwischen Nerven-, Hormon- und Immunsystem –
Thymus, Milz und Lymphknoten – der Abwehrkampf
der Immunzellen – Makrophagen und Granulozyten –
die T-Lymphozyten – die T4- und T-Zellen – Antigene –
die «Munitionsfabriken»: die B-Zellen – Antikörper –
Autoimmunkrankheiten – die Maskierung von Viren –
Verhältnis von T4- zu T8- Zellen – Aufgabe der T4-
Zellen – wie AIDS die Immunantwort abblockt –
die Infizierung von Makrophagen, Thrombozyten,
B-Lymphozyten, Endothelzellen, Epithelzellen,
Gliazellen, Nervenzellen, Langerhans-Zellen – Reservoir
des Virus – Zellfusion multinukleärer Zellen –
Lymphokine und Interferone – Co-Faktoren –
Stimulierung des AIDS-Virus – genetische Variabilität
des HIV-Virus

Ob wir wach sind oder schlafen, das menschliche Abwehrsystem ist
ständig im Einsatz. Denn Giftstoffe, Bakterien und Viren, die wir
über die Haut, durch das Einatmen oder die Nahrung aufnehmen,
bedrohen den Menschen in jeder Minute seines Lebens. Neben den
äußeren Feinden gibt es auch Feinde aus unserem eigenen Körper:
Tumorzellen, die sich sehr schnell verbreiten können, wenn sie nicht
in Schach gehalten werden.

Das Immunsystem ist ein hocheffektiver, anpassungsfähiger
Abwehrapparat, der in der Lage ist, über Millionen verschiedene
Antikörper gegen eindringende Fremdstoffe (Antigene) zu bilden.
Die Grundlage jedes Abwehrsystems ist die Unterscheidungsfähig-

keit zwischen Selbst und Nichtselbst. Nur eine Zelle mit dem richtigen Satz von Selbsterkennungsmolekülen (MHC) wird vom jeweiligen individuellen Abwehrsystem akzeptiert. Der menschliche MHC (Major Histocompatibility Complex) kodiert die Zelloberflächenstrukturen, dazu gehört unter anderem das HLA (Human Leucocyte Antigen). Jede HLA-tragende Zelle zeigt auf der Membran (Oberflächenhäutchen der Zelle) persönliche Erkennungsmerkmale und trägt somit einen «Personalausweis» mit ganz persönlichen Merkmalen.[1] Diesem HLA-Komplex kommt eine entscheidende Bedeutung zu. Er ermöglicht dem Abwehrsystem die Unterscheidung zwischen «Selbst» oder «Nichtselbst», also körpereigenen und körperfremden Stoffen. Nur eine Zelle mit dem typischen HLA-Muster wird vom individuellen Abwehrsystem akzeptiert. Dieser Vorgang ist jedoch erheblich komplizierter, als er hier dargestellt werden kann. Der HLA-Komplex ist in drei verschiedene Klassen aufgeteilt, die wiederum in verschiedene «Exons» aufgeteilt sind.[2]

Voraussetzung der Erkennung von Fremdmaterialien ist die Aufarbeitung dieser körperfremden Substanzen in Antigene. Der Prozeß, der bei der Auseinandersetzung des Immunsystems mit einem bestimmten Antigen zu einer bestimmten Immunantwort führt, vollzieht sich in einem komplizierten System, das wiederum in Untersysteme aufgeteilt ist und durch Regelsysteme, Informationsaustausch mit Rückkoppelungen usw. gesteuert wird.[3]

Der hocheffektive Apparat des Immunsystems, ein Apparat, der sich im Lauf von Jahrmillionen gebildet hat und der alle Fremdstoffe und Krankheitserreger erkennen kann, ist von der Wissenschaft lange Zeit weder verstanden noch gewürdigt worden.

Das Immunsystem ist ein ausgeklügelter Mechanismus, ein Teil der Schöpfung, gegenüber dem die Leistungen des Menschen verblassen. Lebewesen, die nicht in der Lage waren, ein effektives Immunsystem aufzubauen, existieren heute nicht mehr. Die Immunologie und Neurochemie konnte durch Messungen Wechselbeziehungen zwischen Gehirn, Nervensystem, Hormon- und Immunsystem nachweisen. Bei einer depressiven Gemütslage sinkt automatisch auch die Aktivität des menschlichen Abwehrsystems. Auch das neuroendokrine System (das Nervensystem und seine Hormone) beeinflußt das immunologische System.

Immunsysteme und Nervensysteme weisen Beziehungen zuein-

ander auf. Nicht nur, daß der Informationsaustausch vom Nervensystem in Richtung auf das Immunsystem abläuft, sondern auch das
Immunsystem beeinflußt die Aktivität des Nervensystems. Beide
Systeme zeichnen sich durch ihre Fähigkeit aus, selbständig auf eine
Vielzahl innerer und äußerer Reize zu reagieren, und beide sind in
der Lage, Informationen aufzuspalten, doppelt zu bearbeiten und
sowohl Signale auszusenden wie sie zu empfangen. In beiden Syste-
men können diese Signale Regelprozesse auslösen, Erfahrungen
gesammelt und im Sinne eines Gedächtnisses gespeichert und bei
neuem Kontakt wieder aktiviert werden.[4,5]

Das Immunsystem ist aber nicht nur in die Steuerung der Systeme
höherer Ordnung (Zentralnervensystem) eingebunden, sondern
auch das Gerinnungssystem, Fibrinolysesystem (Auflösung eines
Fibringerinsels durch Fermenteinwirkung), Komplementsystem
etc. beteiligen sich an Abwehrvorgängen. Seit Jahrzehnten ist
bekannt, daß verschiedene Organe und Gewebe des Immunsystems
wie Knochenmark, Thymus, Milz und Lymphknoten auf das engste
zusammenarbeiten.[4] Einzelne Immunzellen wie Granulozyten,
natürliche Killerzellen, Makrophagen, T-Lymphozyten sowie B-
Lymphozyten korrespondieren über Interferone und Interleukine
miteinander.[6]

Die körpereigene Abwehr verfügt über mehr als zehn Millionen
verschiedene, speziell ausgerüstete Immunzellen, die jederzeit für
einen Einsatz zur Vernichtung von Störstoffen und Erregern bereit-
stehen. Im Laufe seines Lebens wird der Körper immer wieder
abertausenden Krankheitskeimen ausgesetzt. Diese Antigene werden durch die Zellen des Immunsystems, Spürhunden gleich, gefunden und angegriffen.

«In uns tobt eine gnadenlose Schlacht», schreibt Reiner Klingholz
in der «*Zeit*»: Viren, Bakterien und Giftstoffe bedrohen den Menschen in jeder Minute seines Lebens. Doch wir sind gut gerüstet.
Wer uns ans Leder will, der muß es schon Tausende Male versuchen,
ehe er unseren Körper in so schlechter Verfassung erwischt, daß er
ihn krank machen kann. Die einzigartige Körperabwehr schützt uns
vor allen unsichtbaren Feinden. Versagt sie, dann drohen uns
Krankheiten wie Krebs, Kinderlähmung, Gelbsucht oder AIDS.[7]

Wenn wir uns zum Beispiel eine Verletzung zugezogen haben
oder ein Krankheitserreger in unseren Körper eingedrungen ist,

beginnt der Abwehrkampf. Eine Kaskade von Nachrichten schießt durch den ganzen Körper. Makrophagen und Granulozyten, Freßzellen genannt, bilden die unspezifische Abwehr.

Makrophagen und Granulozyten sind die primitivsten Formen der Immunabwehr. Sie verschlingen, Müllschluckern gleich, alles, was ihnen in die Quere kommt: Zelltrümmer, Schmutzpartikel, Viren oder Bakterien. Mit Fangarmen greifen sie die Fremdstoffe, umschließen sie, bombardieren sie mit zersetzenden Enzymen oder aggressiven Elementen wie Wasserstoffperoxid und zerstören sie oder lösen sie völlig auf.[7] Die Makrophagen und Granulozyten sind aber nur die erste Linie der Abwehr. Sie vermögen bereits, viele Fremdkörper abzutöten, indem sie die Molekularstruktur in kleine Einheiten auflösen.

Diese kleineren Einheiten – Antigene genannt – bieten die Makrophagen zusammen mit dem vorhergenannten HLA-Muster auf ihrer Oberfläche den T-Lymphozyten an. Erst die gleichzeitige Erkennung des fremden Antigens in Verbindung mit dem Selbst-Antigen (HLA) durch die T-Lymphozyten führt zur Aktivierung weiterer Abwehrsysteme wie zum Beispiel der B-Lymphozyten und zur Bildung von spezifischen Antikörpern gegen die eingedrungenen Substanzen. Mittelpunkt dieser Prozesse und zentrale Schaltstelle des gesamten Immunsystems für eine Reihe von Regelkreisen sind die Thymus (T)-Lymphozyten (insbesondere die T-Helferzellen).[8]

Die Lymphozyten sind eine Gruppe der weißen Blutkörperchen. Sie unterscheiden sich aufgrund ihrer Herkunft in zwei Klassen: Zum einen die T-Zellen, die ihre Entwicklung in der Thymusdrüse (hinter dem Brustbein gelegene innere Drüse, Wachstumsdrüse) vollenden, und zum anderen die B-Zellen (B = Abkürzung für «Bone marrow» [Knochenmark]), die im Knochenmark ausreifen.

Die Entwicklung der T-Lymphozyten beginnt im Knochenmark. Die blutbildenden Stammzellen im roten Knochenmark bilden die Vorstufen aller anderen Blutzellen. Die Entwicklung der T-Lymphozyten beginnt im Knochenmark. Aus dem Knochenmark wandern die T-Vorläuferzellen in die Thymusdrüse ein. Dort durchlaufen sie unter dem Einfluß von Thymusfaktoren und wahrscheinlich Interleukin-2 verschiedene Reifungsstadien. Mindestens drei Differenzierungsprozesse, in denen die verschiedenen Membran-Antigene ausgebildet werden, finden statt, ehe die reifen T-Lymphozy-

44

ten in die Blutbahn gelangen. Dabei trennen sie sich in zwei Untergruppen, von denen die eine T4- und die andere T5/8-Antigene auf
der Oberfläche tragen.[8]

Den Körper aktiv verteidigen kann nur die Zelle T8 (T-Killer-
Zelle), die infizierte, fremde oder entartete Zellen durch Auflösung
der Zellmembranen zerstört. Die anderen Typen von T-Zellen steuern und verändern die Immunantwort, indem sie Boten-Proteine
freisetzen oder direkt Kontakt mit den beteiligten Zellen aufnehmen. Unter ihnen gibt es wiederum drei verschiedene, die Jeffrey
Lawrence in der Zeitschrift «Spektrum der Wissenschaft» folgendermaßen beschreibt: «Da sind zum einen die T-Inducer-Zellen: Sie
lösen die Reifung von T-Lymphozyten aus und lassen daher aus
Vorläuferformen funktionell verschiedene Zellen entstehen. Ferner
sind da die T-Helfer-Zellen, die andere T- und die meisten B-Zellen
erst in Aktion bringen. Wenn solche Helfer-Zellen ein bestimmtes
Antigen erkannt haben, ermöglichen sie es den zytotoxischen T-
Lymphozyten (zellgiftige Lymphozyten), eben jene Zellen zu zerstören, die das Antigen tragen. Und sie machen es den B-Lymphozyten möglich, die entsprechenden Antikörper freizusetzen. Der
vierte T-Zelltyp schließlich sind die Suppressor-Zellen. Sie dämpfen
die Aktivität der B- und T-Zellen, so daß praktisch einige Wochen,
nachdem eine Infektion die Immunabwehr mobilisiert hat, die
Reaktion wieder abgeschaltet ist. Helfer- und Suppressor (Unter-
drückungs-, H.S.)-Zellen interagieren (reagieren miteinander,
H.S.) auf komplizierte Weise: Sie beeinflussen die zytotoxischen
Zellen in gegensinniger Weise und schalten mit der Immunantwort
auch die Helfer-Zellen ab.»[9]

Die entscheidende Funktion der T-Lymphozyten besteht in der
Erkennung von «Selbst» und von «Nichtselbst», also in der Erkennung von Eigen- bzw. Fremdproteinen (Antigenen), wobei es eine
ungeheure Vielfalt möglicher Antigene gibt und der Körper
dementsprechend auf diese Antigene mit der Bildung einer fast
unbegrenzten Zahl von Antikörpern reagiert.[8] Es wird geschätzt,
daß in einem Organismus etwa eine Million bis hundert Millionen
verschiedene Antikörper produziert werden.[10]

Das Erkennen des Antigens wird durch Makrophagen (Freßzellen), Thymus-abhängige T-Lymphozyten und B-Lymphozyten
geregelt. Dies geschieht durch Rezeptoren. Über T-Zellrezeptoren

herrscht noch weitgehend Unklarheit, und B-Lymphozyten tragen Rezeptoren auf der Oberfläche.[11] Aber auch die Langerhans-Zellen der Haut sowie die dendritischen (verzweigt, verästelten) Zellen des Blutes, der Lymphknoten und der Milz können Antigene präsentieren. Makrophagen tun dies, indem sie Viren oder andere Eindringlinge verschlingen, sie mit Enzymen zerlegen und dann die antigenen Überreste auf ihrer Oberfläche darbieten und sie so den T4-Zellen präsentieren, die sie erst dann erkennen können.

Die Makrophagen verarbeiten nicht nur das Antigen zu einer Form, die von Helfer- und Inducer-Zellen erkannt werden kann, sondern sie regen auch die Immunantwort durch Freisetzung löslicher Proteine an, die als Monokine bezeichnet werden. Zu diesen Stoffen gehört das von gewissen Makrophagen abgegebene Gamma-Interferon und das Interleukin-I. Die aktivierten T-Zellen produzieren wiederum Lymphokine, wie beispielsweise Interleukin-2. Unter dem Einfluß von Monokinen und Lymphokinen werden T-Zellen zu größeren Klonen (ein Zellklon ist eine Gruppe gleichartiger Zellen) von reifen Zellen: zytotoxischen, Suppressor- und Helferzellen. Erstere zersetzen feindliche Zellen, und die Suppressor-Zellen helfen, nach getaner Arbeit die T-Zell-Antwort abzuschalten.[9]

Erst nach der Aktivierung der T-Lymphozyten erfolgt in der Regel durch den Antigen-HLA-Komplex die Aktivierung der B-Lymphozyten, die in der Milz und den Lymphknoten heranreifen. Wenn eine B-Zelle ein Antigen erkennt oder durch die T-Helfer-Funktion angeboten bekommt, dann wird sie aktiviert. Diese teilt sich und bildet größere Klone von B-Zellen mit einer enormen Vielfältigkeit, ähnlich wie bei den T-Zellen. Äußerlich unterscheiden sich beide Zellen kaum voneinander, aber ihre Funktion ist völlig verschieden.

Die B-Zellen sind die «Munitionsfabriken» des Immunsystems. Einige dieser B-Zellen entwickeln sich zu sogenannten Plasmazellen, die aktive Antikörper in Form von Y-förmigen Eiweißmolekülen abgeben, die genau das Spiegelbild zum Antigen bilden. Wie ein Magnet heften sich die Antikörper an jeden auffindbaren Erreger, legen ihn lahm und machen ihn zur leichten Beute für die allgegenwärtigen Makrophagen. Die Antikörper können auch ein zusätzliches immunologisches Subsystem, das Komplement-System, als

«Exekutionskommando» aktivieren. So werden also eine Reihe von Waffen eingesetzt und die Zellwände des Eindringlings zerstört, bis genügend Wasser und Ionen eingedrungen sind, so daß die Zelle platzt. Oder Enzyme bleiben, Haftbomben gleich, an Feindeszellen kleben und sprengen Löcher in deren Zellwände. Neben der Fähigkeit, die Zellwände zu zerstören, können Stoffwechselprozesse verändert und weitere Abwehrsysteme in ihrem Kampf gegen den Erreger gestärkt werden.[12]

Wenn nach einer Infektion das Immunsystem langsam die Oberhand über die Eindringlinge gewinnt, wird die Immunantwort schwächer. Die T-Suppressorzellen senden eine Friedensbotschaft aus, und die Schlacht ist geschlagen. Während die Makrophagen die Trümmer beseitigen, bereiten sich einige B- und T-Zellen auf ein langes Leben vor. Sie werden sogenannte Gedächtniszellen, stets bereit, die nächste Infektion zu erkennen und abzuwehren. Sie sind ein Grundpfeiler der Immunität, die das neuerliche Auftreten einer einmal durchgemachten Infektion verhindert. Jahrelang zirkulieren sie im Körper, jederzeit bereit, sofort einzugreifen, wenn eine neue Infektion droht.[7,9]

Manchmal aber versagt das Immunsystem, und auch die Zellen des Immunsystems können außer Rand und Band geraten, bei Allergien beispielsweise, wo harmlose Substanzen wie Pollen oder Tierhaare mit Antikörpern bombardiert werden, die gleichzeitig in anderen Körperzellen (Mastzellen) die Freisetzung von Störstoffen auslösen. Oder noch schlimmer: Bei sogenannten Autoimmunkrankheiten, wie der Multiplen Sklerose, der jugendlichen Diabetes oder der Rheumatischen Arthritis: Die Abwehr verwechselt «Selbst» und «Nichtselbst» und greift mit aller Gewalt körpereigenes Gewebe an – eine Art Bürgerkrieg in uns.[7]

Krebszellen entkommen dem Abwehrsystem oft mit Tricks. Sie maskieren ihre Antigene, sondern Substanzen ab, die das Immunsystem unterdrücken, stimulieren die Suppressorzellen oder überfluten ihr Umfeld mit Botenstoffen, um die T-Zellen zu blockieren. Etwa 50 dieser Zellhormone hat man bisher entdeckt. Von einigen kennen wir die Wirkung: Interleukin-2 kurbelt die Produktion von T-Zellen an. Gamma-Interferon bringt die Produktion von T-Zellen auf Trab.[7]

Manche Viren verändern an ihrer Oberfläche laufend ihre Eiweißstrukturen und treiben so mit dem Immunsystem ihr Verwirrspiel. Wenn sich das Virus mit Hilfe eines «neuen Kleides» einschleicht, werden die Gedächtniszellen getäuscht, und der Körper kann infiziert werden.

Auf der anderen Seite haben Mutation und Selektion in der menschlichen Geschichte, hauptsächlich durch Seuchen, das Immunsystem der Menschen gegen viele Krankheiten gerüstet.[13] Um so merkwürdiger ist es, daß ausgerechnet AIDS, die Krankheit, die wir noch nicht einmal ein Jahrzehnt kennen, unser Immunsystem so völlig lahmlegen kann. Die AIDS-Viren überfallen vornehmlich die sogenannten T-Helfer-Zellen. Sie setzen das Immunsystem außer Kraft, indem sie die Anzahl der T-Zellen verringern, das Verhältnis von Helfer (T4-Zellen) zu Suppressor (T8-Zellen) spürbar senken und somit die Funktion der T-Lymphozyten und der B-Lymphozyten stark stören.[14] Während das Verhältnis zwischen T4: T8-Zellpopulationen normalerweise 1,5 zu 2,5 ausmacht, sinkt es bei AIDS-Patienten auf 0,01 bis 1,5 ab.[15]

Bei der Abwehraufgabe der T-Zellen spielen die T4-Helfer- und die T-Inducer(verursachende)-Zellen die zentrale Rolle. Ohne ihre Einwirkung, sei es durch direkte Kontakte oder durch Lymphokine, können weder Zellen, die Zellgifte produzieren (chemische Stoffe, die von den Lymphozyten erzeugt werden), noch die Suppressor-Zellen ihre Aufgabe erfüllen. Die T4-Zellen beeinflussen weite Bereiche der Immunabwehr. Das von ihnen abgegebene Interleukin-2 unterstützt zum Beispiel auch die Killerzellen. Außerdem stellen die T4-Zellen Gammainterferon her, das die Makrophagen anregt, die wiederum Viren verschlingen und Antigene präsentieren. Unerläßlich sind die T4-Zellen auch bei der Bildung von Antikörpern. Denn die B-Zellen benötigen ein Signal der T-Helfer-Zellen, um auf Antigene reagieren zu können. Dadurch sind sie in der Lage, Antikörper-produzierende Plasmazellen und Gedächtniszellen zu klonen (d.h. Zellfamilien zu produzieren, die dann ganz spezielle Antikörper herstellen). Die Plasmazellen produzieren zwei Klassen von Antikörpern. Die einen erreichen eine Woche nach der Infektion ihre höchsten Konzentrationen und die anderen erst zwei Wochen später. Danach unterdrücken T8-Suppressor-Zellen zusammen mit den T4-Zellen die Immunantwort der B-Zellen.[9]

Aber das menschliche Abwehrsystem, bestehend aus vielen

Untersystemen, ist noch erheblich komplizierter. Denn diese Systeme beeinflussen sich gegenseitig durch die Abgabe vieler chemischer Substanzen. Der funktionelle Ausfall einer Komponente beeinträchtigt deshalb die Funktion des immunologischen Gesamtsystems. Unglücklicherweise werden aber nicht nur die T-Zellen, die eine zentrale Bedeutung in der Antigen-Erkennung und Immunregulation haben,[16] durch den AIDS-Virus angegegriffen, sondern auch weitere Bestandteile des Immunsystems. Es ist bekannt, daß die T-Helfer-Inducer-Zellen, denen eine Schlüsselfunktion beim Ablauf der Immunreaktion und seiner Steuerung zukommt, ebenso wie die zellschädigenden T-Lymphozyten vom AIDS-Virus befallen werden. Dadurch fällt im Laufe des Krankheitsgeschehens das Immunabwehrsystem als wesentlicher Abwehrmechanismus gegenüber der Virusinfektion aus.[17]

Mittlerweile ist auch geklärt, warum das Virus eine so große Vorliebe für die T4-Zellen aufweist. Das Eindringen des Virus erfolgt nämlich immer in einem ganz bestimmten Bereich der Zellmembran. Dieser Bereich, der im Zusammenhang mit einem T4-Antigen-Oberflächenprotein steht, stellt für das AIDS-Virus das Tor zur Zelle dar. Es besteht aus einem speziellen Oberflächenprotein, das typisch für T4-Zellen ist, andere Lymphozyten tragen es nicht. Dies kann möglicherweise auch erklären, warum stimulierte T4-Zellen, die vermehrt Marker-Proteine (Eiweißstoffe, an denen die T4-Zellen zum Beispiel im Labor erkannt werden können) aufweisen, die bevorzugte Beute des AIDS-Virus sind. Von daher stimmt auch die Theorie nicht, daß nur immungeschwächte Personen mit HIV-Viren angesteckt werden können. Neue Untersuchungen legen den Schluß nahe, daß gerade ein stimulierter Zustand des T-Zellsystems für die Verbreitung des AIDS-Virus förderlich ist.[18]

Die infizierten T-Helferzellen werden durch antigen wirkende Fremdeiweiße (wie beispielsweise Viren, Bluttransfusion, Sperma) aktiviert. Samenflüssigkeit übt eine unterdrückende Wirkung auf verschiedene Phagozytenfunktionen aus. So wird die phagozytäre Freisetzung von Lysozym (bakterien- und virentötende Stoffe) stark gehemmt. Auch eine tausendfache Verdünnung reicht noch für eine 20prozentige Hemmung. Da auch das HIV-Virus häufig mit dem Sperma übertragen wird, wird die Ansteckung durch die immunsuppressive Wirkung der Samenflüssigkeit begünstigt.[19]

Aber auch Krankheiten, die den Körper belasten, wie Zytomegalie- und Herpesviren, Tripper-, Syphilis-, Malaria oder Hepatitis-B-Erreger können T-Zellen stimulieren.[20,21] So werden durch eine Herpesinfektion gewisse Abschnitte innerhalb des AIDS-Virus aktiviert, die für eine starke Vermehrung des Virus sorgen.[23] Auch andere Viren wie das Rous-Sarkom- oder HTLV-I- und HTLV-II-Virus üben vermutlich über verschiedene zelluläre Proteine oder Stoffwechselprodukte einen stimulierenden Einfluß auf das HIV-Virus aus.[24,25] Krankheiten wie Leukämie sollen eine ähnliche Wirkung haben.[26] Durch Stimulation und Infektion reifen die T4-Zellen schneller und gehen früher zugrunde. Absterbende T4-Zellen schütten möglicherweise giftige Proteine aus, die wiederum den Zelltod beschleunigen.[27]

Von weitreichender Bedeutung ist eine weitere Fähigkeit des AIDS-Virus: Es ist in der Lage, das T4-Markerprotein auf der Oberfläche der von ihm befallenen Zellen zu maskieren oder seine Ausprägung zu verhindern. Somit ist es in der Lage, die Antigen-Erkennung durch die zelluläre Immunabwehr zu unterlaufen. Außerdem kann das Virus es der T4-Zelle unmöglich machen, ein präsentiertes Antigen zu erkennen, indem es den Rezeptor verändert. Es ist aber auch in der Lage, den Präsentationsmechanismus auf der Makrophagenseite zu stören, indem es Makrophagen infiziert und sie zwingt, veränderte Marker-Proteine zu produzieren.[28]

Daneben versucht das Virus seiner eigenen Zerstörung zuvorzukommen, indem es die zelluläre Steuerung der Immunabwehr durch die T4-Zellen direkt ausschaltet, über die Produktion eines Anti-T4-Körpers, wie einige Forscher vermuten. Die AIDS-Viren setzen auch einen löslichen Suppressorfaktor frei, der die T-Zell-Vermehrung und die T-Zell-abhängige Bildung spezifischer Antikörper hemmt. Zusätzlich scheint das Virus direkt in den Antigen-Erkennungsmechanismus einzugreifen. Damit wird der erste und entscheidende Schritt der Immunantwort abgeblockt.[28,29]

Es gibt weiterhin Hinweise, daß die Reifung der Lymphozyten im Lymphknoten durch eine HIV-Infektion gestört wird.[30] Andere Wissenschaftler sprechen davon, daß der erste Angriff der HIV-Viren in den Thymusdrüsen erfolgt, indem sie die Produktion des Thymulins (FTS-Zink) stark senken. Dadurch wird die T-Zelldifferenzierung und Verstärkerfunktion bei Lymphozyten behindert.[31]

Luc Montagnier führt die krankmachende Wirkung des AIDS-Erregers auf den Verlauf der Zerstörung der T4-Lymphozyten zurück, der unter anderem durch einen autoimmunologischen (selbstzerstörerischen) Mechanismus erklärbar sei. Dafür spricht auch, daß das Virus zwar alle T4-Lymphozyten zerstört, obgleich immer nur wenige direkt mit dem Virus infiziert sind. Möglicherweise heftet das Virus ein Hüllprotein auch an nichtinfizierte Zellen, präsentiert sie so dem Immunsystem als infiziert, das die Zelle dann zerstört.[32] Andere Wissenschaftler vermuten, daß der Virus sich als «nicht fremd» maskiert und dann einen autoimmunologischen Angriff fährt. Als Folge wird die Kommunikation zwischen T4-Lymphozyten und den antigen-produzierenden Zellen unterbrochen, was zu einem Zusammenbruch der Erkennung der Antigene und somit der Immunsysteme führt.[33]

Das HIV-Virus kann nur Zellen infizieren, die den CD4-Rezeptor, sozusagen als Eintrittskarte, auf der Oberfläche tragen.[34] Es ist somit in der Lage, verschiedene Zellen zu infizieren. Zu ihnen gehören neben den Zellen des Blutes wie Makrophagen, Thrombozyten und B-Lymphozyten auch die Endothelzellen (Zellschicht, die Blut- und Lymphgefäße auskleidet), die Epithelzellen (oberste Zellschicht der Haut- und Schleimhautgewebe), Kolonzellen (Dickdarmzellen) und ähnliche Gewebe.[35,36] Es können auch die Zellen des Zentralnervensystems wie Oligodendrozyten oder Gliazellen (bindegewebige Stützsubstanz des Zentralnervensystems) und Nervenzellen befallen werden.[35] Das HIV befällt auch die Thymusepithelien und führt dadurch einen Mangel an Thymusfaktoren herbei, der wiederum die Inaktivierung der T-Lymphozyten und des von ihnen abhängigen Abwehrsystems (Lymphokinmangel, Interleukin-2-Mangel, Überschuß an Suppressorfunktionen) verursacht. Weiterhin werden die Langerhans-Zellen in der Haut, Lungen- und Gehirnmakrophagen und die follikularen (schlauchartigen), dendritischen (verästelten) Zellen der Lymphknoten infiziert.[37,38,39,40,41] Ja, sogar Zellen, die den CD4-Rezeptor nicht besitzen, werden infiziert.[42] Einige der Zellen werden getötet, vermutlich die mit den meisten T4-Rezeptoren, andere werden nur infiziert und dienen als Reservoir für das Virus. Als Reservoir werden vor allen Dingen die Makrophagen genannt. Diese Zellen haben die Aufgabe, als Freßzellen Viren oder Bakterien im Körper zu vernichten. Auf ihrer Wanderung tragen die Zellen das Virus als Trojanisches Pferd durch die Blut-Hirn-Schranke in die Gehirnflüssigkeit. Makrophagen aus Lunge und Gehirn zeigten bei Untersuchungen, daß sie leichter infiziert werden konnten als beispielsweise T-Zellen. Von den gleichen Autoren werden mononukleäre Phagozyten als erste Zellen in der Infektionskette genannt, die für eine Weiterverbreitung des Virus sorgen und in der Krankheitsentstehung eine wesentliche Rolle spielen.[43]

Für andere Wissenschaftler sind die mononukleären und multinukleären Makrophagen im Gehirn die aktiven Virus-Produzenten. Sie halten daher infizierte Makrophagen des Gehirns für das Hauptreservoir des AIDS-Virus.[44] Auch die Langerhans-Zellen, die als Immunsystem in der Haut gelegen sind, werden als Hauptreservoir angesehen. Hierfür sprechen die großen Mengen an AIDS-Viren, die man in den Langerhans-Zellen fand, und die größere Widerstandskraft gegenüber dem tödlichen Effekt des AIDS-Virus.[45]

Das AIDS-Virus führt zur Veränderung der Oberflächeneigenschaften der Zelle, zur Zellschädigung und zum Zelltod. Es sind geradezu gigantische Zellen, die unter dem Einfluß des Virus fusionieren. Die Verschmelzung führt zum Tode der infizierten Zellen. Bei Laborversuchen konnte dieser Zellverschmelzungsprozeß durch das Infizieren von Zellen nachgeahmt werden.[46,47]

Die Theorien für die Ursache und den Ablauf dieses Verschmelzungsvorgangs sind jedoch umstritten. Robert Gallo vom Nationalen Krebs-Institut in den USA glaubt, daß T4-Lymphozyten, die mit AIDS infiziert wurden, so lange am Leben bleiben, bis sie einen weiteren immunologischen Reiz erfahren. In dieser Zeit produzieren sie Proteine für das AIDS-Virus. Viele T4-Zellen sterben dann sehr früh und werden dem Zelltötungsprozeß aufgrund des Verschmelzens der Zelle unterworfen.

William Haseltine von der Harvard Universität ist davon überzeugt, daß der Fusionsprozeß dadurch entsteht, daß die infizierte Zelle Hüllproteine des AIDS-Virus produziert. Dieses Hüllprotein verbindet sich dann mit den T4-Rezeptoren der anderen Zellen, ob sie infiziert sind oder nicht. So kommt es zur Fusion oder Lyse gigantischer multinukleärer Zellen.[48,49] Wenn eine Zelle genügend T4-Rezeptoren besitzt und somit von den AIDS-Viren angelaufen, infiziert und gezwungen wird, Hüllprotein für den Virus zu erzeugen, dann stirbt die Zelle. Aber auch einzelne Zellen sind in der Lage zu fusionieren.[37,50] Luc Montagnier und Simon Wain-Hobson vom Pasteur Institut in Paris glauben, daß die T4-Zellen durch T8-Killer-Zellen des Körpers getötet werden. Dieser autoimmune Prozeß läuft ab, da die T8-Zellen die T4-Zellen für Fremdzellen halten. Erklärbar ist dies dadurch, daß die T4-Zellen veränderte Proteinstrukturen in ihren Zell-Membranen aufweisen.[50]

Weitere Theorien besagen, daß die fusionierten multinukleären Riesenzellen zu 95 Prozent aus Makrophagen bestehen, die bei der Infektion giftige Stoffe produzieren, die zur Fusion führen.[51] Dieser Prozeß wird mit chemischen Veränderungen des Sättigungsgrades von Fettsäuren der Zellen in Verbindung gebracht.[52] Sowohl infizierte als auch nichtinfizierte T4-Zellen können miteinander verschmelzen.[53] Ausschlaggebend bei der Fusion der infizierten Zellen könnte das CD4-Molekül oder der T-Zell-Rezeptor sein.[54,55] Eine Schlüsselrolle für das Alarmieren der T-Lymphozyten nehmen die Lymphokine ein, die viel Gamma-Interferon enthalten. Sie aktivieren Monozyten, Makrophagen und andere Zellpopulationen, die feindliche Eindringlinge bekämpfen. Interferone üben aber auch einen großen Einfluß auf die Zellmembranen und auf die Steuerung immunologischer Funktionen aus. Bei einer AIDS-Infektion fällt die Gamma-Interferon-Bildung stark ab. Als Folge bricht die Immunabwehr zusammen oder wird stark eingeschränkt.[56,57,58] Auch die B-Zellen zeigen unnormale Reaktionen. Es werden B-Zellen aktiviert, die unspezifische Immunglobuline ausschütten, während andere Konzentrationen des HIV-Virus die Stimulierung von B-Zellen hemmen.[59]

Zur weiteren Verwirrung trägt auch der unterschiedliche Verlauf einer AIDS-Infektion bei. Zunächst befallen AIDS-Viren nur einige der zehn Milliarden T-Helfer-Zellen des Blutes. Dann verhalten sie sich für Jahre abwartend. Bei einer erneuten Stimulierung beginnen sie sich zu vermehren. Binnen einer Stunde produziert ein AIDS-Virus bis zu 300 Nachkommen, die weitere Zellen befallen und somit das gesamte Abwehrsystem eines Menschen ausschalten. Oft kommen dabei von Zehntausenden Viren nur wenige zum Einsatz, während die anderen regungslos in einer Zelle auf den Einsatz warten. Doch diese einzelnen Attacken reichen bereits aus. Das Virus kann nichts mehr stoppen, bis der Erkrankte tot ist.[60]

Es ist aber auch bekannt, daß einige Menschen zunächst nicht erkranken. Nach Ansichten von Anthony S. Fauci vom Nationalen Gesundheits-Institut in den USA sind für den Ausbruch physiochemische Stimulierungen in Form von Radioaktivität, Kontakt mit gefährlichen Chemikalien, Streß, Infektionen oder mit Antigenen verantwortlich.[61] Stimulationen durch giftige Substanzen sind keine Seltenheit. Denn das menschliche Immunsystem wird durch Umwelteinflüsse und Medikamente in wachsendem Maße geschädigt. In einigen Gebieten der Bundesrepublik leiden 15 Prozent der Bevölkerung bereits unter Autoimmunkrankheiten und Allergien.[62] Der Anteil von Kleinkindern ist in dieser Gruppe besonders hoch. Alle diese Menschen sind besonders gefährdet.

Gefährdet sind auch Personen, die einen hohen Anteil an aktivierten T-Zellen haben. Zu ihnen gehören Drogenabhängige, Homosexuelle, die männlichen Samen aufnehmen, Empfänger von Bluttransfusionen, mit Pilzen und Parasiten Infizierte, Schwangere und Kleinkinder mit Infektionen.[63] Malaria, Herpes-Infektionen und andere Krankheiten können ebenfalls stimulierend für den AIDS-Erreger wirken. Durch eine Antigen-Stimulation von infizierten T-Zellen kommt es zur Produktion von AIDS-Viren, dann zur Fusion der betroffenen Zellen mit der Freigabe der neu produzierten AIDS-Viren und somit zur Neuinfektion anderer Zellen.[64]

Der Verlauf der Infektionen und Krankheiten wird aber noch durch andere Faktoren bestimmt. Menschen, die frei von klinischen AIDS-Symptomen sind, haben häufig höhere Konzentrationen an neutralisierenden Antikörpern, während Patienten, die an AIDS erkranken, fallende neutralisierende Antikörper aufweisen.[65] Aber auch die Beschaffenheit des Virus scheint eine Rolle zu spielen. So besteht eine Beziehung zwischen der Schwere des Krankheitsbildes und dem Verbreitungspotential der HIV-Varianten. Je schneller sich das Virus vermehrt, um so ernster das Krankheitsbild.[66] Einige der AIDS-Viren scheinen relativ langsam zu wachsen, andere schneller; einige erzeugen hochgiftige Substanzen, andere weniger giftige.[67]

Hinzu kommt, daß das AIDS-Virus sich ständig genetisch verändert. Seine Mutationsrate ist millionenfach größer als die der meisten DNS-Genome.[68] Vermutlich weil es seine Erbsubstanz sehr schnell und ungenau vervielfältigt. Vielleicht handelt es sich hierbei aber auch um einen dem Virus innewohnenden Überlebensmechanismus, um dem Immunsystem des Menschen zu entgehen. Es ist dadurch in der Lage, sich individuell der körperlichen Verfassung des jeweiligen Infizierten anzupassen.[69] Denn jede Abwehr durch bestimmte Immunreaktionen muß letztendlich versagen, wenn sich die Hüllproteine durch Mutation ständig verändern. Und das AIDS-Virus ist so diabolisch gestaltet, daß es jede Entdeckung und konsequente Vernichtung durch das Immunsystem unterlaufen kann. Seiner eigenen Zerstörung kommt das Virus allemal zuvor, indem es seinerseits das Immunsystem variantenreich vernichtet.[9]

Mittlerweise ist bekannt, daß es viele Untergruppen des HIV-Virus gibt. Es entstehen nicht nur verschiedene Varianten innerhalb geographisch unterschiedlicher Regionen, sondern auch innerhalb eines Patienten selbst.[70] Robert Gallo hat bereits im Juli 1986 darauf hingewiesen, daß das Virus – abhängig davon, welches Organ es befällt – zusätzlich mutiert. Das AIDS-Virus unterscheidet sich je nachdem, ob es Gehirnzellen, T-Zellen oder Makrophagen befällt. Ferner verändert es sich im Laufe der Zeit. Die Viren des Anfangsstadiums der Krankheit mutieren nach Bedarf oder unter Selektionsdruck des Immunsystems und unterscheiden sich im Spätverlauf der Krankheit völlig von den AIDS-Viren zum Zeitpunkt der Erstinfektion.[50,71]

Trotz dieser großen Unterschiede sind alle AIDS-Viren untereinander genetisch mehr verwandt als mit anderen Viren. Dies, so meinte eine Wissenschaftlergruppe um Robert Gallo und Flossi Wong-Staal im Juni 1986 in der Zeitschrift «Science», sei ein Hinweis darauf, daß gleichzeitige Infektionen durch mehrere verschiedene AIDS-Viren von einem noch nicht erklärbaren Mechanismus verhindert würden.[68]

Und selbst wenn die Krankheit bei Infizierten nicht sofort ausbricht, bleibt das Virus als Bestandteil des genetischen Codes erhalten. Es ist als solches in das Genom der Körperzelle integriert worden. Und dort ist es jedem medizinischen Zugriff entzogen und kann jederzeit durch eine Stimulanz von außen sein tödliches Werk der Zerstörung beginnen.

Literatur

1 «Selbst oder Nichtselbst? Jedermann bleibt jedermann!», aus: Das Immunsystem des Menschen, Physis, Sonderausg., Nr. 1, 1986, S. 18, 19

2 «Selbst oder Nichtselbst, das ist zunächst die Frage», siehe 1, S. 51, 52

3 «Spezifische und unspezifische Abwehr ergänzen sich», siehe 1, S. 43–46

4 «Ist das Immunsystem auch noch das «sechste» Sinnesorgan?», siehe 1, S. 69, 73, 74

5 «Anti-idiotypische Antikörper: Reflexion des Inneren oder Spiegel des Äußeren», siehe 1, S. 61, 64, 67

6 E. Kreuzfelder, «Das Immunsystem des Menschen», siehe 1, S. 3

7 R. Klingholz, «Ein Leben lang Krieg», Die Zeit, Nr. 47, 14. Nov. 1986

8 «Schaltzelle jedermanns Abwehr: Die T-Lymphozyten», siehe 1, S. 37, 40, 41

9 J. Lawrence, «Der Immundefekt bei Aids», Spektrum der Wissenschaft, Februar 1986, S. 54–64

10 «Die Abwehr jedermanns zwischen Zufall und festgelegter Ordnung», siehe 1, S. 29, 30

11 «Jedermanns Abwehr: Zuerst reagieren die Makrophagen», siehe 1, S. 47–49

12 «Komplement-Proteine: Vollstrecker der Immunabwehr», siehe 1, S. 55–59

13 G. Jörgensen, «Genetische Faktoren bei AIDS?», Sexualmagazin, Nr. 1, 1986, S. 24

14 M. G. Koch, «Der Erreger ist gefunden: ein Retrovirus», Ärztliche Praxis, Nr. 23, 19. März 1986, S. 952

15 J. Denner, et al., «Immunosuppression durch Retroviren bei Tumoren und Immundefizienzerkrankungen», Archiv für Geschwulstforschung, Nr. 2, 1986, S. 117–124

16 R. Gross, M. Schwonzen, «Die bunte Palette der Lymphozyten», Deutsches Ärzteblatt, Nr. 27, 5. Juli 1985, S. 2024, 2025

17 K. E. Theurer, «Lösung des AIDS-Problems?», Therapiewoche, Nr. 26a, 1986, S. 82

18 «AIDS-Manifestation erst nach T-Zell-Stimulierung?», Ärztliche Praxis, Nr. 12, 1986, S. 291

19 «Samenflüssigkeit setzt die Abwehr matt», Ärztliche Praxis, Nr. 13, 14. Februar 1987, S. 328

20 «AIDS: Heutiger Wissensstand», AIDS-Hilfe, Berlin, 1987, S. 4

21 M. T. Schechter, et al., «The Vancouver Lymphadenopathy – AIDS Study: 6. HIV seroconversion in a cohort of homosexual men», Cana-

dian Medical Association Journal, Nr. 12, 15. Dezember 1986, S. 1355–1360

22 D. S. Latchman, «Herpes Infection and AIDS», Nature, Nr. 6104, 5. Februar 1987, S. 487

23 B. Hobom, «DNS-Viren steigern HIV-Pathogenität», Die Neue Ärztliche, Nr. 58, 25. März 1987, S. 7

24 A. Scott, «The Virus behind the Disease», New Scientist, Nr. 1553, 26. März 1987, S. 36

25 «Japan buys British ‹litmus test› for AIDS», New Scientist, 28. August 1986, S. 16

26 «AIDS erst nach T-Zell-Stimulierung», Ärztliche Praxis, Nr. 20, 11. März 1986

27 «T4-Molekül wird vom HTLV-III/LAV-gp110 erkannt», Ärzte-Zeitung, Nr. 19, 1. Februar 1986, S. 24

28 «Binding of HTLV-III/LAV to T4 T-Cells by a Complex of the 110K Viral Protein and the T4 Molecule», Science, Nr. 4736, 24. Januar 1986, S. 382–385

29 «Die Welle rollt», Münchener Medizinische Wochenschrift, Nr. 51/52, 19. Dezember 1986, S. 14–16

30 A. Rubinstein, et al., «Circulating thymulin and thymosin-α_1 activity in pediatric acquired immune deficiency syndrome: In vivo and in vitro studies», The Journal of Pediatrics, Nr. 3, September 1986, S. 422–427

31 «AIDS – Ergebnis einer Täuschung?», Arzt heute, 4. Juni 1986

32 J. L. Ziegler, D. P. Stites, «Hypothesis: AIDS is an Autoimmune Disease Directed at the Immune System and Triggered by a Lymphotropic Retrovirus», Clinical Immunology and Immunopathology, Nr. 3, Dezember 1986, S. 305–313

33 «AIDS Virus Entry Pinpointed in Brain», Science, Nr. 4760, 11. Juni 1986, S. 160

34 T. Wernef, «Ohne Helferzellen keine Abwehrchance», Ärztliche Praxis, Nr. 69, 30. August 1986, S. 2112

35 L. Gürtler, «HIV – Steckbrief eines Erregers», Münchener Medizinische Wochenschrift, Nr. 13, 27. März 1987, S. 70

36 «The Complexity of the AIDS-Virus», Science, 18. Juli 1986, S. 282

37 «AIDS-Virus setzt Langerhans-Zellen matt», Ärztliche Praxis, 14. März 1987, S. 657, 658

38 M. Popovic, et al., «Biological Properties of HTLV-III/LAV: A Possible Pathway of Natural Infection in Vivo«, Annales de L'Institut Pasteur/ Immunology, Nr. 3, November/Dezember 1986, S. 413–417

39 «Wie sich das AIDS-Virus einschleicht», Selecta, Nr. 36, 8. September 1986

40 D. Klatzmann, J. C. Gluckman, «The Pathophysiology of HIV Infection: A Complex Pathway of Host-Virus Interaction», Annales de L'Institut Pasteur/Virology, Nr. 1, Januar–März 1987, S. 21–29

41 F. Chiodi, et al., «Infection of Brain-Derived Cells with the Human Immunodeficiency Virus», Journal of Virology, Nr. 4, April 1987, S. 1244–1247

42 S. Gartner, et al., «The Role of Mononuclear Phagocytes in HTLV-III/LAV Infection», Science, Nr. 4760, 11. Juli 1986, S. 215–219

43 S. Koenig, et al., «Detection of AIDS Virus in Macrophages in Brain Tissue from AIDS Patients with Encephalopathy», Science, Nr. 4768, 5. September 1986, S. 1089–1093

44 «Where is the AIDS Virus Harbored?», Science, Nr. 4755, 6. Juni 1986, S. 1197

45 J. D. Lifson, «Induction of CD4-dependent cell fusion by the HTLV-III/LAV envelope glycoprotein», Nature, Nr. 6090, 23. Oktober 1986, S. 725–727

46 D. Casareale, et al., «A Human T-Cell Line Resistant to Cytopathic Effects of the Human Immunodeficiency Virus (HIV)», Virology, Nr. 1, Januar 1987, S. 40–49

47 W. A. Haseltine, J. G. Sodroski, «Cell Membrane Fusion Mediated by the Envelope Glycoproteins as the Primary Effector of AIDS Virus Cytopathicity», Annales de L'Institut Pasteur/Virology, Nr. 1, Januar–ärz 1987, S. 83–92

48 J. A. Levy, et al., «Biologic and Molecular Properties of the AIDS-Associated Retrovirus that affect Antiviral Therapy», Annales de L'Institut Pasteur/Virology, Nr. 1, Januar–März 1987, S. 101–111

49 S. Connor, «Hopes for an AIDS Vaccine are Fading fast», New Scientist, Nr. 1515, 3. Juli 1986, S. 28

50 D. M. Barnes, «AIDS-Related Brain Damage Unexplained», Science, Nr. 4754, 30. Mai 1986, S. 1091–1093

51 K. Apostolov, et al., «Fatty Acid Saturation Index in Peripheral Blood Cell Membranes of AIDS Patients», The Lancet, Nr. 8534, 21. März 1987, S. 695

52 U. Bicker, «Role of HTLV/III/LAV Envelope Protein», Nature, 27. November 1986, S. 307

53 J. D. Lifson, «AIDS Retrovirus Indused Cytopathology: Giant Cell Formation and Involvement of CD4 Antigen», Science, Nr. 4574, 30. Mai 1986, S. 1123–1127

54 A. Lanzavecchia, «Is the T-Cell Receptor involved in T-Cell killing?», Nature, Nr. 6056, 27. Februar 1986, S. 778–790

55 M. G. Ikossi-O'Connor, et al., «Interferon Inactivator(s) in Patients with

AIDS and AIDS-Unrelated Kaposi's Sarcoma», The American Journal of Medicine, Nr. 5, November 1986, S. 783–785

56 I. Domke, H. Kirchner, «Interferone: Biologische Grundlagen der klinischen Anwendung», Deutsches Ärzteblatt, Nr. 37, 13. September 1985

57 H. F. Oettgen, S. E. Krown, «Krebsbehandlung mit Interferonen», Deutsches Ärzteblatt, Nr. 34, 35, 25. August 1986, S. 2285–2288

58 J. Gulden, «AIDS – eine Autoimmunkrankheit?», Ärztliche Praxis, Nr. 20, 11. März 1986, S. 599

59 H.-H. Klare, «AIDS – wer killt den Killer?», Der Stern, Nr. 52, 18. Dezember 1986, S. 18

60 T. Folks, et al., «Induction of HTLV-III/LAV from a Nonvirus-Producing T-Cell Line: Implications for Latency», Science, Nr. 4738, 7. Februar 1986, S. 600–602

61 «SPD-Abgeordneter wirft der GKV faktisches Nichtstun vor», Ärzte-Zeitung, 16. Januar 1987, S. 4

62 H. Wachter, «Who will get AIDS?», The Lancet, 22. November 1986, S. 1216

63 D. Zagury, et al., «Long-Term Cultures of HTLV-III-Infected T-Cells A Model of Cytopathology of T-Cell Depletion in AIDS», Science, Nr. 4740, 21. Februar 1986, S. 850–853

64 D. M. Barnes, «Measuring Antibodies may Predict Disease», Science, Nr. 4762, 25. Juli 1986, S. 419

65 B. Åsjö, et al., «Replicative Capacity of Human Immunodeficiency Virus from Patients with Varying Severity of HIV-Infection», The Lancet, Nr. 8508, 20. September 1986, S. 660–662

66 H. Rübsamen-Waigmann, et al., «Varianten in AIDS-assoziierten LAV/HTLV-III-Retroviren. Ergebnisse von Untersuchungen an Frankfurter AIDS- und ARC-Patienten», Zentralblatt für Bakteriologie und Hygiene, Nr. 3, November 1986, S. 223

67 B. H. Hahn, et al., «Genetic Variation in HTLV-III/LAV over Time in Patients with AIDS or at Risk for AIDS», Science, Nr. 4757, 20. Juni 1986, S. 1548–1553

68 E. B. Wahler, «Müssen bald alle Blutspenden auch auf das neue AIDS-Virus getestet werden?», Ärzte-Zeitung, Nr. 109, 11. November 1986, S. 23

69 L. Gürtler, «Aktuelles zu AIDS», Fortschritte in der Medizin, Nr. 31–32, 28. August 1986, S. 12, 13

70 J. L. Marx, «The Slow, Insidious Natures of the HTLV's», Science, Nr. 4737, 31. Januar 1986, S. 450, 451

Eine künstlich erzeugte Krankheit?

Über die Herkunft des Virus

HTLV-I und HTLV-II – das Krankheitsbild – Annahmen über die Herkunft – von Katzen, Kindern und Affen – das Visna-Virus – Lentiviren – Haiti oder Zentralafrika? – aus den Geheimlabors für biologische Kampfstoffe – ein Laborunfall mit rekombinierten Viren? – Versuche mit Retroviren – mutierte Virus-Varianten – das «Evolutionsrisiko» Gentechnik – von Sicherheit keine Spur – Epidemien unter Rhesusaffen (SAIDS) – AIDS und SAIDS – Genvergleiche – ist AIDS eine Rekombination? – HIV eine Lentivire? – Austausch von genetischem Material bei Kleinstlebewesen – millionenfach höheres Mutationspotential – neue Gen-Versuche mit HIV-Viren – neue Gefahren

Außer dem HTLV-III (jetzt HIV-I genannt) gibt es noch einen HTLV-I und HTLV-II. Die Viren HTLV-I und HTLV-II verursachen T-Zell-Leukämie und Haarzell-Leukämie[1], Lymphkrebs[2], abnorme Vermehrung von veränderten weißen Blutkörperchen, Verminderung der Blutplättchen, Vergrößerung der Milz[3], spastische Halbseitenlähmung, Nervenerkrankungen[4], stark erhöhte Blutkalziumwerte und häufige Entzündungen. Robert Gallo wies im Dezember 1986 in der Zeitschrift «*Scientific American*» darauf hin, daß neue wissenschaftliche Arbeiten einen Zusammenhang auch zwischen dem HTLV-I und der chronischen Multiplen Sklerose herstellten.[5] Bei Laborversuchen entwickelten diese Viren in isolierten Körperzellen von Affen, Menschen und Mäusen eine überraschend vielseitige und unüberschaubare Aktivität.

Die HTLV-Viren – so schreibt der «*Spiegel*» – greifen wie geschickte Techniker, die ein Kraftwerk durch raffiniert geplante Fehlschaltung zur Explosion bringen, in den Stoffwechsel jener

Körperzellen ein, die sie dann zu hemmungslos wuchernden Krebszellen umfunktionieren. Unter dem Stoffwechseleinfluß verwan-
deln sie die infizierten Körperzellen in ungezügelt wuchernde Krebs-
tumore.[6]

Das HTLV-I-Virus

Das HTLV-I-Virus ist ein zehntausendstel Millimeter groß.
Seine Hülle besteht aus einer doppelten Schicht von Lipiden
(Fetten), die von Proteinen durchbrochen wird. Die Hülle
umschließt den Kern mit verschiedenen Proteinen und die
RNS (das genetische Material). Zu dem genetischen Material
gehört ein Enzym (die reverse Transcriptase), das die RNS in
DNS umwandelt. Die Membran des Virus fusioniert mit der
Membran der infizierten Zelle, und die RNS und reverse
Transcriptase können in den Zellkern eindringen.

Das HTLV-I gibt es seit vielen Jahrhunderten in zahlreichen Ländern
der Welt. Robert Gallo meint, daß das Virus in der Kolonialzeit von
Portugiesen durch Mitnahme der Grünen Meerkatze von Afrika
nach Japan verschleppt wurde.[5] Diese These ist inzwischen von japanischen Wissenschaftlern widerlegt worden, die darauf hingewiesen
haben, daß die T-Zell-Leukämie bereits in prähistorischer Zeit bei
den «Ainus», den weißhäutigen, fast europäisch anmutenden Urein-
wohnern Japans aufgetreten sei.[7,8,9]

Inzwischen wurden in fast allen Ländern Antikörper gegen
HTLV-Viren im Blut der Menschen nachgewiesen. Als besonders
durchseuchte Länder gelten Japan[20,11], die Karibik[12,13,14], Zentral-
und Nordafrika[15], Hawaii und Amerika[16], der nördliche Teil Süd-
amerikas und Europa, vor allen Dingen Portugal und Italien.[5,17]

Robert Gallos These einer engen Verwandtschaft zwischen dem
HTLV-I und II einerseits und dem HTLV-III andererseits hat sich als
falsch erwiesen, nachdem Anfang 1985 die Erbstruktur des AIDS-
Virus entschlüsselt werden konnte.[18] Robert Gallo hat dann auch
1986 zugegeben, daß es sich bei dem AIDS-Virus um ein grundsätzlich anderes Virus handelt als bei dem HTLV-I oder II.[19,20] Durch die

Aufschlüsselung der Erbstrukturen ergab sich, daß zwar gewisse Übereinstimmungen zwischen dem HTLV-I und HTLV-III bestehen, daß es sich aber ansonsten um total verschiedene Gruppen handelt, so daß das AIDS-Virus nicht aus dem HTLV-I oder II hervorgegangen sein kann. Es ist erheblich komplizierter zusammengesetzt.[21]

Eine neue Theorie mußte her, um das Entstehen des AIDS-Virus erklären zu können. Nun waren die Tiere dran. So hieß es noch 1984 in der Fachzeitschrift «*Ärztliche Praxis*»: «Der Ursprung der HTL-Viren ist mit einiger Sicherheit in Zentralafrika zu lokalisieren, und zwar gehören sie zu einer größeren Gruppe von Leukämie-Viren, die verschiedene Tiergruppen befallen können. Besonders eng ist die Verwandtschaft zum Rinderleukämie-Virus sowie zu einem Virus, das in Altweltaffen bis hin zu japanischen Makaken gefunden wird.»[22] Robert Gallo verwies auf die Ähnlichkeit mit einem Leukämie-Virus bei Katzen (Feline Leukämie Virus – FeLV), das wie bei AIDS immunsuppressive Störungen hervorruft und die Katzen an bestimmten opportunistischen Erregern erkranken läßt.[23] Die französischen Mikrobiologen im Pasteur-Institut hingegen tippten eher auf die Gruppe der Lentiviren, die bei Huftieren ähnliche Erkrankungen hervorrufen.[24]

Die größte Popularität als «Schuldige» genossen allerdings die Grünen Meerkatzen, eine afrikanische Affenart. Von ihnen sei das AIDS-Virus auf ihre schwarzen Vettern in Afrika übergesprungen, so lautete die gängige These. Und damit hatte man auch gleich die Verantwortlichen für die Seuche namhaft gemacht: die Afrikaner. Bei näherer Überprüfung allerdings ergab sich, daß Wunschvorstellungen wissenschaftlich meist nicht haltbar sind.

Man hatte bald herausgefunden, daß bei Makaken eine AIDS-ähnliche Erkrankung (Simian AIDS = SAIDS) aufgetreten war und daß der AIDS-Erreger HIV einem Virus (Simian T-Cell Lymphotropic Virus = STLV) der afrikanischen Meerkatze ähnelte. Daraufhin hieß es: «Ein deutsch-amerikanisches Forscherteam hat bei beiden Affenarten ein Virus identifiziert, das vom HTLV-III kaum zu unterscheiden ist und das sie als STLV-III . . . bezeichnen.»[25]

Da in den siebziger Jahren Schluckimpfungen gegen Kinderlähmung aus den Zellkulturen Grüner Meerkatzen hergestellt worden waren, wurden diese nachträglich untersucht. Die Weltgesundheitsorganisation der UNO ließ ihre Bestände überprüfen. Nirgendwo ließen sich Antikörper nachweisen.[26] Das hieß, der STLV-III-Virus mußte neueren Datums sein.

Dank neuer gentechnischer «Errungenschaften» kann man einzelne Bausteine des genetischen Codes verschiedener Viren miteinander vergleichen. Durch Sequenzvergleiche lassen sich Verwandtschaftsgrade nachzeichnen. Aber nicht nur bei dieser Überprüfung fiel der STLV-III als Verursacher des HIV-Virus aus. Der Antikörpertest, der zwischen dem HIV und STLV-III/Delta durchgeführt worden war, hatte lediglich auf die Proteine p24 und p61 reagiert. Eine Analyse ergab, daß der STLV/Delta und HIV gewisse Ähnlichkeiten aufweisen, aber keinesfalls identisch sind.[27] Daraufhin wurde diese Theorie fallengelassen. Der «Spiegel»: «Die Vermutung, das AIDS-Virus habe friedlich in den Grünen Meerkatzen, einer afrikanischen Affenart, gelebt und sei von dort über die Menschen gekommen, gilt durch Strukturuntersuchungen der Erreger inzwischen als widerlegt; auch in anderen Tierrassen hat man die AIDS-Viren nicht nachweisen können.»[28]

Das Feline Leukämie-Virus (FeLV) wurde, obwohl es vom Krankheitsbild große Ähnlichkeit mit AIDS hat, ebenfalls von der Liste gestrichen.[29,30] Und auch die immer wieder auftauchende These, das HIV-Virus und das Virus des Schweinefiebers seien einander ähnlich und von den Symptomen her vergleichbar[31], blieb auf der Strecke.[32]

Das Tier-Virus, das dem HIV noch am nächsten kommt, ist wohl das Visna-Virus, aus der Familie der Lentiviren (der langsamen Viren), das auch molekulargenetisch dem AIDS-Erreger nähersteht als alle vorher genannten Tierviren. Es erzeugt bei Schafen eine Gehirnhautentzündung[33], die sich ähnlich wie AIDS schleichend und Gehirnsubstanz abbauend darstellt. Auch das Visna-Virus besitzt die Fähigkeit zum «Gendrift» (die Gene ständig zu verändern) und mutiert sehr schnell.[34] In der Reihenfolge der Gensequenzen des Kernmaterials und der Form nach bestehen weitere Gemeinsamkeiten.[35] Aber es gibt auch Unterschiede. Das Visna-Virus infiziert nicht die T-Zellen und unterdrückt auch nicht das Immunsystem. Die Gehirnhautentzündung entsteht ebenfalls nur indirekt durch das Visna-Virus.[36] Wissenschaftler vermuten, daß die Übereinstimmungen im genetischen Code auch zu den Übereinstimmungen im

Krankheitsverlauf führen.[37,38] Gewisse Lentiviren wie das Visna-, HIV- und EIAV-(infektiöses Anämie-)Virus bilden zwar eine natürliche Gruppe, weisen aber dennoch wesentliche Unterschiede untereinander auf.[39,40,41]

Als sich somit alle Spuren über den Ursprung des AIDS-Virus als untauglich erwiesen hatten, machte man sich auf die Suche nach einem Ursprungsland des Virus. Angeblich komme die Seuche aus Südostasien, dann aus Zentralafrika, habe dann vor wenigen Jahren ihren Weg in die Karibik gefunden.[22] Als eigentliches Ursprungsland des AIDS-Erregers wurde dann Haiti ausgemacht. Doch als sich auch hierfür keine stichhaltigen Beweise erbringen ließen,[42] entschloß sich die US-Einwanderungsbehörde im April 1985, die Haitianer aus der Risikogruppe wieder heraus- und statt dessen Neueingewanderte aus Zentralafrika als verdächtige Risikogruppe aufzunehmen.[43]

Nun lag der Schwarze Peter wieder bei den Schwarzen. Der «Spiegel»: «Seine (des AIDS-Virus') früheste, wissenschaftlich zweifelsfrei gesicherte Spur führte nach Uganda: In einer seit 1959 tiefgefrorenen Blutprobe wurden jetzt AIDS-Antikörper festgestellt.»[28] Mit dem gleichen Argument versuchen Wissenschaftler immer wieder, den Vorwurf zu entkräften, AIDS wäre in einem Genmanipulationslabor entstanden.[44] Dr. Jonathan Mann, Direktor der AIDS-Kommission der Weltgesundheitsorganisation, wies in der Zeitschrift «New Scientist» auf Schwachstellen hin. So sei bekannt, daß tiefgefrorene und dann aufgetaute Blutproben häufig «falsch-positiv» reagierten. Viele Afrikaner hätten durch Malaria und andere tropische Krankheiten Antikörper, die durch Kreuzreaktionen «falsch-positiv» reagierten. Laut Mann sei AIDS in Afrika zwischen 1982 und 1983 aufgetreten, das aber hieße, daß die AIDS-Kranken wahrscheinlich Ende der 70er Jahre und Anfang der 80er Jahre infiziert worden seien – zu einer Zeit, in der es bereits AIDS-Kranke in Haiti und in den USA gab.[45]

Von daher ist es nicht verwunderlich, wenn die Afrikaner AIDS für eine Krankheit des weißen Mannes halten. Ghanas allererste AIDS-Fälle beispielsweise wurden nachweislich aus Hamburg importiert, wo sich zwei afrikanische Prostituierte angesteckt hatten.[46]

Daß das HIV-Virus nicht aus Afrika stammen kann, belegen viele

Hinweise. So hieß es in der «*Ärzte-Zeitung*»: «Gute, bis 1944 zurück-reichende Krankengeschichten machen es höchst unwahrscheinlich, daß über diese Krankheit in Uganda nicht berichtet worden wäre, hätte es sie schon vor 1982 gegeben.»[47]

Immunologische Untersuchungen der Seren von Patienten mit progressivem Kaposi-Sarkom – die aus den Jahren 1971 bis 1978 stammen – ergaben, daß keine direkte Verursachung dieser Tumore durch das AIDS-Virus bei den in Äquatorialafrika vor Ausbruch der HIV-Epidemie aufgetretenen Fällen vorlag. Das Vorhandensein irgendwelcher HIV-Antikörper konnte mit Sicherheit ausgeschlos-sen werden.[48] Ähnlich lautet das Urteil Hamburger Fachärzte: «Unsere Daten weisen darauf hin, daß das HTLV-III vor Auftreten der AIDS-Epidemie in den USA keine wesentliche Rolle in Afrika gespielt hat.»[49]

Fachzeitschriften von «*Nature*»[50] bis «*The Lancet*» kommen zu dem Schluß, daß die HIV-Erkrankungen in Afrika neueren Ursprungs sind.[51] Bei einer Untersuchung von 98 Prostituierten aus Ghana im Februar 1986 wurde nur eine als positiv befunden. Bei 247 Blutspendern waren alle negativ, aber bereits ein halbes Jahr später lagen 72 positive Fälle vor.[52] Bei einer internationalen Untersuchung im Jahre 1986 in Sambia ergab sich, daß die angesteckten Männer hauptsächlich der Altersgruppe von 30 bis 35 Jahren und die infizier-ten Frauen der von 20 bis 25 Jahren angehörten: der sexuell aktiven Gruppe. Außerhalb dieser Altersverteilung kam AIDS fast nicht vor. Ein weiterer Hinweis darauf, daß die Krankheit neueren Ursprungs sein muß. Denn würde sie seit vielen Jahren bestehen, wäre sie längst auch auf andere Altersgruppen übergesprungen.

Die «*Ärztliche Praxis*» schrieb im November 1986: «Die Ansicht, daß das HIV-Virus längere Zeit vor seinem Auftauchen in der nörd-lichen Hemisphäre in Zentralafrika entstanden ist, muß revidiert werden.» Bei umfangreichen Untersuchungen der Seren von krebs-kranken Kindern und Erwachsenen von 1964 bis 1975 in Uganda wies kein einziges der Seren Antikörper gegen das AIDS-Virus auf. Die «*Ärztliche Praxis*» weiter: «Sollten diese Befunde bestätigt wer-den, so müßte man davon ausgehen, daß HIV in der afrikanischen etwa zur gleichen Zeit wie in der amerikanischen Bevölkerung auf-getaucht ist. Demographische und kulturelle Unterschiede mögen dann für die wesentlich schnellere Ausbreitung in Afrika verantwortlich sein. Die Frage nach dem geographischen Ursprung der Krankheit muß aber wohl von neuem gestellt werden.»[53] Und damit ist den Spekulationen wieder Tür und Tor geöffnet.

Da gibt es die These, der Erreger sei nicht irdischen Ursprungs, sondern aus dem Weltall; oder jene, das AIDS-Virus sei aus einem Labor für genbiologische Kampfstoffe entwichen.[54,55] Die «Bild-Zeitung» hatte schon im Dezember 1985 die Version des englischen Arztes John Seale verbreitet, die Russen hätten die Züchtung des AIDS-Virus in einem Labor für biologische Kriegsführung durchgeführt, um die westliche Welt zu vernichten.[56]

Der Biologie-Ordinarius der Humboldt-Universität, Jakob Segal, ist hingegen der Meinung, daß Mitte der siebziger Jahre in Fort Detrick, wo sich das Hauptquartier des medizinischen Forschungskommandos der US-Armee befindet, Menschenexperimente an Strafgefangenen vorgenommen worden seien, auch Experimente mit einem künstlich hergestellten Virus, das sich später als AIDS-Erreger entpuppt habe. Segal ist sicher, daß das AIDS-Virus aus zwei Teilen kombiniert wurde: dem seit Jahrzehnten bekannten «Maedi-Visna»-Virus, das Schafe befällt, und dem menschlichen HTLV-I, einem Erreger, der Blutkrebs auslöst. Nachdem den Strafgefangenen das neu hergestellte Virus injiziert worden war und sie – von der langen Inkubationszeit wußte man damals nichts – offensichtlich keine Krankheitszeichen aufwiesen, habe man die Testteilnehmer, wie versprochen, in die Freiheit entlassen – und mit ihnen das AIDS-Virus.[28,57] Auch die sowjetischen Zeitungen «Trud» und «Literaturnaja gaseta» haben ihren Lesern schon vor längerer Zeit aufgetischt, daß AIDS aus den Geheimlabors für biologische Kampfstoffe des Pentagons und des CIA stamme. Am 26. Oktober 1986 verbreitete die konservative britische «Sunday Express» auf ihrer Titelseite in Großbuchstaben: «AIDS, das Killer-Virus, ist von amerikanischen Wissenschaftlern bei katastrophal verlaufenen Laborexperimenten künstlich erzeugt worden, und nur durch massive Vertuschungsmaßnahmen konnte der Welt dieses Geheimnis vorenthalten werden.» Die australische Zeitung «Canberra Times» brachte in Balkenüberschriften «AIDS durch US-Wissenschaftler hergestellt». «La Stampa» in Italien, «Ethnos» in Griechenland und weitere Massenblätter in Brasilien, Schweden, Spanien brachten die Nachricht auf der ersten Seite. Nur die amerikanische und bundesrepublikanische Presse hielt sich vollkommen zurück. Die US-Regierung ließ verbreiten, dies wäre eine üble Rufmordkampagne gegen die USA, ausgeheckt vom KGB.[58]

Auch wenn die Frage bleibt, warum die Krankheit zuerst in den Zentren von New York und San Francisco aufgetreten ist und dort noch immer die höchsten Ansteckungsquoten aufweist, so ist ein absichtliches Infizieren von Menschen mit genmanipulierten Erregern nicht sehr wahrscheinlich. Wir wissen, daß die Krankheit vor 1978 nicht in den USA und in Westeuropa nicht vor 1982 aufgetaucht ist.[59] Das heißt, daß das AIDS-Virus vor ungefähr einem Jahrzehnt entstanden sein muß, und zu diesem Zeitpunkt hätte es dann schon Retrovirologen geben müssen, die über fortgeschrittenes gentechnologisches Wissen verfügt haben müßten, um einen entsprechenden Erreger zusammensetzen zu können. Wahrscheinlicher schon wäre die These, daß der Erreger nicht vorsätzlich, sondern durch einen Laborunfall mit rekombinierten Viren entstanden sein könnte. Die Genmanipulation mit Retroviren, mit denen in zahlreichen Genforschungslabors hantiert wird, ist gefährlich. Retroviren sind ideale Werkzeuge, um fremde Gene in tierische oder menschliche Zellen einzuschleusen. Doch niemand kann ausschließen, daß die meist harmlosen Viren eines Tages – durch den Austausch des genetischen Materials untereinander – neue Eigenschaften erwerben und zu aggressiven Krankheitserregern für Mensch und Tier werden.[60] Diese Gefahren sind seit langem bekannt. Durch geringfügige genetische Eingriffe können sich hochgefährliche Bakterien und Viren explosionsartig vermehren, verbreiten und die Abwehr- und Immunisierungssysteme des Körpers unterlaufen. Namhafte Wissenschaftler wie Erwin Chargaff, Träger der «National Medal of Science», haben schon vor Jahren gewarnt: «Ich würde sagen, daß die Weiterverbreitung von experimentellem Krebs mit der allerhöchsten Wahrscheinlichkeit erwartet werden muß.»[61]

Wir leben in einem Meer von Viren: Bakterienviren, Pflanzenviren und Tierviren, von denen die allermeisten nur auf eine Gattung beschränkt sind. Artspezifische Barrieren hindern sie daran, auf andere Gattungen umzusteigen. Dr. Robert Sinsheimer, Vorsitzender des Ausschusses über Genmanipulation der National Academy of Sciences, hat bereits vor über einem Jahrzehnt darauf hingewiesen, daß diese artspezifischen Barrieren durch die Genmanipulation beseitigt und Tiererreger dann auf Menschen umsteigen könnten. Damit könnte aus dem «Meer» von Viren und Mikroben, von dem wir umgeben sind, ein gigantisches Reservoir von Krankheitserregern werden.[62]

Die Biologie-Professorin Dr. Ruth Hubbard von der Harvard Universität hat 1976 in einem Artikel in «Trends of Biochemical Sciences» die Genmanipulation als «russisches Roulett» mit biologischen Regeln bezeichnet, die in den letzten drei Milliarden Jahren festgelegt wurden. Regeln, deren Bedeutung wir überhaupt nicht verstehen. Unter solchen Umständen, so fürchtet Ruth Hubbard, sei der Weg in die Katastrophe vorprogrammiert. Wie sich diese ereigne – ob durch viele kleine Infektionen, Massenepidemien, Krebs oder Störungen des ökologischen Systems –, ist von niemandem vorauszusehen.[63]

Aber alle frühen Warnungen wurden mißachtet, und das gewaltige Machtmonopol der Großindustrie wurde mobilisiert, um genetisches Freibeutertum mit möglichst hohen Gewinnraten und möglichst geringen Sicherheitsauflagen zu betreiben. Heute stehen wir an der Schwelle der industriellen Nutzung der Genmanipulation, die uns demnächst mit Tausenden Tonnen an künstlich erzeugten Kleinstlebewesen überspülen wird. Nach Ansichten von Christine und Ernst Ulrich von Weizsäcker würde dann die Gentechnologie zum Evolutionsrisiko. Wenn durch direkte oder indirekte Freisetzung von Plasmiden Artenschranken freilebender Arten durchbrochen werden, kann man über die Folgen bestenfalls noch spekulieren.[64]

Im Zusammenhang mit AIDS scheint das Unglück bereits passiert zu sein. J. Denner et al. haben das – wenn auch vorsichtig umschrieben – in dem Ost-Berliner *Archiv für Geschwulstforschung* angedeutet: «Eine weitere Grundlage für die zu formulierende Hypothese ist der Fakt, daß zahlreiche Retroviren durch Rekombination mit dem Zellgenom zelluläre transformierende Gene (onc-Gene) in ihr Genom aufnehmen können und dadurch zu Viren mit hohem onkogenen (krebserzeugenden) Potential werden. Als Prototyp sei das Rous-Sarkomvirus (RSV) genannt. Durch analoge (gleichartige) Aufnahme einer postulierten (geforderten) zellulären Sequenz (Folge, Reihe), die ein immunsuppressives Protein kodiert (den Schlüssel für die Gene festlegt), könnte ein immunsuppressives Virus entstehen, das AIDS-ähnliche Erkrankungen hervorrufen kann.«[65]

Mit Retroviren wurde seit Mitte der siebziger Jahre in verschiedenen amerikanischen Labors experimentiert. Ganz besonders gilt dies für Arbeiten mit Tumor-, Visna- und Retroviren. Von ihnen werden immer mehr isoliert, hochgezüchtet, mutiert und genmanipuliert. Die verhältnismäßig überschaubare Größe eines Retrovirus-Genoms (Chromosomensatz) mit ca. 10000 Basen macht ihn für Versuche attraktiv. Attraktiv ist auch die Produktion mutierter Virus-Varianten. So wird durch Mutanten die Aufklärung einzelner Genfunktionen wesentlich erleichtert. Genfunktionen, die bei einem mutierten Virus ausgefallen sind, können durch Helfer-Viren ersetzt werden, ein Verfahren, das routinemäßig bei der Erforschung von Blutkrebsviren eingesetzt wurde. Häufig weiß aber keiner, ob und welche Helfer-Viren in Versuchskulturen schon vorhanden sind. Das Auftreten von Hybridviren, deren Eigenschaften vollkommen unkalkulierbar sind, ist somit ein Folgezwang. Dabei können selbst minimale Änderungen des genetischen Grundmusters zu erheblichen Veränderungen der Eigenschaften von Krankheitserregern führen.

Mit der Genmanipulation können ganz gezielt Mutanten geschaffen werden. So wurden zum Beispiel Blutkrebs-Viren genmanipuliert und Rhesusaffen von der Art der Makaken eingespritzt, um den Krankheitsverlauf zu studieren. Die auftretenden Abweichungen im Krankheitsbild versucht man dann mit dem genetischen Eingriff in Verbindung zu bringen, um so den genetischen Code und seine Funktionsweise zu knacken. Neben den Makaken wurden auch Pferde mit dem EIAV-Virus (Equine Infectious Anemia Virus), einem Lentivirus, der große Ähnlichkeit mit dem AIDS-Virus aufweist, in großem Maßstab infiziert.

Bobby Hatch, das Pseudonym eines Insiders und Molekularbiologen (der als einer der wenigen wesentliche Anstöße über die möglichen Ursachen von AIDS gegeben hat), schreibt dazu: «Bis vor kurzem galt ein Übergang von tierpathogenen (tierkrankmachenden) Retroviren auf den Menschen als sehr unwahrscheinlich. Entsprechend sorglos erfolgte der Umgang mit infiziertem biologischem Material. Weitgehend ignoriert wurde die Tatsache, daß mit der massenhaften, sich seit Mitte der siebziger Jahre immer weiter ausbreitenden Kultivierung von tierpathogenen Retroviren unter anderem in menschlichen Zellkulturen die «Evolutionsbedingungen» für diese Viren grundlegend geändert, Adaptionen an neue Wirte geradezu erzwungen wurden. Bei der hohen Variabilität von Retroviren erschien es eigentlich nur als eine Frage der Zeit, daß sich hierbei eines Tages für den Menschen extrem gefährliche Typen entwickeln würden. Von einigen retroviralen Tierkrankheiten war eine unter Umständen mehrjährige Latenzzeit nach der Infektion durchaus bekannt. Die epidemieartige Ausbreitung solcher Krankheiten wird zwangsläufig erst erkannt, wenn es schon längst zu spät ist. Auch weiß niemand, was scheinbar ungefährliche Retroviren längerfristig bewirken, wenn sie ins menschliche Genom integriert werden, dort für immer bleiben und über die Keimbahnzellen auf die Nachkommen übertragen werden.»[66]

Dennoch wurden unter Einfluß der Gen-Lobby Sicherheitsvorkehrungen systematisch abgebaut. Teure Schutzvorkehrungen und zeitraubende Sicherheitsprozeduren galten als Behinderungen für eine entwicklungsträchtige Zukunftstechnologie. Die Anzahl der gentechnologischen Experimente schnellte in die Höhe, häufig von unzureichend ausgebildetem Laborpersonal durchgeführt. 1969, 1976–1978 und 1980 erfolgten in den großen Primatenzentren (Tiertötungs-Forschungsfabriken) in den USA spontan ausbrechende Epidemien unter Rhesusaffen: die sogenannte SAIDS, eine AIDS-ähnliche Affenkrankheit. Vorher waren Versuche mit bösartigem Blutkrebs durchgeführt worden. Die Wissenschaftler wollten damals wissen, was passiert, wenn sie Gewebe eines bösartigen Affen-Lymphoms in einen gesunden Affen übertragen. Zwei Jahre später starb das erste so behandelte Tier an SAIDS. Menschliches AIDS war damals noch völlig unbekannt. Mit anderen Worten: Wissenschaftler entwickelten das «Tiermodell einer menschlichen Krankheit» künstlich im Labor.[67]

Sogar wissenschaftliche Mitarbeiter vom «Southborough Zentrum» (Tierforschungszentrum, in dem SAIDS auftrat) wie Norman Levin erklärten: «Die Parallelen zwischen diesen (SAIDS)-Erkrankungen und menschlichem AIDS sind auffallend.»[68] Aber die bloße Existenz von AIDS-Viren in Affen sei noch lange kein Beweis, daß diese vom Affen auf den Menschen übergegangen seien.[69]

Aus den SAIDS-Affen im Primatenzentrum von Southborough wurden Viren isoliert, die sich immunologisch kaum von den menschlichen AIDS-Viren unterscheiden lassen, die menschliche Immunzellen infizieren und sich dort vermehren können. Man vermutet, daß die gefährliche Form des Virus erst nach einem Wirtswechsel von Rhesusaffen auf Menschen entstanden ist. Daß so etwas passieren kann, ist Virologen schon länger bekannt. Bekannt ist auch, daß minimale Änderungen in der Gensequenz von Viren deren krankmachendes Potential extrem steigern können.[67]

Über das AIDS-Virus wurden in den letzten Jahren Genkarten erstellt und der Nukleinsäurecode entschlüsselt. Dabei ergab sich: Der genetische Code des AIDS-Virus könnte durch Genmanipulation aus drei verschiedenen Retroviren entstanden sein, und zwar vom Typ B-(MMTV), Typ C-(HTLV) und dem Visna-Virus.[68] Die sequenzierten AIDS-Viren tragen RNS-Abschnitte, die vergleichbaren Teilen des Genoms von HTLV-I und HTLV-II ähnlich sind. In anderen Abschnitten unterscheiden sie sich jedoch völlig. Mit dem MMTV (Mouse Mammary Tumor Virus) als auch mit dem HTLV-I wird seit Jahren herumexperimentiert. Sie gelten als beliebtes Forschungsprojekt. Für diese Art von Retroviren konnte inzwischen nachgewiesen werden, daß kleine Veränderungen in einer bestimmten Region (LTR-Sequenz) die Fähigkeit, Krankheiten zu verursachen, extrem steigert.[70]

Insgesamt sind jedoch die Ähnlichkeiten zwischen dem HIV und dem EIAV (Equine Infectious Anemia Virus) bzw. dem sogenannten Visna-Virus (beide aus der Gruppe der Lentiviren) erheblich größer. Die enge genetische Verwandtschaft zwischen dem EIAV und Visna-Virus einerseits und dem HIV andererseits ist mittlerweile durch ausführliche Forschungsarbeiten bestätigt worden, und auch im Krankheitsverlauf (das Visna-Virus verursacht bei Schafen ähnliche Erkrankungen wie das HIV beim Menschen) bestehen Übereinstimmungen.[71,72,73,74,75,76] Aber auch diese unterscheiden sich untereinander wiederum sehr deutlich. Beide gehören entfernten Verwandten an, schreiben Wissenschaftler in der Fachzeitschrift «Science».[41]

Die AIDS-Viren ähneln den bereits bekannten Retroviren also jeweils nur teilweise. Bobby Hatch schreibt dazu: «Es könnte durchaus sein, daß hier rekombinante Viren vorliegen, das heißt solche, deren Erbmaterial aus Genabschnitten verschiedener anderer Viren zusammengesetzt ist. Da die AIDS-Viren, wie bereits erwähnt, ihre RNA-Sequenz ziemlich stark verändern können, sozusagen Spuren verwischen, wären nicht ganz perfekte Homologien erklärbar. Auch von anderen Autoren wurde bereits die Vermutung geäußert, daß es sich bei den AIDS-Viren um Rekombinanten handeln könnte»[66], die sich auf irgendeine Art und Weise zu den tödlichen AIDS-Viren gewandelt haben.

Für diese Theorie spricht, daß viele Kleinstlebewesen in der Lage sind, ihr genetisches Material miteinander auszutauschen. Mikroorganismen weisen im Vergleich zu höheren Lebewesen eine höhere genetische Instabilität aus. Sie können nämlich nicht nur innerhalb eines Stammes oder einer Gattung genetisches Material austauschen, sondern auch mit fremden Stämmen und sogar mit höheren Lebewesen.[77]

Noch ein weiterer Punkt spricht für die Annahme, daß AIDS eine künstlich erzeugte Krankheit sein muß. Hundertprozentig tödlich verlaufende Krankheiten, die hoch ansteckend sind, sind nicht natürlich. Sie passen nicht in das biologische System hinein. Und sie passen nicht zum menschlichen Immunsystem, das uns immerhin seit unserer Existenz dazu befähigt, auf diesem Planeten zu leben. Neue genetische Abschnitte müssen dem AIDS-Erreger zugänglich gemacht worden sein. Versehen mit diesen neuen Möglichkeiten probieren diese neuen Viren alle ihnen möglichen Lebensformen aus, bis sie ihr Optimum gefunden haben. Dieses Evolutionsprinzip ist bekannt, es existiert seit Milliarden von Jahren! Von daher ist auch die hohe Mutationsfähigkeit des Virus erklärbar. Neben der höchsten Mutationsrate aller bisher bekannten Retroviren weist das HIV lokale Regionen mit hoher Mutation, aber auch konzentrierte Punktmutationen auf.[78]

Und all diese neuen HIV-Varianten züchtet man hoch, genmanipuliert sie und experimentiert mit ihnen in zahlreichen Laboratorien.[79,80,81] Somit kommt weiteres neues genetisches Material in Umlauf, das angesichts seiner offensichtlichen Fähigkeit, sich neue Genpakete einzuverleiben, sicherlich noch für weitere unangenehme Überraschungen sorgen wird.

Literatur

1 F.D. Goebel, J.Link, «Zur Pathophysiologie und Klinik des erworbenen Immundefektsyndroms (AIDS)», Tempo medical, Dezember 1985, S.9

2 J.L. Marx, «The Slow, Insidious Natures of the HTLV's», Science, Nr.4737, 31.Januar 1986, S.450, 451

3 «In T-Lymphozyten HTLV-II nachgewiesen», Ärzte-Zeitung, Nr.71, 6.Februar 1986, S.2158

4 G.C. Roman, et al., «Tropical Spastic Paraparesis: HTLV-I Antibodies in Patients from the Seychelles», The New England Journal of Medicine, Nr.1, 1.Januar 1987, S.51

5 R.C. Gallo, «The First Human Retrovirus», Scientific American, Nr.6, Dezember 1986, S.78–88

6 «Selbstmord der Wirte», Der Spiegel, Nr.32, 6.August 1984, S.136–137

7 T.Ishida, Y.Hinuma, «The Origin of Japanese HTLV-I», Nature, Nr.6079, 7.August 1986, S.504

8 H.Taguchi, «Origin of HTLV-I Virus in Japan», Nature, Nr.6091, 30.Oktober 1986, S.764

9 I.Idris, «Die Frauen Afrikas und die Ainus», Selecta, Nr.40, 6.Oktober 1986, S.2876

10 M.Osame, et al., «Blood Transfusion and HTLV-I Associated Myelopathy», The Lancet, Nr.8498, 12.Juli 1986, S.104, 105

11 S.Matsuda, et al., «Plant-Derived Diterpene Esters Enhance HTLV-I-Induced Colony Formation of Lymphocytes in Co-Culture», International Journal of Cancer, Nr.6, 15.Dezember 1986, S.859–865

12 R.D. Montgomery, «HTLV-I, Visna, and Tropical Spastic Paraparesias», The Lancet, Nr.8500, 26.Juli 1986, S.227, 228

13 G.J. Miller, et al., «Ethnic Composition, Age and Sex, Together with Location and Standard of Housing as Determinants of HLTV-I Infection in an Urban Trinidadian Community», International Journal of Cancer, Nr.6, 15.Dezember 1986, S.801–808

14 C.Bartholomew, et al., «HTLV-I and Tropical Spastic Paraparesis», The Lancet, Nr.8498, 12.Juli 1986, S.99, 100

15 A.Gessain, et al., «HTLV-I and Tropical Spastic Paraparesis in Africa», The Lancet, Nr.8508, 20.September 1986, S.698

16 M.Yim, et al., «Case Report: HTLV-I-Associated T-Cell Leukemia in Hawaii», The American Journal of the Medical Sciences, Nr.5, November 1986, S.325–327

17 A.Gradilone, et al., «HTLV-I und HIV Infection in Drug Addicts in Italy», The Lancet, Nr.8509, 27.September 1986, S.753, 754

73

18 J. Westhoff, «Ein ganz und gar unwissenschaftlicher Streit um AIDS-Millionen», Der Kassenarzt, Nr. 33/34, 1986, S. 26, 28

19 R.C. Gallo, et al., «First Isolation of HTLV-III», Nature, Nr. 6066, 8. Mai 1986, S. 119

20 C. Norman, «AIDS Priority Fight Goes to Court», Science, Nr. 4733, 3. Januar 1986, S. 11, 12

21 A.G. Dalgleish, «Antiviral Strategies and Vaccines against HTLV-III/LAV», Journal of the Royal College of Physicians of London, Nr. 4, 4. Oktober 1986, S. 258–267

22 J. Gulden, «Die Reise der Leukämie- und AIDS-Viren um die Welt», Ärztliche Praxis, Nr. 100, 15. Dezember 1984, S. 3097

23 R.C. Gallo, «Erzeugen Leukämieviren auch AIDS?», Ärztliche Praxis, Nr. 12, 11. Februar 1984, S. 245, 246

24 C. Norman, «A New Twist in AIDS Patent Fight», Science, Nr. 4748, 18. April 1986, S. 308, 309

25 G. Jörgensen, «Genetische Faktoren bei AIDS?», Sexualmedizin, Nr. 1, 1986, S. 24–29

26 R.M. Hendry, et al., «Antibodies to Simian Immunodeficiency Virus in African Green Monkeys in Africa in 1957–62, The Lancet, Nr. 8504, 23. August 1986, S. 455

27 M. Murphey-Corb, et al., «Isolation of an HTLV-III-related retrovirus from macaques with simian AIDS and its possible origin in asymptomatic mangabeys», Nature, Nr. 6068, 22. Mai 1986, S. 435–437

28 «Eltern gesucht», Der Spiegel, Nr. 46, 10. November 1986, S. 272–278

29 J. Coffin, et al., «Human Immunodeficiency Viruses», Science, Nr. 4751, 9. Mai 1986, S. 697

30 J.I. Mullins, «Disease-specific and tissue-specific production of unintegrated feline leukaemia virus variant DNA in felinde AIDS», Nature, Nr. 6051, 23. Januar 1986, S. 333–335

31 I. Idris, «Verwandt mit AIDS?», Selecta, Nr. 34, 25. August 1986, S. 2452

32 P. Feorino, et al., «AIDS and African Swine Fever Virus», The Lancet, Nr. 8510, 4. Oktober 1986, S. 815

33 J. Gulden, «AIDS – eine Autoimmunkrankheit?», Ärztliche Praxis, Nr. 20, 11. März 1986, S. 599

34 C.H. Fox, M. Cottler-Fox, «AIDS in the human brain», Nature, Nr. 6048, 2. Januar 1986, S. 8

35 S. Gartner, et al., »The Role of Mononuclear Phagocytes in HTLV-III/LAV Infection», Science, Nr. 4760, 11. Juli 1986, S. 215–219

36 D.M. Barnes, «AIDS-Related Brain Damage Unexplained», Science, Nr. 4754, 30. Mai 1986, S. 1091–1093

37 W. A. Haseltine, R. Patarca, «AIDS-Virus and Scrapie Agent Share Protein» Nature, Nr. 6084, 11. September 1986, S. 115, 116

38 P. M. Sharp, «What can AIDS-Virus Codon usage tell us?», Nature, Nr. 6093, 13. November 1986, S. 114

39 M. J. Braun, M. A. Gonda, «Is Scrapie Prp 27–30 related to AIDS-Virus?», Nature, Nr. 7000, 8. Januar 1987, S. 113

40 R. Grantham, P. Perrin, «AIDS Virus and HTLV-I differ in cordon choices», Nature, Nr. 6056, 27. Februar 1986, S. 727, 728

41 R. M. Stephens, et al., «Equine Infectous Anemia Virus gag and pol Genes: Relatedness to Visna and AIDS Virus», Science, Nr. 4738, 7. Februar 1986, S. 589–594

42 F. A. Shephard, et al., «A guide to the investigation and treatment of patients with AIDS and AIDS-related disorders», Canadian Medical Association Journal, Nr. 9, 1. Mai 1986, S. 999

43 C. Norman, «Sex and Needles, not Insects and Pigs, spread AIDS in Florida Town», Science, Nr. 4775, 24. Oktober 1986, S. 415–417

44 S. Connor, «AIDS could not have come from germ lab», New Scientist, Nr. 1544, 22. Januar 1987, S. 18

45 J. Mann, «AIDS in Africa», New Scientist, Nr. 1553, 26. März 1987, S. 40–43

46 B. Ankomah, «Die Dünnen sind verdächtig», Die Tageszeitung, 12. November 1986

47 M. Emrich, E. Wahler, «In Uganda Slim genannt», Ärzte-Zeitung, 24. Oktober 1985, S. 24, 25

48 E. Wahler, «Kaposi-Sa nicht direkt durch AIDS-Virus», Ärzte-Zeitung, Nr. 221, 14. Dezember 1985, S. 1

49 H. Schmitz, «Morphologie, Pathogenitätsmechanismus und Nachweis des HTLV-III», Hamburger Ärzte Blatt, Nr. 12, 1985, S. 414

50 R. S. Tedder, «On the Track of an epidemic», Nature, Nr. 6053, 6. Februar 1986, S. 457, 458

51 M. Melbye, et al., «Evidence for Heterosexual Transmission and Clinical Manifestations of Human Immunodeficiency Virus Infection and related Conditions in Lusaka, Zambia», The Lancet, Nr. 8516, 15. November 1986, S. 1113–1115

52 A. R. Neequaye, et al., «Oral hairy Leucoplakia in two women, a Haemophiliac, and a Transfusion Recipient», The Lancet, Nr. 8513, 25. Oktober 1986, S. 978

53 «Kam das Virus doch nicht aus Afrika?», Ärztliche Praxis, Nr. 94, 29. November 1986, S. 3101, 3102

54 P. Newmark, «AIDS in an African context», Nature, 25. Dezember 1986, S. 611

55 B. Hewitt, et al., «AIDS: The Fear spreads», Newsweek, 19. Januar 1987, S. 8–12

56 V. Sigusch, «Aids für alle, alle für Aids», Konkret Sexualität, Heft 7, 1986, S. 71, 74

57 «AIDS: Man-Made in USA», Tageszeitung, 18. Februar 1987, S. 11–13

58 R. Godson, «A Plaque of AIDS Slurs against America», International Herald Tribune, 27. Januar 1987

59 K. Kurth, et al., «Detection of Antibodies to HTLV-III in Commercially Available Immunoglobulin Preparations», Klinische Wochenschrift, Heft 8, 15. April 1986, S. 386–388

60 «Gen-Technik: Die Götter unter sich», Der Spiegel, Nr. 5, 26. Januar 1987, S. 166

61 «Genmanipulation und Drogenmißbrauch», Hrsg.: H. Strohm, Hamburg, Oktober 1972, S. 27

62 H. Strohm, «Friedlich in die Katastrophe», Frankfurt/M., April 1981, S. 326, 327

63 R. Hubbard, «Trends in Biochemical Sciences», Nr. 12, Dezember 1976, N 272 f.

64 C. Weizsäcker, E. U. Weizsäcker, «Fehlerfreundlichkeit als evolutionäres Prinzip», Wechselwirkung, Nr. 29, Mai 1986, S. 15

65 J. Denner, et al., «Immunosuppression durch Retroviren bei Tumoren und Immundefizienzerkrankungen», Archiv für Geschwulstforschung, Heft 2, 1986, S. 117–124

66 B. Hatch, «Ist AIDS ein Laborunfall?», Konkret Sexualität, Heft 7, 1986, S. 33–37

67 B. Hatch, «AIDS: Unfall, Zufall oder unzufällig?», Wechselwirkung, Nr. 23, November 1984, S. 38–41

68 B. Hatch, «AIDS: Eine Altlast der Forschung?», Wechselwirkung, Nr. 27, November 1985, S. 35–39

69 R. C. Desrosiers, «Origin of the human AIDS virus», Nature, Nr. 6056, 27. Februar 1986, S. 728

70 B. Hatch, «Eine Antwort», Wechselwirkung, Nr. 26, August 1985, S. 5, 6

71 M. J. Braun, M. A. Gonda, «Is scrapie Prp 27–30 related to AIDS Virus?», Nature, Nr. 7000, 8. Januar 1987, S. 113

72 J. F. Bazan, «AIDS Virus and Scrapie Protein Genes», Nature, Nr. 6105, 12. Februar 1987, S. 581

73 R. Jürgens, et al., «Intrathekal synthetisierte LAV/HTLV-III-Antikörper als Hinweis auf eine Infektion des ZNS», AIDS-II, Hrsg.: B. Helm, W. Stille, E. Vanek, München 1986, S. 126

74 «The Chronology of AIDS Research», Nature, Nr. 6112, 2. April 1987, S. 435

75 F. Chiodi, et al., «Infection of Brain-Derived Cells with the Human Immunodeficiency Virus», Journal of Virology, Nr. 4, April 1987, S. 1244

76 D. Klatzmann, J. C. Gluckman, «The Pathophysiology of HIV Infection: A Complex Pathway of Host-Virus Interaktion», Annales de L'Institut Pasteur/Virology, Nr. 1, Januar–März 1987, S. 21–29

77 A. v. Gleich, «Unkontrollierbarer horizontaler Gentransfer bei Mikroorganismen: Risikofaktor in der Gen- und Biotechnologie», Öko-Mitteilungen, Nr. 1, Februar 1986, S. 20

78 B. H. Hahn, et al., «Genetic Variations in HTLV-III/LAV over Time in Patients with AIDS or at Risk for AIDS», Science, Nr. 4757, 20. Juni 1986, S. 1548–1553

79 C. M. Wright, et al., «Expression and Characterization of the Trans-Activator of HTLV-III/LAV Virus», Science, Nr. 4779, 21. November 1986, S. 988–992

80 J. Sodroski, et al., «Role of the HTLV-III/LAV envelope in syncytium formation and cytopathicity», Nature, Nr. 6078, 31. Juli 1986, S. 470–474

81 F. D. M. Veronese, et al., «Characterization of Highly Immunogenic p66/p51 as the Reverse Transcripase of HTLV-III/LAV», Science, Nr. 4743, 14. März 1986, S. 1289–1291

Die Ansteckung

Wie AIDS-Infektionen verlaufen

In sieben Stunden 20000 Nachkommen –
die Inkubationszeit – der Hauptansteckungsweg:
der Geschlechtsverkehr – Nachweis in anderen
Körperflüssigkeiten – Bluter, die gefährdetste Gruppe –
Risiko Blutkonserve – Infektionen bei
Organverpflanzungen – Ansteckungsweg Schutzimpfung
– Infektionen beim ärztlichen Personal – Schwangere
und Mütter – AIDS bei Kindern – AIDS-Viren im
Speichel, in der Tränenflüssigkeit und im Schweiß?

Wie der Ansteckungspfad von AIDS verläuft, ist noch immer nicht
eindeutig geklärt. Man vermutet, daß 0,1 Milliliter infizierter Körperflüssigkeit bis zu 10000 AIDS-Viren enthalten können. Das ist
ein stecknadelkopfgroßer Tropfen Blut oder eine Menge Sperma,
die mit dem bloßen Auge gar nicht sichtbar, aber für manchen Körper schon zuviel ist. Mit den meisten AIDS-Viren räumen die weißen Blutkörperchen, die Lymphozyten und Antikörperchen auf.
Aber einige retten sich aus dem Blut in spezielle Zellen.[1] Ein einziges
Virus hat in nur sieben Stunden 20000 Nachkommen, allesamt
fähig, die Krankheit fortzutragen. Jeder AIDS-Infizierte hat Milliarden HIV-Viren im Körper.[2]
   Zwei Drittel der Menschen mit HIV-Antikörpern im Serum bleiben jahrelang symptomfrei. Die Inkubationszeit (die Zeit bis zur
Erkrankung) kann Monate oder Jahre betragen. Bei den meisten
Patienten liegt sie zwischen einem halben Jahr oder fünf Jahren[3], aber
die Obergrenze ist nach wie vor unbekannt. Während der gesamten
Inkubationszeit kann der AIDS-Infizierte andere anstecken![4] Einige
der Infizierten sind sogar hochansteckend.[5] Nach Empfehlungen
des amerikanischen Gesundheitsamts (Public Health Service) muß

bei allen seropositiven Personen davon ausgegangen werden, daß sie in der Lage sind, AIDS zu übertragen.[6]

Nach Berichten der Weltgesundheitsorganisation findet die Virusübertragung zwar hauptsächlich durch Sexualverkehr mit häufigem Partnerwechsel, durch Spermakontakt von Schleimhäuten sowie das gemeinsame Benutzen blutverseuchter Spritzen und Kanülen statt, aber das Virus wurde in sämtlichen Körperflüssigkeiten nachgewiesen.[7] Somit ist nicht auszuschließen, daß Infektionen auch über Tränenflüssigkeit, Speichel, Schweiß, Muttermilch, Urin, Vaginalsekret und andere Körperflüssigkeiten erfolgen können. Der Virusnachweis gelang aus Blut, Plasma, Knochenmark, Lymphknoten, Thymus, Gehirn und Körpergeweben im Gehirn, Haut usw. Nachgewiesen ist auch die Infektion von Embryonen im Mutterleib bei AIDS-positiven Schwangeren.[8,9,10]

Nach Ansichten des US-Public Health Service Centers for Disease Control sind AIDS-Infektionen mit denen des Hepatitis-B vergleichbar.[11] Demnach könnten auch Schmierinfektionen wie bei dem Hepatitis-B-Virus möglich sein, denn es ist bekannt, daß das HIV selbst nach mehrtägiger Lagerung bei Raumtemperatur seine Ansteckungsfähigkeit – ja selbst bis zu sieben Tagen im eingetrockneten Zustand – nicht verliert.[7,12]

Daß der Hauptansteckungsweg der Geschlechtsverkehr ist, mag darauf zurückzuführen sein, daß das in Lymphozyten gebundene Virus eine hohe Ansteckungsfähigkeit hat und eine hohe Zahl dieser weißen Blutkörperchen sich in der Spermaflüssigkeit befindet. Besonders gefährdet sind Homo- und Bisexuelle, die sich dem passiven Analverkehr hingeben, aber auch Frauen, besonders jene, die mit dem Samen eines infizierten Spenders künstlich befruchtet werden.[13]

Professor Manfred Steinbach, Abteilungsleiter im Bonner Gesundheitsministerium, sah bisher das Hauptproblem im praktizierten Analverkehr der Homosexuellen. Allzu leicht seien Verletzungen möglich. Der blutwarme Transport von Körper zu Körper sei die beste Voraussetzung für eine Infektion.[14] Aber heute ist potentiell jeder durch AIDS bedroht. Nur die meisten Menschen verdrängen diese Tatsache. Dazu «*Der Spiegel*»: «Die Selbsttäuschung nimmt groteske Formen an. Die weitverbreitete, auch vom Bonner Gesundheitsministerium immer noch geschürte Hoffnung, die Todesseuche AIDS werde sich auf die Risikogruppen der Homosexuellen und der Fixer beschränken, die sogenannte Normalbevölkerung aber verschonen, ist offensichtlich falsch. In Europa erkranken immer mehr Heterosexuelle, die keinen Risikofaktor – zum Beispiel Bluttransfusion oder die Einnahme gerinnungshemmender Medikamente – aufweisen. Bei der Rückverfolgung der AIDS-Viren von Partner zu Partner mußten die Epidemiologen (Seuchen-Experten) zu ihrem Schrecken eine hohe Infektiosität feststellen: Wer mit einem HIV-Positiven Geschlechtsverkehr hat, der infiziert sich mit 60- bis 70prozentiger Wahrscheinlichkeit mit dem Virus.»[15] Der Surgeon General, der ranghöchste Mediziner in den USA, C. Everett Koop, stellte in seinem Report vom Oktober 1986 fest, daß die Seuche das Ghetto der sogenannten Risikogruppen verlassen habe. Innerhalb der letzten sechs Monate habe sich der Anteil heterosexueller AIDS-Patienten verdoppelt.[16] Neue Untersuchungen verzeichnen einen exponentiellen Anstieg, insbesondere bei Frauen. Dabei ist eindeutig die heterosexuelle Übertragung der wichtigste Faktor.[17]

Damit wird der Geschlechtsverkehr mehr und mehr zum russischen Roulette. Wenn man nur mit einem virus-positiven Partner Geschlechtsverkehr hatte, bei dem es zum Austausch von Blut, Speichel, Sperma oder vaginalen Sekreten gekommen ist, riskiert man bereits, sich zu infizieren. Die Wahrscheinlichkeit erhöht sich mit der Zahl der Kontakte, die man mit infizierten Personen hatte. Wer nur einmal mit einer geringen Dosis infiziert wurde, kann noch hoffen, daß seine noch gesunden Helferzellen das Virus in Schach halten können.[18] Da die Seuche sich aber immer mehr ausbreitet, gerät der Mensch immer mehr in Kontakt mit Infizierten, und es wird nur eine Frage der Zeit sein, bis auch er infiziert ist.

Untersuchungen in den USA haben gezeigt, daß die Krankheit von Mann und Frau – in jede Richtung – übertragen wird.[19] Massentests von Angehörigen der US-Armee bzw. Screenings bei Neuanstellungen ergaben, daß auf fünf infizierte Männer zwei Frauen kommen, teilweise sogar drei Frauen auf vier AIDS-infizierte Männer.[20] Diese Daten stammen aus dem Oktober 1985! Mittlerweile hat sich das Verhältnis zuungunsten der Frau verschoben.

In vielen afrikanischen Staaten, in Haiti oder in der Karibik ist die Frau genauso häufig wie der Mann infiziert worden.[21] In vielen dieser Länder ist der Analverkehr tabuisiert. In einer Fachklinik für Geschlechtskrankheiten in Lusaka, Sambia, hat man noch nie Geschlechtskrankheiten in der Analgegend festgestellt.[22] Auch in den USA selbst hatte es genügend Vorfälle gegeben, die auf Infektionswege zwischen Frau und Mann hinweisen.[23] Bei Frauen war bereits der oral-genitale Kontakt ausreichend, um sie mit AIDS zu infizieren.[24] Die traditionsreiche medizinische Zeitschrift «*The Lancet*» stellte fest: «Mehrere Studien aus Europa und den USA lassen jetzt jedoch erkennen, daß die Wichtigkeit der heterosexuellen Übertragung unterschätzt worden ist.»[25]

Aber auch Frauen sind ohne weiteres in der Lage, Männer mit AIDS anzustecken.[26,27] Bei Untersuchungen wurden eindeutig AIDS-Viren im Vaginalsekret infizierter Frauen festgestellt.[28,29] Dabei wurde betont, daß bevorzugt solche Frauen die AIDS-Erreger weitergeben, die gleichzeitig an Geschlechtskrankheiten leiden, weil ihr Genitaltrakt größere Mengen entzündlicher Sekrete mit virusinfizierten Lymphozyten enthält.[30,31] Auch menstruierende Frauen sind eine besondere Ansteckungsgefahr.[32]

Die Frau ist jedoch am meisten durch den männlichen Samen gefährdet, der stark mit AIDS-Viren angereichert ist. Häufig kommt es beim Geschlechtsverkehr zu kleinsten Rissen in der Schleimhaut, so daß die Erreger sofort eindringen können. Aber selbst, wenn es zu keinen Verletzungen kommt, kann das Virus eindringen. «Mittlerweile», so schrieb im Dezember 1986 die Zeitschrift «*Selecta*», «gibt es nämlich Zweifel daran, daß das Virus nur durch kleine Verletzungen der Schleimhaut in den Körper eindringen kann. In neueren Studien hat man auf der unversehrten Mukosa (Schleimhaut) von Mund, Vagina, Zervix (Muttermund) und Rektum infizierte Makrophagen (antigen presenting cells) nachgewiesen. Man könnte dies als erstes frühes Stadium der HIV-Infektion deuten. Eine Infektion auf diesem Wege könnte sogar häufig sein – mit allerdings langen Inkubations- und Serokonversionszeiten. Mit retardierter (verzögerter) Serokonversion ließe sich erklären, daß heterosexuelle Virusträger häufig keine nachweisbaren Antikörper haben. Wie man schon von anderen Lentiviren-Infektionen her weiß, sind Makrophagen in der Haut ein weitverteiltes Reservoir für persistierende (andauernd vorhandene) Viren. Wenn sie infiziert sind, deutet dies auf eine hohe Virusbelastung hin.«[33]

Das Virus ist in fast allen körpereigenen Sekreten nachgewiesen worden. Neben dem Sperma und Scheidensekret gilt besonders Blut als hochansteckend. Die Ansteckung erfolgt bei Drogensüchtigen oft durch infizierte Nadeln, bei Transfusion von Blut oder Blutprodukten und bei dem Umgang mit verseuchten Körperflüssigkeiten durch das Pflegepersonal. In vielen Ländern wird der Zugang zu Einwegspritzen für Süchtige erschwert. Hinzu kommt deren Angewohnheit, die Spritze mit Blut zu füllen, während sie in der Vene ist, um alles Heroin zu nutzen.

Die meisten Fixer greifen nur in der Stunde großer Not zur gemeinsamen Nadel, im Knast und in der Entziehungsklinik vor allem. An diesen Stätten ist der Prozentsatz der AIDS-Infizierten besonders hoch. Viele der HIV-infizierten Frauen gehen für ihr teures Hobby der Prostitution nach, und so wird dem Erreger die Welt der braven Bürger erschlossen.[34] Das Virus kann aber auch durch Berufsgruppen übertragen werden, wie beispielsweise Tätowierer, Ohrenstecher, ärztliches Pflegepersonal oder Zahnärzte usw.[35,36]

Die am stärksten bedrohte Gruppe ist die der Bluter. An dem Erbleiden erkranken ausschließlich Männer. Seit Anfang der siebziger Jahre werden diese Patienten mit gerinnungsfördernden, hochkonzentrierten «Faktor VIII»- oder «Faktor IX»-Blutpräparaten behandelt. 90 Prozent dieser Präparate werden aus dem AIDS-Land USA importiert. Die Gerinnungsfaktoren werden aus dem Plasma Tausender Spender hergestellt, unter denen sich eben auch AIDS-Positive befinden können. 4000 der 6000 westdeutschen Bluter sind so krank, daß sie fortlaufend mit Blutpräparaten behandelt werden müssen. Dementsprechend ist die Durchseuchung bei Blutern hoch.[37] Nach Schätzung des Vorstandsmitglieds der «Deutschen Hämophiliegesellschaft», Dr. Kurme, unterlagen rund 70 Prozent der etwa 4000 Bluter dem Risiko einer AIDS-Ansteckung, bis seit 1985 alle Blutspenden regelmäßig überprüft werden.[38] Für die USA werden 12000 AIDS-infizierte Bluter befürchtet.[39] Viele von ihnen sind Kinder. In Nordamerika und West-Europa erhalten jedes Jahr 5,5 Millionen Menschen eine Bluttransfusion, und 50000 Bluter werden mit Blutpräparaten behandelt.[40] Um diese Menschen zu schützen, versucht man die AIDS-Viren durch Hitzebehandlungen abzutöten. Dennoch wurden Fälle bekannt, wo Gerinnungsfaktoren trotz Hitzebehandlung serumpositiv wurden.[41]

Seit März 1985 werden Blutspenden auf HIV untersucht, und des öfteren wurde man fündig.[42] Um zu klären, wie viele Patienten (ohne Einschluß der Bluter) vor März 1985 durch Blutkonserven infiziert worden sein mögen, wurden 200000 Blutspenden in Hessen getestet. 24 seropositive Spender wurden ermittelt. Neun Empfänger waren positiv, und zehn weitere waren zwischenzeitlich an verschiedenen Todesursachen verstorben. Das aber heißt – so die «Deutsche Medizinische Wochenschrift» –, daß in den nächsten drei bis fünf Jahren noch mit einem weiteren Anstieg der AIDS-Fälle zu rechnen ist, bevor die Präventiv-Maßnahmen des HIV-Antikörper-Screening (Massentests) sich auswirken werden.[43]

Auch in vielen anderen Ländern werden die Blutkonserven auf AIDS-Viren überprüft. Dennoch bleibt ein ziemlicher Unsicherheitsfaktor: Einige der Tests versagen, einige Menschen bilden überhaupt keine Antikörper, oder diese verzögern sich, einige der Blutspender werden erst kurz vor dem Spenden angesteckt, so daß sich noch keine Antikörper bilden konnten. Sich selbst Blut zu spenden, ist nur im Falle einer geplanten Operation ratsam. Blutkonserven auf längere Zeit zu lagern ist sehr aufwendig, da das Blut bei −180 Grad in flüssigem Stickstoff gelagert werden muß.[44,45]

AIDS-Infektionen finden auch bei Organspenden statt. Bei Nierenverpflanzungen haben die Organempfänger sich in mehreren Fällen AIDS-Infektionen eingehandelt. Organverpflanzungen müssen wegen der kurzen Überlebenszeit der entnommenen Körperteile oft unter Zeitdruck vorgenommen werden. Die Organe stammen häufig von Unfallopfern, über die wenig bekannt ist. In den Kapillargefäßen der Spenderniere befinden sich kleinste Blutpartikel, die offenbar ausreichen, um den Erreger in den Organismus zu schleusen. Es ist bekannt, daß fast alle Organempfänger, die die Niere von einem AIDS-infizierten Spender erhalten haben, ebenfalls Aidspositiv wurden.[38,40] Die «Interministerielle Arbeitsgruppe AIDS», die sich aus Fachleuten und Vertretern bayerischer Staatsministerien zusammensetzt, fordert daher: «Vor Organ- und Gewebeverpflanzungen ist nach Ansicht des Wissenschaftlichen Beirates grundsätzlich eine Untersuchung des Spenders auf LAV/HTLV-III-Antikörper durchzuführen. Dies entspricht der Empfehlung der Arbeitsgemeinschaft deutscher Transplantationszentren und des übernationalen Eurotransplant. Ist dies im Einzelfall nicht möglich, weil es sich für den Empfänger um eine lebensrettende Maßnahme handelt, sind die Risiken gegeneinander abzuwägen.»[47] Die Untersuchungen der Spenderorgane auf AIDS hat sich aber mittlerweile als problematisch erwiesen. Der «Spiegel» dazu: «Auch wenn der Erreger dabei nicht nachgewiesen werden könne, so empfehlen Berliner und Frankfurter Nierenspezialisten (...) in der «Deutschen Medizinischen Wochenschrift», sollten die Angehörigen von Risikogruppen, wie Homosexuelle, Drogenabhängige oder Bluter, als Organspender generell ausgeschlossen werden.»[46] Da mittlerweile aber alle gesellschaftlichen Gruppen zu den «Risikogruppen» zu zählen sind, wird eine solche Maßnahme absurd.

Das AIDS-Virus kann aber nicht nur bei Fixern durch den Gebrauch verseuchter Spritzen übertragen werden, sondern natürlich auch durch Ärzte oder medizinisches Personal.[48] Wo immer es im medizinisch sonst unterversorgten Afrika die beste medizinische Versorgung der Bevölkerung gibt, finden sich auch die meisten AIDS-Kranken. Bei Impfaktionen beispielsweise benutzen die Helfer meistens die gleiche Injektionsnadel für Hunderte von Menschen. Hinzu kommt, daß in Afrika Impfungen besonders populär sind. AIDS-positive Babys wiesen im Durchschnitt 44 Injektionen auf, im Gegensatz zu AIDS-negativen Babys, die erheblich weniger Impfungen erhalten hatten.[49,50]

Der finanzielle Aufwand für Einwegspritzen und Massentests der Blutkonserven kann von vielen afrikanischen Ländern gar nicht erbracht werden. Wo viele Kinder schon HIV-Antikörper-Träger sind – wie in der Dritten Welt –, müßten eigentlich Wegwerfspritzen verwendet werden. Da hierfür jedoch kein Geld vorhanden ist, bleibt nur die Möglichkeit, entweder auf das Impfen ganz zu verzichten oder mit infizierten Spritzen weiterzuimpfen. Wenn ein Kind aber bereits AIDS-infiziert ist, ist sein Immunsystem schon so geschwächt, daß Impfungen gegen Polio oder andere Krankheiten eher zu diesen Krankheiten führen, als sie abzuwehren.[51]

In der Bundesrepublik sollen nach Möglichkeit nur noch Einwegspritzen eingesetzt werden. Für den Einsatz mit Impfpistolen hieß es noch 1985, daß das Gerät lediglich zu Einzelanwendungen eingesetzt und nach jeder Anwendung sterilisiert würde.[52] Inzwischen jedoch wurden Apparate wegen der Gefahr, AIDS-Viren zu übertragen, eingemottet, die eigens für Mehrfachimpfungen konstruiert worden waren.[2] In einem Schreiben vom 29. August 1985 hat das Bundesgesundheitsamt empfohlen, bei Reihenimpfungen statt Impfpistolen Einwegspritzen zu verwenden. Es begründete diese Empfehlung damit, daß gegenwärtig nicht geklärt ist, ob AIDS durch Impfpistolen übertragen werden kann.[47]

Auch das gesamte medizinische und das Pflegepersonal kann infiziert werden, wenn es sich mit scharfen, AIDS-verseuchten Gegenständen verletzt. Bei einer Überprüfung von 2800 Personen des medizinischen Pflegepersonals in den USA hatten sich rund 1300 Personen mit verseuchten Kanülen oder scharfen Instrumenten verletzt oder Schleimhautkontakte mit HIV-haltigem Material gehabt. Lediglich fünf Personen davon zeigten eine Serokonversion. In jedem Fall war es zu einer Mikroinjektion durch einen tiefen Nadelstich gekommen.[7]

Auch bei einer Atemspende – einer Mund-zu-Mund-Beatmung – mit und ohne Hilfsmittel (Tubus, Maske usw.) können – so zumindest der Wissenschaftliche Beirat des Freistaats Bayern – Infektionen verschiedener Art (auch AIDS) nicht ausgeschlossen werden. Zwar wird eine Übertragung mit Speichel als nicht sehr wahrscheinlich angesehen, aber es liegen inzwischen Berichte vor, die den Infektionsweg mit Speichel nicht ausschließen.[47]

Eine AIDS-kranke Mutter kann ihr Kind während der Schwangerschaft, während der Geburt oder durch das Stillen infizieren. Insgesamt werden ca. 60 Prozent der Babys AIDS-positiver Mütter ebenfalls infiziert.[38,48,53] Nach Literaturangaben kann das HIV zwischen der zwölften und sechzehnten Schwangerschaftswoche über die Plazenta das Embryo infizieren, und zwar ohne daß die Mutter bisher erkrankt ist.[54] Die Lebensaussichten für das erkrankte Baby sind schlecht. 70 Prozent der betroffenen Säuglinge sterben innerhalb von zwölf Monaten. Warum das Abwehrsystem des Kindes so wenig gegen das Virus ausrichten kann, ist erst teilweise bekannt. Unter anderem spielt wohl eine Rolle, daß das Immunsystem noch nicht voll funktionsfähig ist.[55] Aber auch für die Schwangere ist eine HIV-Infektion gefährlich. Man vermutet, daß durch die Unterdrückung der T4-Lymphozyten, vor allem zwischen dem 6. und 9. Monat, die Erkrankungsrate bei den Müttern gesteigert oder das frühzeitige Auftreten des Vollbildes gefördert wird.

AIDS ist in New Yorker Kliniken bereits die häufigste Neugeborenen-Infektion. Auch in der Bundesrepublik gibt der rasante Anstieg an AIDS-kranken Babys Anlaß zur Besorgnis. Professor Eiko Petersen, Mikrobiologe und Gynäkologe an der Universitätsfrauenklinik Freiburg, meint, man könne «davon ausgehen, daß in allen größeren Kliniken bereits Kinder von HIV-positiven Müttern geboren wurden».[56]

Die Professoren Eilke Brigitte Helm und Wolfgang Stille erklärten dazu in einem Memorandum an die Bundesregierung: «In großer Sorge möchten wir auf die schnelle Ausbreitung der HIV-Infektion in unserer Bevölkerung hinweisen ... Wir sind beunruhigt über die schnell ansteigende Zahl von Frauen ohne Risikofakten in unserem Patientenkollektiv. Hierüber kommt es zunehmend zur Geburt infizierter Kinder. Man muß leider davon ausgehen, daß durch die HIV-Infektion große Teile unserer Bevölkerung bedroht sind.»[57]

Bereits im Mai 1986 hatte die «Ärzte-Zeitung» in einem Artikel auf die zunehmende Zahl AIDS-kranker Kinder und Mütter hingewiesen. Jede dritte Mutter gehörte keiner Risikogruppe an.[58] Im März 1986 wiesen Wissenschaftler der Universität Bologna darauf hin, daß die Zahl AIDS-kranker Kinder besorgniserregend ansteige: «In Italien nehmen die AIDS-Fälle bei Kindern einen ungewöhnlich hohen Anteil der Gesamt-AIDS-Fälle ein.»[59] Zwei Monate später fiel dann auch den Amerikanern die hohe AIDS-Quote bei Babys und Kleinkindern auf. Die «Ärzte-Zeitung»: «Dies erhöht die Wahrscheinlichkeit, daß weder die Infektion der Mutter noch die des Kindes erkannt wird und nicht nur weitere infizierte Kinder geboren werden, sondern möglicherweise auch gesunde oder andere Familienmitglieder vertikal bzw. horizontal infiziert werden. Die Untersuchung der Familienangehörigen von 16 der Kinder führte dann auch zur Identifikation von weiteren 7 HIV-infizierten Kindern, die asymptomatisch waren und bisher wie ihre Mütter als ‹gesund› (nicht-infektiös) galten.»[58] AIDS-positive Mütter dürfen ihre Kinder nicht stillen und ihre Milch nicht abgeben. Wöchnerinnen, die ihre Milch fremden Kindern zur Verfügung stellen wollen, sollten zuvor auf AIDS-Antikörper getestet werden.[47]

Auch im Speichel AIDS-Infizierter wurden AIDS-Viren nachgewiesen, von denen sogar Kulturen angelegt werden konnten.[60,61,62] Eine reine Speichelinfektion – so die vorherrschende wissenschaftliche Meinung – sei zwar selten, aber nicht auszuschließen. Sogar

Bundesgesundheitsministerin Rita Süssmuth geht davon aus, daß intensives Küssen (auch kleinste Zahnfleischverletzungen stellen offene Wunden dar) zur Ansteckung führen kann,[63] und weiß sich mit dieser Befürchtung in bester Gesellschaft.[64] Robert Gallo, einer der bedeutendsten AIDS-Experten weltweit, äußerte sich auf eine Frage des «Spiegel» über die Ansteckungsfähigkeit des Speichels: «Wir wußten von den AIDS-Viren im Speichel, lange bevor wir es veröffentlicht haben.» Spiegel: «Sie versuchten, es geheimzuhalten?» Gallo: «Nicht gerade geheimzuhalten. Aber wir kamen ins Schwitzen: Was sollten wir tun? Wir hatten den Fall von einem Mann in den Sechzigern mit einer schweren Herzoperation, Bypass. Bei der Bluttransfusion war er mit AIDS-Viren infiziert worden. Der Mann war seit sieben Jahren impotent, er schlief nicht mit seiner Frau, alles, was sie taten, war küssen. Wir fanden AIDS-Viren im Speichel des Mannes, noch bevor er die Symptome der Krankheit entwickelt hatte. Auch seine Frau hatte AIDS-Viren im Speichel.»[65]

Auch andere Wissenschaftler halten eine Ansteckung über den Speichel für möglich.[66] Durch entsprechende Versuche wurde bewiesen, daß gewisse Enzyme im Speichel die AIDS-Viren in vielen Fällen ausschalten. Man glaubt, zwei Substanzen gefunden zu haben, die sich auf das HIV behindernd auswirken.[67,68] Allerdings war die Hemmung der Viren nur vollständig, wenn Virus und Speichel gut vermischt eine halbe Stunde aufeinander einwirken konnten.

Die anglikanische Staatskirche reagierte angemessen. Teilnehmer am Abendmahl müßten nicht mehr unbedingt aus dem Kelch trinken. Es genüge, die Hostie in den Wein zu tauchen oder auch nur in die Hand zu nehmen.[69]

Auch andere Körperflüssigkeiten wie Tränen und Schweiß enthalten AIDS-Viren und können anstecken.[70] Wenn beim Augenarzt beispielsweise Meßgeräte mit der Hornhaut in Berührung kommen, kann es zur Infektion kommen. Diese Untersuchungen finden in Augenkliniken Hunderte Male pro Tag statt.

Ähnlich ansteckend wie Tränen ist vermutlich der Urin. Experten halten die Übertragungswege über den Urin jedoch für eher untergeordnet.[71] Zwei Fälle sind bekannt, bei denen Frauen, die AIDS-Patienten betreuten, durch Kontakt von Körperflüssigkeiten infiziert wurden.[38]

Eine weitere Ansteckungsmöglichkeit ist ebenfalls sehr umstritten: ob auch Insekten in der Lage seien, das Virus zu verbreiten.[72] Im Zusammenhang mit der ungewöhnlich hohen Infektionsrate in Belle Glade, einer Kleinstadt in Florida, wurde diese Frage erneut gestellt.[73] Die Stadt liegt an einem 1800 Quadratkilometer großen See. Die Häuser stehen auf sumpfigem Grund. In dieser schwülheißen Gegend sind die tropischen Mücken eine Plage. Einige der AIDS-Kranken sind mit Mückenstichen übersät. Die Ärzte Caroline MacLeod und Mark Whiteside vom Institute of Tropical Medicine in Miami Beach meinen, daß hier für die Mücken ideale Voraussetzungen zum Übertragen von AIDS-Viren bestehen. Andere Wissenschaftler hingegen glauben, daß Moskitos das AIDS-Virus nicht übertragen.[74]

Der Virologe Dr. Chermann vom Pariser Pasteur-Institut hat durch Untersuchungen an 50 Insekten aus Zaire belegt, daß alle 50 positiv waren: Aus AIDS-Viren von Moskitos, Kakerlaken, Zekken, Tsetsefliegen usw. konnten Kulturen angelegt werden.[75,76,77] Südafrikanischen Wissenschaftlern ist es gelungen, nachzuweisen, daß der AIDS-Erreger durch Bettwanzen übertragen werden kann. Das Überleben des Virus in den Wanzen – so schreibt die *Ärztliche Praxis* – für mindestens eine Stunde läßt eine Übertragungsfunktion der Tiere möglich erscheinen, die, wenn sie beim Saugen gestört werden, ohne weiteres den Wirt wechseln. Daß die Infektion in Afrika nicht nur sexuell übertragen wird, ergibt sich schon daraus, daß 15 bis 22 Prozent der AIDS-Kranken Kinder sind.[78] Zum Jahresende 1986 war in *Selecta* zu lesen: «Inzwischen hat man in zwei zentralafrikanischen Epidemiegebieten Schaben, Stechmükken, Tsetsefliegen und Zecken untersucht und fast stets das HIV in ihnen nachgewiesen. Sein Überleben in der gemeinen Bettwanze ist belegt. Bisher wurde verneint, daß Insekten und Zecken den Erreger übertragen können. Dies steht nun jedoch erneut zur Diskussion»[33] – vor allem, seitdem Wissenschaftler nachweisen konnten, daß auch der BLV (Bovine leukaemia Virus) durch Pferdefliegen übertragen wurde. Bei Mäusen wurde durch Moskitos der «Fried leukaemia Virus» übertragen, indem das Insekt beim Saugen an einer infizierten Maus gestört wurde, sich sodann einer uninfizierten Maus zuwandte und auch sie beim Blutsaugen ebenfalls infizierte.[79]

Durch Händeschütteln – so der *Spiegel* – hat noch keiner AIDS gekriegt.[80] Ehrlich gesagt: Nicht einmal das – wie vieles andere – weiß man genau. Stutzig machen neue Untersuchungen, die von Kindern und Erwachsenen sprechen, die sich unter normalen Haushaltsbedingungen angesteckt haben.[23,81] Besonders gilt dies für die neuen AIDS-Varianten aus Afrika, die sehr viel schneller anstecken und zum Teil erheblich bösartiger sein sollen als das HIV-I.[82,83]

Literatur

[1] «Aids: Es geht alles so schön schnell», Der Spiegel, Nr. 18, 28. April 1986, S. 220, 222

[2] «Sterben, bevor der Morgen graut», Der Spiegel, Nr. 39, 23. September 1985, S. 86

[3] «Inkubationszeit oft viele Jahre», Medical Tribune, Nr. 15, 11. April 1986

[4] «Sprung nach vorn», Der Spiegel, Nr. 47, 19. November 1984, S. 255

[5] J. Gulden, «Wie man den Seuchenzug von HTLV-III stoppen könnte», Ärztliche Praxis, Nr. 100, 15. Dezember 1984, S. 3098

[6] «Eindämmung der AIDS-Epidemie erfordert Mitarbeit der Infizierten», Ärzte-Zeitung, 18./19. April 1986, S. 20, 21

[7] H. Zeichhardt, «Der AIDS-Erreger – ein sensibler Geselle», Ärztliche Praxis, 20. Januar 1987, S. 50

[8] R. Laufs, et al., «AIDS: Übertragungswege und serologische Diagnostik», Hamburger Ärzteblatt, Nr. 9, 1985, S. 290–292

[9] «Hamburger AIDS-Seminar», Hamburger Ärzteblatt, Nr. 12, 1985, S. 414, 415

[10] D. M. Barnes, «Grim Projections for AIDS Epidemic», Science, Nr. 4758, 27. Juni 1986, S. 1589, 1590

[11] «Guidelines for the Protection of health care Workers in caring for Persons who have some form of HTLV-III/LAV Infection», New York State Journal of Medicine, Nr. 11, November 1986, S. 587

[12] H. Zeichhardt, et al., «Stabilität und Inaktivierung des Human Immunodeficiency Virus (HIV)», Deutsches Ärzteblatt, Nr. 18, 30. April 1987, S. B-874–B-879

[13] J. Lawrence, «Der Immundefekt bei AIDS», Spektrum der Wissenschaft, Februar 1986, S. 54, 63

[14] «AIDS: Wir müssen alle Löcher stopfen», Der Spiegel, Nr. 38, 16. September 1985, S. 20

[15] «Groteske Täuschung», Der Spiegel, Nr. 5, 26. Januar 1987, S. 177, 179

16 «Surgeons General's Report on Acquired Immune Deficiency Syndrome», General Printing Office, Washington DC, Oktober 1986

17 «Tag des Kondoms», Der Spiegel, Nr. 45, 3. November 1986, S. 281, 284

18 R. Gallo, «Es geht an die Wurzeln der Sexualität», Der Spiegel, Nr. 35, 28. August 1985, S. 164, 167

19 «AIDS Research in New Phase«, Science, Nr. 4761, 18. Juli 1986, S. 282

20 D. M. Barnes, «Military Statistics on AIDS in the US», Science, Nr. 4761, 18. Juli 1986, S. 283

21 «What must be done about AIDS», Nature, London, Jg. 324, Nr. 6092, 6. November 1986, S. 1, 2

22 M. Melbye, et al., «Evidence for Heterosexual Transmission and Clinical Manifestations of Human Immunodeficiency Virus Infection and related Conditions in Lusaka, Zambia», The Lancet, Nr. 8516, 15. November 1986, S. 1115

23 J. R. Rundell, et al., «Three Cases of AIDS-Related Psychiatric Disorders», American Journal of Psychiatry, Nr. 6, Juni 1986, S. 777, 778

24 M. A. Fischl, et al., «Evaluation of Heterosexual Partners, Children, and Household Contacts of Adults with AIDS», The Journal of the American Medical Association, Nr. 5, 6. Februar 1987, S. 640–644

25 «Who will get AIDS?», The Lancet, Nr. 8513, 25. Oktober 1986, S. 953

26 L. H. Calabrese, et al., The New England Journal of Medicine, Nr. 16, 1986, S. 987

27 L. H. Calabrese, K. V. Gopalakrishna, «Transmission of HTLV-III Infection from Man to Woman to Man», New England Journal of Medicine, 1986, S. 987

28 «AIDS-Virus jetzt im Vaginalsekret nachgewiesen», Ärzte-Zeitung, 10. März 1986

29 «AIDS-Viren im Zervixsekret nachgewiesen», Medical Tribune, Nr. 15, 11. April 1986

30 «Immunschwäche: Vaginal-Sekret kann HTLV beherbergen», Selecta, Nr. 44, 3. November 1986, S. 3226

31 P. Piot, M. Mann, «Bidirectional Heterosexual Transmission of Human Immunodeficiency Virus (HIV)«, Annales de L'Institut Pasteur/Virology, Nr. 1, Januar–März 1987, S. 125–132

32 M. W. Vogt, et al., «Isolation Patterns of the Human Immunodeficiency Virus from Cervical Secretions during the Menstrual Cycle of Women at Risk for the Acquired Immunodeficieny Syndrome», Annals of Internal Medicine, Nr. 3, März 1987, S. 380–382

33 R. Idris, «Die AIDS-Manifestationsrate kennt keiner», Selecta, Nr. 52, 29. Dezember 1986, S. 3677

34 «AIDS: Die Bombe ist gelegt», Der Spiegel, Nr. 45, 5. November 1984, S. 109, 114

35 «Viele Türen», Der Spiegel, Nr. 49, 1. Dezember 1986, S. 246

36 «AIDS: Sex-Verbot für Zehntausende?«, Der Spiegel, Nr. 3, 22. Januar 1987, S. 162

37 F.-D. Goebel, J. Link, «Zur Pathophysiologie und Klinik des erworbenen Immundefektsyndroms (AIDS)», Tempo Medical, Dezember 1985, S. 9

38 «Hämophiliegesellschaft fürchtet Diskriminierung», Ärzte-Zeitung, Nr. 214, 3. Dezember 1986

39 «Risk from previous Transfusions», New Scientist, Nr. 1553, 26. März 1987, S. 26

40 J. P. Allain, «LAV Infection by Blood and Blood Derivatives», Annales de L'Institut Pasteur/Virology, Nr. 1, Januar–März 1987, S. 43–47

41 M. v. d. Graaf, R. J. A. Diepersloot, «Transmission of Human Immunodeficiency Virus (HIV/HTLV-III/LAV): A Review», Infection, Nr. 5, September/Oktober 1986, S. 203–211

42 R. Kurth, et al., «Detection of Antibodies to HTLV-III in Commercially Available Immunoglobulin Preparations», Klinische Wochenschrift, Nr. 8, 15. April 1986, S. 386–388

43 P. Kühnl, et al., «Nachuntersuchungen von Spendern und Empfängern HIV-Antikörper-positiver Blutkonserven», Deutsche Medizinische Wochenschrift, Nr. 1, 2. Januar 1987, S. 4–7

44 D. M. Barnes, «Keeping the AIDS Virus out of Blood Supply», Science, Nr. 4763, 1. August 1986, S. 514, 515

45 «HIV-Infektionen in Ehe und Familie», Die Neue Ärztliche, Frankfurt/M., 17. März 1987

46 «Neuer Pfad», Der Spiegel, Nr. 30, 21. Juli 1986, S. 147, 148

47 «AIDS», Bericht der Interministeriellen Arbeitsgruppe, München, 8. April 1986, S. 26, 32, 33, 39–43

48 R. E. Koenig, et al., «Unusual Intrafamilial Transmission of Human Immunodeficiency Virus», The Lancet, Nr. 8507, 13. September 1986, S. 627, 628

49 J. M. Mann, «The Epidemiology of LAV/HTLV-III in Africa», Annales de L'Institut Pasteur/Virology, Nr. 1, Januar–März 1987, S. 113–118

50 J. Mann, «AIDS in Africa», New Scientist, Nr. 1553, 26. März 1987, S. 40–43

51 R. Paasch, «AIDS weltweit – ein Report», Tageszeitung, 28. November 1986, S. 9

52 «Doch AIDS-Gefahr?», «Bei Massenimpfung ist das anders ...», Medical Tribune, Antwort auf Nr. 47, 1985, S. 43

53 M Fröschl, et al., «Umgang mit der Krankheit», Münchener Medizinische Wochenschrift, Nr. 13, 27. März 1987, S. 69

54 «HTLV-III wird nicht erst bei der Geburt übertragen», Ärzte-Zeitung, 25. August 1986

55 «AIDS – für Säuglinge das Todesurteil?», Selecta, Nr. 20, 19. Mai 1986, S. 1590, 1593

56 E. E. Petersen, «Folgenschwere HIV-Infektion in der Schwangerschaft», Die Neue Ärztliche, 12. Februar 1987

57 E. B. Helm, W. Stille, «Krisen-Management – weil die Zeit drängt», Der Spiegel, Nr. 3, 12. Januar 1987, S. 166

58 «HTLV-III/LAV-infizierte Kinder hatten meistens gesunde Mütter», Ärzte-Zeitung, Nr. 88, 14. Mai 1986, S. 22, 23

59 F. Chiodo, et al., «Vertical Transmission of HTLV-III», The Lancet, Nr. 8483, 29. März 1986, S. 739

60 A. M. Geddes, «Risk of AIDS to health care workers», British Medical Journal, Nr. 6522, 15. März 1986, S. 711

61 L. I. Zon, et al., The Lancet, Nr. 8514, 1. November 1986, S. 1039, 1040

62 P. C. Fox, et al., «Isolation of HTLV-III Virus from Saliva in AIDS», The New England Journal of Medicine, Nr. 21, 22. Mai 1986, S. 1387

63 R. Süssmuth, «AIDS: Was ist das?», Bundesministerium für Jugend, Familie und Gesundheit, Bonn, November 1985, S. 1–3

64 V. D. Gruttola, et al., «AIDS: Has the Problem been Adequately Assessed?», Reviews of Infectious Disease, Nr. 2, März/April 1986, S. 295–305

65 F. A. Shephard, et al., «A guide to the investigation and treatment of patients with AIDS and AIDS-related disorders», Canadian Medical Association Journal, Nr. 9, 1. Mai 1986, S. 999–1008

66 B. Voeller, «AIDS Transmission and Saliva», The Lancet, Nr. 8489, 10. Mai 1986, S. 1099, 1100

67 P. N. Fultz, et al., «Vaginal Transmission of Human Immunodeficiency Virus (HIV) to a Chimpanzee», The Journal of Infectious Diseases, Nr. 5, November 1986, S. 896–900

68 P. N. Fultz, «Components of Saliva Inactivate Human Immunodeficiency Virus», The Lancet, Nr. 8517, 22. November 1986, S. 1215

69 «Ohne Samthandschuhe», Der Spiegel, Nr. 41, 6. Oktober 1986, S. 202–205

70 «Desinfektion schützt vor AIDS durch Tränenflüssigkeit», Ärzte-Zeitung, Nr. 164, 23. September 1985, S. 21

71 F. Daschner, «Ist Urin ansteckend?», Medical Tribune, Nr. 36, 5. September 1986

72 A. J. Zuckerman, «AIDS and Insects», British Medical Journal, Nr. 6528, 29. März 1986, S. 1094, 1095

[73] C. Norman, «Sex and Needles, not Insects and Pigs, spread AIDS in Florida Town», Science, Nr. 4775, 24. Oktober 1986, S. 415–417

[74] «Belle Glade leidet unter einem Stigma», Der Spiegel, Nr. 6, 2. Februar 1987, S. 146, 149

[75] «AIDS: In Afrika droht eine Apokalypse», Der Spiegel, Nr. 48, 24. November 1986, S. 144

[76] «Gestaffelte Abwehr«, Der Spiegel, Nr. 37, 8. September 1986, S. 147–148

[77] D. Vittecoq, et al., «Acquired Immunodeficiency Syndrome after travelling in Africa: an epidemiological Study in seventeen Caucasian Patients», The Lancet, Nr. 8533, 14. März 1987, S. 612–614

[78] «AIDS: Bettwanzen können den Erreger übertragen», Ärztliche Praxis, Nr. 61, 2. August 1986, S. 1945, 1947

[79] G. J. Miller, et al., «Ethnic Composition, Age and Sex, together with Location and standard of Housing as Determinants of HLTV-I infection in an Urban Trinidadian Community», International Journal of Cancer, Nr. 6, 15. Dezember 1986, S. 801–808

[80] «Ich will es nicht wissen», Der Spiegel, Nr. 42, 14. Oktober 1986, S. 135

[81] D. P. Francis, J. Chin, «The Prevention of Acquired Immunodeficiency Syndrome in the United States», The Journal of the American Medical Association, Nr. 10, 13. März 1987, S. 1357–1366

[82] «Von den Einheimischen in Uganda Slim genannt», Ärzte-Zeitung, Nr. 187, 24. Oktober 1985, S. 24, 25

[83] H. D. Brede, «Wir machen nur keine Propaganda damit», Arzt heute, 21. April 1986

Die Tests

Wie sich AIDS nachweisen läßt

Der Nachweis von Antikörpern – der ELISA-Test – Immunoblot und Westernblot – ELISA-Varianten – Fehlerquoten – Bestätigungstest – Frühdiagnose – falsch-positive Testergebnisse – Kreuzreaktionen mit Lentiviren – Testergebnisse bei Babys und Neugeborenen – Tests von Blutkonserven – neue Testmethoden – Nachweis von HIV-II noch nicht möglich – Massentest?

Computergestützte Analysen über HIV-Infektionen und das Auftreten der Krankheitsstadien haben gezeigt – so die *Ärzte-Zeitung* im November 1986 –, daß manchmal bis zum Auftreten sichtbarer Krankheitszeichen 15 bis 20 Jahre vergehen können. Durchschnittlich muß mit einer Inkubationszeit von über fünf Jahren gerechnet werden. Laut Auffassung des schwedischen AIDS-Experten Dr. Michael Koch bedeutet dies in der Praxis, daß selbst über Jahre hinweg ausfallende Antikörpertests keine Gewähr dafür bieten, daß die betreffende Person nicht infiziert ist. Sie kann durchaus AIDS-Viren in sich tragen, infektiös sein und in einer nicht vorhersagbaren Zeitspanne erkranken.[1]

Mindestens ebenso beunruhigend ist, daß solche Menschen ein riesiges Trägerreservoir darstellen, von dem sich die Krankheit weiter ausbreiten kann. Da ein kleiner Teil der Träger keine nachweisbaren Mengen an Antikörpern gegen das Virus produziert, können die verfügbaren Nachweistests bei jemandem negativ sein, der dennoch ständig weitere Personen ansteckt.[2]

Der direkte Nachweis des HIV-Virus ist schwierig. Hierzu müssen die Viren in geeigneten Kultursystemen angezüchtet werden, ein aufwendiges Verfahren, das sich nicht automatisieren läßt. Deshalb versucht man, spezielle Antikörper nachzuweisen. In den Körper eingedrungene Viren führen zur Antikörperbildung. Fast alle mit dem HIV infizierten Menschen bilden sowohl gegen die Proteine des Innenkörpers als auch gegen die Glykoproteine der Virushülle Antikörper. Fast alle mit HIV infizierten Menschen haben sowohl das Virus als auch Antikörper im Blut.

Diese Antikörper sind durch routinemäßig verfügbare serologische (das Blutserum betreffende) Methoden erkennbar. Ein antikörper-positiver Befund beweist, daß eine Infektion mit HIV stattgefunden hat. Eine HIV-Infektion wird nur angenommen, wenn bestimmte Antikörper zweifelsfrei nachgewiesen werden. In einigen Fällen konnten keine Antikörper nachgewiesen werden, entweder weil die Antikörper mit monatelanger Verzögerung oder in seltenen Fällen überhaupt nicht erscheinen oder weil sie im Endstadium von AIDS unter die Nachweisgrenze abgesunken sind.[3]

Zum Nachweis der gebundenen Antikörper sind besonders Anti-Antikörper geeignet, die durch Immunisation von Tieren mit menschlichen Antikörpern (Immunoglobulinen) erzeugt und mit einem Signalmolekül gekoppelt werden. Dieses Signal kann ein Enzym sein, das nach Zugabe des Substrates eine Farbreaktion erzeugt – ELISA – (enzyme-linked immunosorbent assay), ein Fluorescin (gelbroter Farbstoff, grünlich fluoreszierend), das nach Bestrahlung mit ultraviolettem Licht farbig leuchtet (Immunofluoreszenz), oder ein radioaktives Atom, das einen photographischen Film belichtet (Western).[4]

Beim ELISA-Test ist eine handgroße «Mikrotierplatte» das Kernstück. In ihr befinden sich 96 Vertiefungen, die mit wenigen Millilitern Serum (Blutwasser) gefüllt werden. Innerhalb der nächsten vier Stunden wird der Inhalt einem Dutzend Verfahrensschritten unterworfen. Enthält das Serum HIV-Antikörper, wird in den Vertiefungen der Untersuchungsplatte eine typische Braunfärbung sichtbar. Die Diagnose: positiv.[5,6]

Im März 1985 hieß es noch sehr optimistisch: Serologische Testmethoden seien ungewöhnlich schnell mit immer höherer Sensitivität und auch Spezifität entwickelt worden. Nach einleitenden Versuchen habe man ausgezeichnete Resultate mit dem ELISA-Test erhalten.[7] Auch andere Wissenschaftler kamen zu dem Schluß: Am gebräuchlichsten sind der schnelle und billige und leicht anzuwendende Enzymtest ELISA. Jedoch: Zur Bestätigung bzw. zur Erkennung eines falsch-positiven Befundes beim ELISA-Test ist der aufwendige Immunoblot (Westernblot) nötig.[8,9,10,11] Weltweit werden verschiedene Methoden angewandt. In Schweden werden die Methoden DIP (dot immunobinding) und «Western blotting» als verfeinertes Verfahren eingesetzt. In der Schweiz sind vier verschiedene kommerzialisierte Methoden zugelassen. In der Bundesrepublik wird eine verbesserte ELISA-Variante verwandt. Und in den Vereinigten Staaten geht man immer mehr zu «Westernblot» über. Die Methode variiert von Labor zu Labor bzw. von Land zu Land. Es wird mit verschiedenen Verdünnungen gearbeitet. Mit zunehmender Spezifität nimmt die Sensitivität gewöhnlich ab.[7] Im Oktober 1985 schrieb das «Hamburger Ärzte-Blatt» ernüchtert über die hohe Fehlerquote der ELISA-Tests: «Die ELISA-Tests, die jetzt kommerziell erhältlich sind, bieten für sich allein nicht die erforderliche diagnostische Sicherheit und müssen deshalb durch Bestätigungstests ergänzt werden, z. B. durch den Immunoblot. Es hat sich gezeigt, daß sich nur in 55% bis 88% der Fälle von klinisch manifestem AIDS die HIV-Infektionen mit dem ELISA direkt nachweisen lassen. Neben diesen falsch-negativen Resultaten bei Erkrankten sind auch falsch-positive oder fragliche positive Testergebnisse mit der ELISA-Methode aufgetreten.»[12] Andere Autoren sprechen davon, daß ca. zwei Drittel aller positiven ELISAs als falsch-positiv galten.[13] Und auch die Interministerielle Arbeitsgruppe AIDS der bayerischen Behörden kommt zur Empfehlung: Falls der ELISA-Suchtest die Bildung von spezifischen Antikörpern anzeigt («positiv» ist), muß ein genauerer, aber aufwendigerer Test zur Bestätigung angeschlossen werden. Antikörper sind erst dann nachgewiesen, wenn sowohl der Suchtest als auch ein Bestätigungstest positiv waren.[14]

Jeder positive oder unsichere Befund muß mit einem sogenannten Bestätigungstest kontrolliert werden. Dieser Test, Immunoblot oder auch Westernblot genannt, erlaubt eine Aussage darüber, gegen welche einzelnen Virusproteine (es gibt eine Vielzahl von Hüll- und Core-Proteinen) die Antikörper des Patienten gerichtet sind. Dabei können Antikörper gegen die Proteine des Innenkörpers (Molekulargewichte 15K und 24K) und gegen die Proteine der Virushülle (Molekulargewicht 41K) differenziert nachgewiesen werden. Die Antigene mit den Molekulargewichten 51K und 66K gehören wahrscheinlich ebenfalls zur Virushülle oder sind Vorstufen von Hüllproteinen. Auch unspezifische Antikörper, die ein positives Testergebnis vortäuschen können, lassen sich damit identifizieren. Dieser Immunoblot ist gegenwärtig der beste Bestätigungstest, aber auch eine sehr aufwendige molekularbiologische Methode, die nur von Spezialinstituten durchgeführt werden kann.[12,15]

Für den Immunoblot werden Virusbestandteile zunächst gelelektrophoretisch aufgetrennt und auf Nitrozellulosefilter übertragen. Die Filter werden dann mit dem Patientenserum überschichtet. Falls das Serum Antikörper gegen Virusstrukturproteine enthält, bleiben sie an diesen haften und können dann durch Anfärbung auf dem Filterstreifen nachgewiesen werden. Man erhält auf diese Weise charakteristische Bandenmuster, die eine sehr hohe Spezifität haben. Zur Absicherung der Methode werden im «Institut für Medizinische Mikrobiologie und Immunologie» des Universitätskrankenhauses Eppendorf in Hamburg positive und negative Kontrollen sowie monoklonale Antikörper gegen die Core-Proteine eingesetzt.[12]

Sicherlich ist die Westernblot-Methode zuverlässiger als der ELISA-Test[16,17], aber das sollte nicht darüber hinwegtäuschen, daß beide Methoden falsche Ergebnisse bringen können. In der Literatur wird auch von falsch-positiven Fällen[18,19,20] berichtet, die bei Tests mit Westernblot aufgetreten sind. Eine erheblich höhere Fehlerquote weist allerdings der ELISA-Test auf.

Die Gründe für die falschen Resultate sind unter anderem von der Genauigkeit der Testdurchführung, dem Fabrikat, dem Testprinzip, von der Qualität des Antigens und anderen Einflüssen abhängig. Sowohl in der Endphase als auch kurz nach erfolgter Ansteckung mißlingt der Antikörper-Nachweis oft. Auch während einer AIDS-Erkrankung können sich die Antikörper, vermutlich durch den Druck des Immunsystems, ständig verändern.[21]

Ein besonderes Problem ist die Frühdiagnose. Während der serologischen Inkubationszeit produziert der Organismus noch keine Antikörper. Gewöhnlich wird dieser Zeitraum zwischen vier Wochen und drei Monaten veranschlagt.[22] Neuerdings hat sich jedoch erwiesen, daß die Phase zwischen Infektion und erstem Auftreten von Antikörpern erheblich länger als bisher angenommen ist, nämlich bis zu neun Monaten dauern kann.[23,24] Es wird auch nicht ausgeschlossen, daß nach einer Infektion mit nur sehr geringen Virusmengen HIV-Antikörper nicht so schnell nachweisbar sind, so daß Minimalinfektionen, wie sie bei der Betreuung von AIDS-Patienten oder HIV-Positiven vorkommen könnten, besonders lange unerkannt bleiben.[25]

Ebenso gibt es Menschen, die eine zu geringe Menge oder gar keine Antikörper produzieren. Bei einer Studie war nur bei 72 Prozent aller Untersuchten, die bereits unter AIDS-Symptomen litten, ein Nachweis auf Antikörper gelungen.[26] Und genauso scheint ein kleiner Teil der Antikörperträger durch Tests nicht erfaßbar zu sein.[13] Die Gründe hierfür sind weitestgehend unbekannt. Aber in all diesen Fällen muß jeder Antikörper-Test negativ verlaufen. Bevor die *allgemeinen* Antikörper gegen das AIDS-Virus nachweisbar sind, tritt zunächst nur *ein* Antikörper gegen das Core-Antigen vom Typ Anti-Core p24 auf, so daß der Nachweis von p24 als Frühtest angesehen werden kann.[27,28,29,30] Ebenso kann aber der vereinzelte Antikörper-Nachweis von p24 beim Westernblot auf falsch-positive Ergebnisse zurückzuführen sein.[31]

Daß man bisher in der Regel mehr positive Seren bei AIDS-positiven Menschen fand als bei den AIDS-kranken Patienten, erklärt man sich so, daß gegen Ende der Krankheit immer mehr T-Lymphozyten verschwinden und damit auch das Virussubstrat. Durch die zunehmende immunologische Lahmlegung des Immunsystems kommt auch die Antikörperproduktion allmählich zum Stillstand.[7] Und so kann ein Antikörper-Test negativ verlaufen.

Außerdem besteht die Möglichkeit einer Kreuzreaktion von AIDS-Virus-Antigenen mit Antikörpern gegen bestimmte Lentiviren. Eine gewisse Durchseuchung besonders der afrikanischen Bevölkerung mit derartigen heimischen Viren gilt als wahrscheinlich. Darüber hinaus gibt es offenbar einen Zusammenhang zwischen dem Testergebnis «AIDS-positiv» und hohen Antikörpern gegen den Malaria-Erreger[32] oder gegen STLV-III-ähnliche Viren.[33,34]

Auch Drogensüchtige[35], Alkoholiker mit Alkohol-Hepatitis[36,37,38] und Frauen mit Mehrfachgeburten und häufigen Bluttransfusionen[39] wiesen sowohl falsch-positive als auch falsch-negative Testresultate auf. Frisch geronnenes Blut gibt falsch-positive Werte,[40] und bei Babys und Kleinkindern stimmen viele der Meßwerte ebenfalls nicht. 65 bis 91 Prozent der Neugeborenen von HIV-positiven Müttern tragen ebenfalls AIDS-Antikörper im Blut.[41] Ein

Teil der Neugeborenen wird aber später HIV-negativ. Das weist auf einen passiven Transfer mütterlicher Antikörper über das Blut hin und nicht auf eine Infektion. Deshalb muß bei Seropositiv-Neugeborenen ein Antikörperverlauf bis zu zwei Jahren erfolgen.[42] Ebenso sind aber auch Neugeborene beobachtet worden, die bis zu dem Ausbruch einer schweren Immunmangelkrankheit ständig seronegativ waren.[43] «Es gibt keine einfache Methode, HIV-infizierte Säuglinge aufzuspüren», schreibt das angesehene «New England Journal of Medicine».[44]

Und dabei entscheidet jeder positiv-falsche oder negativ-falsche Test immer über menschliche Schicksale. Ein falsch-negatives Resultat bei einer Blutkonserve kann beispielsweise unangenehme Folgen haben. Die Einschätzung der Fehlerquoten klafft weit auseinander. Sprecher amerikanischer Gesundheitsbehörden haben die Positiv-falsch-Quote auf bis zu 75 Prozent bei älteren ELISA-Tests angesetzt,[45] während für neuere Tests eine Mindest-Fehlerquote von 1 Prozent angenommen wird.[46,47] Bei jedem zehnten bis zwanzigsten versagt der Test.[48,49] Meist ist er falsch-negativ, signalisiert also Gesundheit, obwohl eine Ansteckung stattgefunden hat.[50]

Obwohl Blutspender routinemäßig auf AIDS-Viren getestet werden, bleiben etwa fünf Prozent der HIV-Infizierten unerkannt. Bei einem Bedarf von drei bis vier Millionen Blutkonserven pro Jahr würden sich auf diese Weise zwischen 15 und 40 Personen anstecken.[51] Und mittlerweile häufen sich Berichte, daß trotz Überprüfung der Konserven Menschen infiziert wurden.[52] Selbst wenn Blutpräparate für Bluter auf 60°C bzw. 80°C für 72 Stunden erhitzt werden – so warnten englische Wissenschaftler –, könne das Virus weiter ansteckend sein.[52] Dennoch sind die Tests sinnvoll. Denn die dadurch hervorgerufene Verteuerung einer Blutkonserve von DM 115,- auf DM 123,- nimmt sich relativ bescheiden aus gegen die Kosten eines AIDS-Falles.[53] Inzwischen gibt es neue, sicherere Testverfahren,[54] die aber einstweilen noch viel zu aufwendig und zu teuer seien, als daß sie routinemäßig in Blutbanken verwendet werden könnten, so «Die Neue Ärztliche».[25]

Um die weitere Ausbreitung des HIV-Virus soweit wie möglich zu begrenzen, müssen alle Spender von Blut, Organen, Samen und Muttermilch routinemäßig auf HIV-Antikörper untersucht werden. Seit Anfang Mai 1985, teilweise schon seit Januar 1985 werden praktisch alle Blutspenden auf HIV-Viren untersucht. Seit dem · 1. Oktober 1985 wurde eine entsprechende Richtlinie des Bundesgesundheitsamts zur Pflicht gemacht.[55] Das Rote Kreuz in den Niederlanden empfiehlt, Blut, Sperma und Körperorgane in eine dreimonatige «Quarantäne» zu nehmen und vor- und nachher zu testen.[56]

Um die Tests schneller, sicherer und billiger zu machen und um möglichst viele Kofaktoren wie Resistenz, Ernährung, Begleit- und Vorerkrankungen, mögliche genetische Faktoren mitzuerfassen, werden immer neue Tests erarbeitet bzw. alte verbessert. Denn so klein sie sind, haben Viren doch viele verschiedene Antigene zu bieten. Davon gibt es dann noch Varianten und verschiedene Stämme. So verwundert es nicht, daß es über ein Dutzend ELISA-Tests gibt, die sich hinsichtlich der Sensitivität und Spezifität beträchtlich unterscheiden.

Sie erfassen, ob viele oder wenige Antikörper vorhanden sind, ob es sich um eine Neu-Infektion oder bereits im Blut vorhandene, reaktivierte Viren handelt. In Paris arbeiten Wissenschaftler daran, den Test empfindlicher auf Kernprotein-Antikörper zu machen, weil sich diese beim Infizierten früher entwickeln als Hüllprotein-Antikörper.[57] Andere Wissenschaftler wollen den ELISA-Test schneller machen, ohne daß er dabei unspezifischer wird.[58]

Bisher war die Basis aller Tests der Nachweis der Antikörper. Nicht bestimmt werden konnte das Antigen, das heißt das Virus.[59,60] Aber auch auf diesem Gebiet hat sich inzwischen etwas getan. Die Arzneifirma Abbott hat einen Bestätigungstest entwickelt, der mit gentechnisch hergestellten Antigenen von Virushüllen und Viruskernen arbeitet.[58] Mit gentechnologischen Methoden ist es möglich, Virusproteine herzustellen, die frei von jeder Zellverunreinigung sind. Dies gelingt dadurch, daß man genetisches Material wie gp41 (ein Hüllprotein) oder p24 (ein Kernprotein) in Coli-Bakterien einbringt, ein bestimmtes Virusprotein kodiert und es dann synthetisiert. Eine weitere Methode besteht darin, einige Aminosäuren auszuwählen, die künstlich über Genmanipulation hergestellt werden.[15] Nach dieser Idee entwickelte Robert Gallo ein Peptid, das aus 82 Aminosäuren besteht und mit großer Sicherheit Antikörper im Serum eines AIDS-Patienten entdeckt.

Das neue «Sandwich»-Test-Prinzip der amerikanischen Abbott-Laboratories soll mehr als tausendfach so empfindlich sein wie herkömmliche Testmethoden. Zur Funktionsweise schreibt die *«Ärzte-Zeitung»*: «Der Enzym-Immun-Sandwich-Test (Sandwich-EIA) arbeitet zur Erhöhung der Empfindlichkeit mit zwei Anti-HIV-Antikörpern: einem an der Festphase haftenden nichtmarkierten Antikörper und einem zweiten enzymmarkierten Antikörper als Nachweisreagenz, der durch die bindungsvermittelnden HIV-Antigene festgehalten wird, wie eine obere Brötchenhälfte durch den Belag. Es sind hauptsächlich Kern-Antigene, die mit einer Empfindlichkeit von 10 pg/ml erfaßt werden ... Wie sich an Serumproben von Personen aus Hochrisikogruppen bestätigte, zeigt der Antigentest eine HIV-Infektion auch dann an, wenn die empfindlichsten Antikörper-Tests negativ ausfallen.»[61] Hinzu kommt, daß die Antigenpositivität in vielen Fällen der Antikörperpositivität vorausgeht und somit der Zeitunterschied zwischen Ansteckung und Nachweis verringert wird.

Der bisher als sogenannter »Bestätigungstest« eingesetzte Westernblot wird durch den neuen Test in jeder Hinsicht übertroffen. Bisher sind keine falschen Testergebnisse bekanntgeworden.[62,63,64] In Vergleichstests schnitt der neue Test besser ab als alle anderen.[65,66,67,68] Außerdem ist er erheblich einfacher, da eine Probeverdünnung nicht mehr erforderlich ist, die Automatisierung vereinfacht wurde und das Ergebnis über Nacht vorliegt. Der nicht standardisierte Western-blot-Test konnte nur von wenigen Speziallabors durchgeführt werden. Eine Untersuchung dauerte drei Tage und war entsprechend kostenintensiv.[65]

So können Blutbanken, Krankenhäuser und virologische Institute jetzt einen Test einsetzen, bei dem es trotz hoher Empfindlichkeit nicht mehr zum Auftreten falsch-positiver Resultate durch Zellantigene zu kommen scheint. Weltweit untersuchen Blutbanken mittlerweile 40 Millionen Blutspenden pro Jahr auf HIV-Antikörper. Wegen der Bedeutung eines falsch-positiven Testergebnisses und der aufwendigen Bestätigungstests war der neue Sandwich-EIA natürlich willkommen und wurde bereits im Mai 1986 vom Paul-Ehrlich-Institut in Frankfurt für die Bundesrepublik zugelassen.[69]

Aber die Firmen geben sich noch nicht zufrieden. Abbott hat einen weiteren Schnelltest zum Nachweis von HIV-Antikörpern auf den Markt gebracht. Die Firma arbeitet ferner an einem kombinierten Test auf HIV und Hepatitis-B-Viren.[70] Ein weiterer Test, der vom Pasteur-Institut in Paris entwickelt und von der Genetic Systems Corporation in Seattle auf den Markt gebracht wird, hat in Tests sehr gut abgeschnitten, das heißt weniger positiv-falsche Ergebnisse erbracht als andere Tests.[71,72]

Die kanadische Firma Redington Inc. will bis Mitte 1987 einen AIDS-Test der zweiten Generation einführen. Mit ihm wird nicht mehr nach den spezifischen Antikörpern gefahndet, die auch ohne das Virus im Körper vorhanden sein können, sondern nach speziellen Virusproteinen. Das Ergebnis des neuen Tests liegt innerhalb von zehn Minuten vor. Das Testprinzip besteht darin, daß das Blutserum zusammen mit dem Reagenz in eine Art Patrone gefüllt wird. Bei positivem Ausfall färben sich drei kleine Löcher am Boden der Patrone blau.[73]

In Großbritannien wurde ebenfalls eine zuverlässige und schnelle Testmethode auf den Markt gebracht. Mit nur einem Labor-Mikroskop kann das Ergebnis des Tests in Stunden ermittelt werden.[74,75] Weitere Methoden sind im Gespräch, seitdem italienische Wissenschaftler erkannt haben, daß IgM- (eine Immunoglobulinklasse des Menschen) HIV-Antikörper das erste Erkennungszeichen für eine Infektion sind. Wenn eine ausreichende Antigenproduktion stattgefunden hat, so befindet sich diese Wochen vor einem möglichen Positiv-Nachweis im Blutserum.[76,77,78]

Auch andere Substanzen wie Neopterin, β_2-Mikroglobulin und B-Antigene wie B35, B44 und/oder Cw5 können frühe Aufschlüsse über HIV-Infektionen und deren Verlauf geben.[79,80,81]

Neben den Tests gibt es weitere diagnostische Methoden. Die Medizinische Vereinigung Kanadas empfiehlt einen differenzierten Bluttest, eine Protein-Elektrophorese (Test zur Bestimmung der Blutseren-Bestandteile), eine quantitative Bestimmung der Immunoglobulin-Werte und Hauttests mit drei oder mehr Antigenen.[82]

Trotz dieser vielfältigen Überprüfungsmethoden kommen ständig Fehler vor, ohne daß man sich die Gründe dafür erklären kann. So waren die HIV-Seren von zwei AIDS-Kranken dauerhaft negativ, obwohl sich aus dem Blut HIV-Viren anzüchten ließen.[83] Falsche Testergebnisse werden immer wieder in der Literatur gemeldet.[84,85]

Aussichtslos wird die Lage, wenn man sich den neuen AIDS-Varianten aus Afrika zuwendet.[86] Bisher ist das HIV-II in vielen westafrikanischen Ländern, in Nordamerika, Europa und auch in der Bundesrepublik aufgetreten. Unklar ist, ob die neuen Varianten genauso infektiös und bösartig sind; klar ist allerdings, auch sie können töten. Schwierigkeiten bereitet den Forschern die Tatsache, daß sie mit den herkömmlichen Bluttests nicht entdeckt werden können.[87,88,89] Die traditionellen Tests sind auf HIV-I geeicht. Mit ihnen ist das HIV-II nicht zu orten; AIDS-kranke Patienten, die ihn im Blut haben, gelten deshalb als negativ. Bei insgesamt 20 Berliner Patienten, die AIDS-typische Krankheitszeichen bei negativem Testbefund zeigten, erbrachte eine kürzlich erfolgte HIV-II-Suche in fünf Fällen positive Resultate. Der schwedische AIDS-Experte Dr. Michael Koch hält es für möglich, daß die 15 verbliebenen test-negativen Patienten mit einem noch unbekannten HIV-II angesteckt wurden.[90] Und diese Varianten lassen sich noch weniger nachwei-sen. Das erklärt, warum in Afrika Menschen mit AIDS trotz We-sternblot-Tests immer falsch-negativ reagierten.[91]

In Afrika gibt es eine ganze Reihe von Tropenkrankheiten, die zu einer Immunschwäche führen (die Schlafkrankheit zum Beispiel). Von daher ist ziemlich unklar, inwieweit es sich bei den durch den Test erfaßten Viren überhaupt um AIDS-Viren handelt oder nur um Viren mit ähnlichen Antigenen.[92] Auch Luc Montagnier stellte im November 1986 die lange unabhängige Entwicklung dieser Retro-Lentiviren heraus, die erhebliche Probleme mit sich bringen, da sie mit den herkömmlichen Tests in vielen Bereichen nicht von HIV-II und anderen Varianten zu unterscheiden sind.[93] Montagnier weist auch noch auf ein weiteres Problem hin: Sollte sich seine Vermutung bestätigen, daß das in weiten Teilen Westafrikas nachgewiesene Virus zur HIV-II-Gruppe gehört, dann muß damit gerechnet wer-den, «daß das bisher bekannte AIDS-Virus auch bereits in Europa und den USA einen mit den derzeitigen Blut-Tests in den meisten Fällen nicht erfaßbaren Doppelgänger besitzt, der genauso tödlich ist und gegen den es ebenfalls noch keinerlei Abwehrmöglichkeiten gibt».[94] Auch deutsche Experten befürchten, daß viele Deutsche HIV-II infiziert sind.[95] Das aber wiederum bedeutet, daß alle Blut-konserven, Organspender, Samenspender, Muttermilchspender etc. erneut auf HIV-II – und welche Varianten uns in der Zukunft sonst noch erwarten mögen – getestet werden müssen.[96] Aber solche Tests müssen erst noch erarbeitet werden.[97] Französische Wissenschaftler erprobten fünf neue Tests für HIV-II, alle sind noch mit hohen Fehlerquoten belastet.[98] Dennoch empfehlen sie künftig beim AIDS-Screening einen HIV-II-ELISA zusätzlich einzusetzen.[99]

Logischerweise folgte die Empfehlung, daß Blutkonserven und andere Blutprodukte, die noch nicht auf Anti-HIV-II (und andere Erreger von Infektionskrankheiten) untersucht worden sind, mit einem deutlichen Warnhinweis gekennzeichnet sein müssen.[100] In den Fernsehnachrichten folgte die Meldung, daß sich Personen, die in nächster Zukunft operiert würden, ihr Blut selber spenden sollten, da weitere HIV-Varianten Anlaß zur Besorgnis geben. Wenn diese Krankheiten alle so gefährlich sind, sollte man dann nicht, wenn die Testmöglichkeiten zur Verfügung stünden, alle Menschen auf AIDS testen, um so der Gefahr gezielter entgegentreten zu können?

Die «National Academy of Sciences» und das «Institute of Medicine» in den USA verneinen dies aus zwei Gründen: Erstens seien die Intervallzeiten zwischen Ansteckung und Nachweis so lang, daß selbst im Idealfall immer noch genügend Infizierte nicht entdeckt würden; zum zweiten befürchten sie, daß die Maßnahmen einen gegenteiligen Effekt haben werden. Schon heute wirkt das soziale Stigma so belastend auf HIV-Infizierte, daß sie beispielsweise ihre behandelnden Zahnärzte nicht über ihren Zustand aufklären und auch viele Ärzte die Namen ihrer Patienten nicht weitergeben. Mit Zwangsmaßnahmen würde man die Betroffenen in den Untergrund drängen und die Krankheit vollends unkontrollierbar machen.[101]

Literatur

[1] «Inkubationszeit viel länger als erwartet», Ärzte-Zeitung, 5. Nov. 1986

[2] J. Lawrence, «Der Immundefekt bei Aids», Spektrum der Wissenschaft, Februar 1986, S. 63

[3] M. A. Koch, J. L'age-Stehr, «Aids: Der heutige Stand unseres Wissens», Deutsches Ärzteblatt, Heft 36, 4. September 1985, S. 2561

[4] B. Hirschel, «Antikörper gegen das AIDS-Virus: Nachweismethoden und klinische Bedeutung», Therapeutische Umschau, Heft 2, Februar 1986, S. 128–132

5 «Der Test: Was Sie über den HTLV-3 Test wissen sollten», Du und ich, November 1985, S. 8–12

6 «AIDS: Die Bombe ist gelegt», Der Spiegel, Nr. 45, 5. November 1984, S. 100–114

7 M. G. Koch, «Der Erreger ist gefunden: ein Retrovirus», Ärztliche Praxis, Nr. 23, 19. März 1985, S. 952

8 F.-D. Goebel, J. Link, «Zur Pathophysiologie und Klinik des erworbenen Immundefektsyndroms (AIDS)», Tempo Medical, Dezember 1985, S. 9, 10

9 F. Deinhardt, J. Abb, «Weltweiter Kampf gegen AIDS», Deutsches Ärzteblatt, Heft 17, 25. April 1986, S. 1203

10 R. Hehlmann, «AIDS – weder Impfung noch wirksame Therapie in Sicht», Gastro-Entero-Hepatologie, Nr. 4, 1986, S. 16

11 F. D. Pien, «HTLV-III infection», Postgraduate Medicine, Nr. 4, 15. September 1986, S. 136

12 R. Laufs, et al., «AIDS: Übertragungswege und serologische Diagnostik», Hamburger Ärzte Blatt, Nr. 9, 1985, S. 291, 292

13 F. E. Hoevels, «Tabuthema AIDS-Stop», Freiburg, 1986, S. 50, 51

14 «Bericht der Interministeriellen Arbeitsgruppe AIDS», Pressestelle des Bayerischen Staatsministeriums des Innern, 8. April 1986, S. 11

15 R. Schmucker, «Neue Wege der HTLV-III-Diagnose», Therapie Woche, 25. April 1986, S. 24

16 T. F. Schulz, et al., «M. 39 Expression of an Envelope Protein of HIV in E.coli for use in the Serodiagnosis of HIV-Infections», Immunobiology, Nr. 2–5, 1986, S. 422

17 J. C. Ulstrup, et al., «Sensitivity of Western Blotting (Compared with ELISA and Immunofluorescence) during Seroconversion after HTLV-III Infection», The Lancet, Nr. 8490, 17. Mai 1986, S. 1151, 1152

18 R. Thorpe, et al., «False-Positiv Immunoblot Results with Antibodies against Human Immunodeficiency Virus», The Lancet, Nr. 8507, 13. September 1986, S. 627, 628

19 A.-M. Courouce, et al., «False-Polsitive Western Blot Reactions to Human Immunodeficiency Virus in Blood Donors», The Lancet, Nr. 8512, 18. Oktober 1986, S. 921, 922

20 S. Roy, et al., «Nced for Caution in Interpretation of Western Blot Tests for HIV», The Journal of the American Medical Association, Nr. 8, 27. Februar 1987, S. 1047

21 T. Weber, et al., «Evidence for Different Immune Responses to HIV in CSF and Serum», Klinische Wochenschrift, Nr. 9, 16. März 1987, S. 259–263

22 H. J. Alter, «Transmission of LAV/HTLV-III by Blood Products»,

Annales de L'Institut Pasteur/Virology, Nr. 1, Januar–März 1987, S. 31–38

23 J. R. Möse, «Wußten Sie das?», Der Praktische Arzt, Nr. 7, 21. April 1987, S. 10

24 H. Krautkrämer, «Bundesseuchengesetz – kein Infektionsschutz», Münchener Medizinische Wochenschrift, Nr. 5, 30. Januar 1987, S. 18

25 «Klinische Forschung zur Bekämpfung von AIDS intensivieren», Die Neue Ärztliche, 1. April 1987

26 «Konsequenzen für das Gesundheitswesen», Münchener Medizinische Wochenschrift, Nr. 5, 30. Januar 1987, S. 20, 22

27 J. N. Weber, et al., «Human Immunodeficiency Virus Infection in two Cohorts of Homosexual Men: Neutralising Sera and Association of Anti-GAG Antibody with Prognosis», The Lancet, Nr. 8525, 17. Januar 1987, S. 119–121

28 C. Kenny, et al., «HIV Antigen Testing», The Lancet, Nr. 8532, 7. März 1987, S. 565, 566

29 «AIDS-Antikörper als prognostische Marker», Die Neue Ärztliche, Nr. 21, 2. Februar 1987

30 A. Arndt-Hanser, et al., «AIDS-Test ohne Gewähr», Ärztliche Praxis, Nr. 93, 22. November 1986

31 P. N. Lelie, et al., «Interpretation of isolated HIV Anti-p24 Reactivity in Western Blot Analysis», The Lancet, Nr. 8533, 14. März 1987, S. 632

32 A. F. Fleming, et al., «Antibodies to HTLV-I in Nigerian Blood-Donors, their Relatives and Patients with Leukaemias, Lymphomas and other Diseases», International Journal of Cancer, Nr. 6, 15. Dezember 1986, S. 809–813

33 M. v. d. Graaf, R. J. A. Diepersloot, «Transmission of Human Immunodeficiency Virus (HIV/HTLV-III/LAV): A Review», Infection, Nr. 5, September/Oktober 1986, S. 206

34 B. Hatch, «Eine Antwort», Wechselwirkung, Nr. 28, Februar 1986, S. 5

35 J. D. Moore, E. J. Cone, «HTLV-III Seropositivity in 1971–1972 Parenteral Drug Abusers – a case of false Positives or Evidence of Viral Exposure?», The New England Journal of Medicine, Nr. 21, 22. Mai 1986, S. 1387, 1388

36 «Vorsicht: HTLV-III-Test häufig falsch-positiv», Ärztliche Praxis, 3. Mai 1986

37 «Hepatitis kann AIDS vortäuschen», Ärzte-Zeitung, Nr. 20, 16. April 1986, S. 86

38 «Alkohol-Hepatitis verfälscht Enzymtest auf AIDS», Praxis-Kurier, Nr. 35, 27. August 1986, S. 14

39 «Konsequenz», Ärztliche Praxis, Nr. 93, 22 November 1986

40 C.J. Ronalds, et al., «Anti-HIV Testing on Urgent Specimens», The Lancet, Nr. 8528, 7. Februar 1987, S. 323, 324

41 D.G. Harnish, et al., «Early Detection of HIV Infection in a Newborn», The New Engl. Journal of Medicine, Nr. 5, 29. Januar 1987, S. 272, 273

42 «HIV-Infektionen in Ehe und Familie», Die Neue Ärztliche, 17. März 1987

43 G.S. Marshall, et al., «AIDS in a Child without Antibody to HIV», The Lancet, Nr. 8530, 21. Februar 1987, S. 446, 447

44 J.P. Johnson, et al., «Early Diagnosis of HIV Infection in the Neonate», The New England Journal of Medicine, Nr. 5, 29. Januar 1987, S. 273, 274

45 D.M. Barnes, «Keeping the AIDS Virus out of Blood Supply», Science, Nr. 4763, 1. August 1986, S. 514, 515

46 C. Petit, «California to Vote in AIDS Proposition» Science, Nr. 4774, 17. Oktober 1986

47 J. Morgan, et al., «Potential Source of Error in HTLV-III Antibody Testing», The Lancet, Nr. 8483, 29. März 1986, S. 739, 740

48 J.R. Carlson, et al., «Comparison of indirect Immunoflurorescence and Western Blot for Detection of Anti-Human Immunodeficiency Virus Antibodies», Journal of Clinical Microbiology, Nr. 3, März 1987, S. 494–497

49 A.-M. Couroucé, et al., «Comparison of Commercial Kits for the Detection of Anti-LAV Antibodies in Blood Donors», Annales de L'Institut Pasteur/Virology, Nr. 1, Januar–März 1987, S. 62

50 «AIDS: Es geht alles so schön schnell», Der Spiegel, Nr. 18, 28. April 1986, S. 222

51 «Aids durch Blutkonserven», Der Spiegel, Nr. 37, 8. September 1986, S. 263

52 S. Connor, «AIDS fear prompts recall of blood products», New Scientist, Nr. 1517, 17. Juli 1986, S. 19

53 «Blutkonserven werden sicherer – und teurer», Selecta, Nr. 32, 11. August 1986, S. 2380

54 R. Stute, «HIV Antigen Detection in Routine Blood Donor Screening», The Lancet, Nr. 8532, 7. März 1987, S. 566

55 R. Laufs, H. Busch, «AIDS-Virus-Infektionen bei Blutspendern», Deutsches Ärzteblatt, Nr. 48, 29. November 1985, S. 2593–2597

56 K.J. Pasi, et al., «Factor VIII and IX Inhibitors after Exposure to heat-treated Concentrates», The Lancet, Nr. 8534, 21. März 1987, S. 689

57 J. Goudsmit, et al., «Expression of Human Immunodeficiency Virus Antigen (HIV-Ag) in Serum and Cerebrospinal Fluid during acute and chronic infection», The Lancet, Nr. 8500, 26. Juli 1986, S. 180

58 «An den Tests wird noch gefeilt», Selecta, Nr. 32, 11. August 1986, S. 2380

59 L. Gürtler, «Aktuelles zu Aids», Fortschritte in der Medizin, Nr. 31–32, 28. August 1986, S. 12, 13

60 «Kennen Sie Lesser-AIDS oder AIDS-Demenz?», Ärztliche Praxis, Nr. 30, 15. April 1986, S. 1004

61 «HIV-Antigen-Serum-Test ist auch bei Fehlen von Antikörpern positiv», Ärzte-Zeitung, Nr. 138, 28. Juli 1986, S. 4

62 K.-O. Habermehl, et al., «Specifity and Sensitivity of Anti-HTLV III/ LAV Determinations with a Recombinant Antigen Competitive ELISA», Infection, Nr. 5, September/Oktober 1986, S. 216

63 H. W. Reesink, et al., «Evaluation of six Enzyme Immunoassays for Antibody against Human Immunodeficiency Virus», The Lancet, Nr. 8505, 30. August 1986, S. 483–486

64 J. J. G. Wang, et al., «Detection of antibodies to human T-lymphotropic virus type III by using a synthetic peptide of 21 amino acid residues corresponding to a highly antigenic segment of gp41 envelope protein», Proceeding of the National Academy of Sciences, Nr. 16, August 1986, S. 6159–6163

65 «Meilenstein der HTLV-III-Diagnostik», Ärzte-Zeitung, 20. Mai 1986

66 C. L. v. d. Poel, et al., «Blood Donations Reactive for HIV in Western Blot, but non-infective in Culture and Recipients of Blood», The Lancet, Nr. 8509, 27. September 1986, S. 752–753

67 H. Piechowiak, et al., « Erworbenes Immunodefekt-Syndrom», Fortschritte in der Medizin, Nr. 31–32, 28. August 1986, S. 594–598

68 D. Chenebaux, J. F. Delagneu, «Diluted Samples in HIV Antibody Assays», The Lancet, Nr. 8511, 11. Oktober 1986, S. 863

69 «Neuer Test vereinfacht den Nachweis von Aids», Arzt Heute, 28. Mai 1986

70 «AIDS: Neue Tests für HTLV-III und Hepatitis B», Dr. med. Mabuse, Nr. 44, Oktober/November 1986, S. 11

71 C. Norman, «FDA Approves Pasteur's AIDS Test Kit», Science, Nr. 4742, 7. März 1986, S. 1063

72 R. Walgate, T. Beardsley, «Pasteur plans to pursue patent suit on virus», Nature, Nr. 6058, 13. März 1986, S. 96

73 «Bald Schnelltests auf Drogensucht und AIDS», Praxis-Kurier, Nr. 4, 28. Januar 1987, S. 9

74 S. Connor, «Japan buys British litmus test for AIDS», New Scientist, Nr. 1523, 26. August 1986, S. 16

75 D. Swinbanks, «Test-kit market opens up», Nature, Nr. 6087, 2. Oktober 1986, S. 384

76 G. Bedarida, et al., «HIV IgM Antibodies in risk Groups who are seronegative on ELISA Testing», The Lancet, Nr. 8506, 6. September 1986, S. 570

77 J. V. Parry, P. D. Mortimer, «Place of IgM Antibody testing in HIV Sereology», The Lancet, Nr. 8513, 25. Oktober 1986, S. 979, 980

78 H. W. Doerr, «AIDS – Ätiologie und Bewertung serologischer Befunde», Die Medizinische Welt, 1987, S. 112–116

79 P. Heering, M. Arning, «Neopterin and B_2-Microglobulin as Markers for AIDS», The Lancet, Nr. 8527, 31. Januar 1987, S. 281

80 P. Lambin, et al., »Serum Neopterin and B_2-Microglobulin in Anti-HIV Positive Blood Donors», The Lancet, Nr. 8517, 22. November 1986, S. 1215, 1216

81 R. Scorza Smeraldi, et al., «HLA-Associated Susceptibility to acquired Immunodeficiency Syndrome in Italian Patients with Human-Immunodeficiency-Virus Infection», The Lancet, Nr. 8517, 22. November 1986

82 F. A. Shepherd, et al., «A Guide to the Investigation and Treatment of Patients with AIDS and AIDS-related Disorders», Canadian Medical Association Journal, Nr. 9, 1. Mai 1986, S. 1002

83 R. Idris, «Die AIDS-Manifestationsrate kennt keiner», Selecta, Nr. 52, 29. Dezember 1986, S. 3673

84 J. Leeson, «HTLV-III Antibody Tests and Health Education», The Lancet, Nr. 8486, 19. April 1986, S. 911

85 A. Karpas, «Lack of Antibodies to Adult T-Cell Leukaemia Virus and to AIDS Virus in Israeli Falashas», Nature, Nr. 6056, 27. Februar 1986, S. 794

86 R. Walgate, «New Human Retroviruses: One causes AIDS...» und J. Palca, «... and the Other does not», Nature, Nr. 6061, 3. April 1986, S. 385

87 «Viele Türen», Der Spiegel, Nr. 49, 1. Dezember 1986, S. 243, 244

88 A. G. Dalgleish, et al., «AIDS, Portugal, and Africa«, The Lancet, Nr. 8486, 19. April 1986, S. 911

89 «Höhere Lebenserwartung als mit HIV-1», Ärztliche Praxis, Nr. 14, 17. Februar 1987, S. 370

90 «Groteske Täuschung», Der Spiegel, Nr. 5, 26. Januar 1987, S. 177, 179

91 E. Wahler, «Kaposi-Sa nicht direkt durch AIDS-Virus», Ärzte-Zeitung, Nr. 221, 13. und 14. Dezember 1985, S. 1

92 B. Hatch, «Eine Antwort», Wechselwirkung, Nr. 26, Aug. 1985, S. 5, 6

93 L. Montagnier, «Allein Forschung kann AIDS besiegen», Ärzte-Zeitung, 10. November 1986

94 L. Montagnier, «Doppelgänger-Virus HIV-2 geklont – AIDS-Gefahr noch größer als vermutet», Ärzte-Zeitung, Nr. 1, 7. Januar 1987, S. 1

95 «Die Welle rollt«, Münchener Medizinische Wochenschrift, Nr. 51/52, 19. Dezember 1986, S. 14, 15

96 E. B. Wahler, «Müssen bald alle Blutspenden auch auf das neue AIDS-Virus getestet werden?», Ärzte-Zeitung, Nr. 109, 11. November 1986

97 J. Blomberg, et al., «Anti-STLV-III mac Reactivity in HIV Seropositive Individuals in Sweden», The Lancet, Nr. 8502, 9. August 1986, S. 336, 337

98 F. Denis, et al., «Efficacy of five Enzyme Immunoassays for Antibody to HIV in Detecting Antibody to HTLV-IV», The Lancet, Nr. 8528, 7. Februar 1987, S. 324, 325

99 «HIV 2 mit bisherigem AIDS-Test nicht nachweisbar», Die Neue Ärztliche, Nr. 20, 30./31. Januar 1987

100 F. Deinhardt, «Die Anti-HIV (Anti-LAV/HTLV III)-Diagnostik bei Blutspendern», Deutsches Ärzteblatt, Nr. 49, 5. Dezember 1986, S. 3467, 3468

101 «What must be done about AIDS?«, Nature, Nr. 6092, 6. November 1986, S. 1, 2

Der Flächenbrand

Wie schnell sich die Seuche verbreitet

«Reisender in AIDS» – AIDS-Statistiken – AIDS in der
Bundesrepublik – die Ansteckungsrate – Prognosen über
die Verbreitung des Erregers – AIDS in Afrika – die
Zahlen der Weltgesundheitsorganisation

AIDS trat zwischen 1978 und 1979 zum ersten Mal in den USA auf.[1]
1981 wurden die ersten AIDS-Fälle wissenschaftlich beschrieben,
1982 auch in Europa.[2] Seitdem wurden mehr und mehr Informationen über das Virus öffentlich bekannt. Zur Zeit gibt es eine wahre
Informationsflut. Ein Grund hierfür ist das erstaunliche Tempo, mit
dem sich das Virus ausbreitet.[3] Wir stehen, urteilt die Professorin
L'age-Stehr, die im Bundesgesundheitsamt für AIDS zuständig ist,
wahrscheinlich erst am Beginn der bedrohlichsten und langwierigsten Epidemie, die die westliche Welt in den letzten Jahrzehnten
erlebt hat.[4]
  Wer erst einmal infiziert ist, bleibt es sein Leben lang. Niemand,
der das HIV beherbergt, entwickelt einen Schutz dagegen. Etwa 70
Prozent aller, die Intimverkehr mit einem HIV-Positiven haben, so
schreibt «Selecta», werden selbst positiv und stecken ihr Leben lang
weitere Partner an.[5] Nach einer Computer-Simulation sind Menschen im sexuell besonders aktiven Alter die Hauptopfer. In einer
2,3-Millionen-Stadt würden 1996 107000 Personen von ihnen an
AIDS sterben.[6] Weitere Simulationen zeigten, daß Personen mit
häufig wechselndem Geschlechtsverkehr innerhalb von fünf Jahren
infiziert werden und eine ständige Ansteckungsquelle für den Rest
der Bevölkerung darstellen.[7]
  Wie die Ausbreitung von AIDS durch einen einzigen Infizierten
gefördert wird, hatte der «Spiegel» am Beispiel «Reisender in AIDS»
gezeigt: Der zugrundegelegte AIDS-Infizierte wußte bis sieben
Monate vor seinem Tod nichts von seiner Krankheit.

Der «*Spiegel*» berichtete über einen weiteren Fall: Ein schwedischer Seemann aus Sundsvall, der innerhalb von fünf Jahren beim Landgang sechs Frauen kennengelernt hatte, konnte nur drei seiner Intimfreundinnen namhaft machen. Sie waren, ohne es zu wissen, alle AIDS-infiziert. Eine hatte inzwischen ihren Ehemann angesteckt, eine andere ein AIDS-krankes Kind geboren. Die drei weiteren Intimpartnerinnen sind bisher von den schwedischen Gesundheitsbehörden nicht entdeckt worden. Aller Wahrscheinlichkeit verbreiten sie die Seuche weiter, ohne es zu wissen.[8]

Studien zeigen, daß bei der Verbreitung der Seuche bisher keine sogenannten Plateaus zu erkennen sind; das aber heißt, so die «*Ärzte-Zeitung*», die jetzt nach vier, fünf oder mehr Jahren erkennbaren Raten werden sich fortsetzen.[9] Frau Professor L'age-Stehr: «Die Seuche flacht nicht ab. Alle sechs Monate verdoppelt sich die Zahl der Erkrankten.» Einen «riesigen Eisberg» noch unentdeckter AIDS-Erkrankungen ortet auch der Münchener Hygiene-Professor Friedrich Deinhardt. Und Robert Gallo schätzt, daß 98 Prozent aller AIDS-Erkrankungen sogar noch unerkannt sind.[10]

In Europa sind mittlerweile alle Länder von AIDS erfaßt. Den höchsten Anteil hat die Schweiz, gefolgt von Dänemark und Frankreich. In der absoluten Zuwachsrate lag die Bundesrepublik an erster Stelle, gefolgt von Frankreich, England, Italien, Belgien, Holland und Spanien.[11,12,13,14]

Die WHO bezweifelt allerdings, ob die bisher gemeldeten AIDS-Fälle wirklich die tatsächlichen Zahlen wiedergeben. Die Anzahl der Erkrankten liegt nach Ansicht der Organisation weit höher. Dr. Jonathan Mann, Direktor des AIDS-Programmes der WHO, schätzt für Frankreich und die Bundesrepublik doppelt so viele AIDS-Fälle wie offiziell gemeldet.[15] Ende 1984 gab es in Italien beispielsweise 14 AIDS-Fälle, ein Jahr später waren es 140 und wiederum ein Jahr später bereits 461 Fälle. Nach vorsichtigen Schätzungen existierten in Italien im Dezember 1986 bereits über 100 000 Träger des AIDS-Virus. Ähnliche Zahlen werden für Großbritannien genannt.[16] In Italien hat sich die Zahl der akuten Krankheitsfälle von Ende 1984 bis Ende 1986 – also in zwei Jahren! – verdreiunddreißigfacht. Und wenn man dann die über 100 000 Aids-Infizierten mit ihrem Ansteckungspotential hinzurechnet, ist zu befürchten, daß wir bald einem AIDS-Flächenbrand ausgeliefert sein werden.[17]

Das Virus tötet und verbreitet sich mit einer erschreckenden Geschwindigkeit. Der Europarat rechnet bis zum Ende 1988 mit 30 000 akuten AIDS-Fällen in zehn der zwölf Mitgliedsländer des Europäischen Marktes und mit Millionen infizierter Menschen.[18] Auch in einem Land wie Großbritannien, das lange sehr niedrige Infektionsraten hatte, beginnt sich eine unkontrollierte Epidemie anzubahnen. Obgleich in Großbritannien 95 Prozent der Risikogruppen der Homosexuellen und Bisexuellen freiwillig an Tests teilgenommen haben und noch im Juli 1986 in «Nature» zu lesen war, daß die Ansteckungsquote der Blutspender in Großbritannien um das Zwanzigfache niedriger läge als in den USA,[19] hat sich AIDS auch dort Jahr für Jahr verdoppelt. Schwarz auf weiß sieht das so aus: 1981 (5 Fälle), 1982 (19), 1983 (52), 1984 (111), 1985 (240), für 1986 wurden 550 angenommen, aber es wurden 610 Fälle.[20,21] Das ist ein Anstieg in sechs Jahren um das 110fache. Für 1988 rechnet man mit 3000 AIDS-Opfern und für Ende 1989 sogar mit 20000, bei insgesamt einer Million Virusträgern. Dabei liegt Großbritannien nur auf Platz elf der AIDS-Welt-Rangliste.[22]

Die Zahl der AIDS-Infizierten steigt auch in der Bundesrepublik dramatisch an. Die Verdoppelung der Erkrankungsfälle liegt zwischen drei und neun Monaten.[23] Frau Professor L'age-Stehr vom Bundesgesundheitsamt gab als Verdoppelungszeit acht Monate an. Ein Durchbrechen dieses Trends sei in absehbarer Zeit unwahrscheinlich. Bei einer Verdoppelung der Zahl der Erkrankungen alle acht Monate werde es im Juni 1987 allein in Berlin 272 AIDS-Kranke geben, im Oktober 1988 schon weit über 1000. Wenn das so weitergeht, so beurteilte der Berliner Gesundheitssenator Ulf Fink die Lage, werden bereits Anfang 1991 in Berlin 10 000 AIDS-Kranke zu versorgen sein.[24]

In der Bundesrepublik wurden die ersten Erkrankungsfälle 1982 registriert. Im Dezember 1986 stellte die «Medical Tribune» fest, daß bei mindestens 715 Personen das Vollbild der Erkrankung ausgebrochen sei.[25] Bereits zwei Wochen später hatte sich die Zahl auf 771 Opfer erhöht, und Ende Januar 1987 waren es 815.[26] Ende Februar kletterte die Zahl auf 959[27] und Ende März 1987 auf 999.[28] Das heißt, innerhalb von fünf Jahren hat sich die Seuche fast vertausendfacht. Wie viele wirklich an AIDS erkrankt sind, weiß mangels Meldepflicht niemand zu sagen. Aber selbst Bundesgesundheitsministerin Rita Süssmuth hat das beschönigte statistische Material gerügt. Sie sagte am 9. Februar 1987 im «Spiegel»: «Ich habe Pressemeldungen gelesen, daß in Bayern 120 oder 128 Fälle registriert seien, aber in bayerischen Krankenanstalten 208 Patienten liegen.»

Es wird geschätzt, daß zwischen 100 000 bis 400 000 Deutsche HIV-positiv sind[29,30,31,32,33] und daß deren Zahl bis 1990 auf eine halbe bzw. zwei Millionen hochschnellen wird.[34,6]

Aber wahrscheinlich sind auch diese Zahlen noch zu niedrig. Selbst, wenn wir das veraltete statistische Material zugrunde legen, müßte bei einer nüchternen Auswertung die Zahl erheblich höher liegen. 1985 wurde von einer HIV-Durchseuchung bei gesunden Homosexuellen von im Mittel bis zu 30 Prozent ausgegangen. Bezogen auf die Gesamtzahl von 800 000 männlichen Homosexuellen macht das bereits 240 000 Infizierte.[35] Hierzu kommt der Anteil der Bisexuellen, Heterosexuellen, Mütter, Kinder, Bluter, Soldaten, Strafgefangenen, Fixer, Prostituierten, die mittlerweile beachtliche Durchseuchungsraten aufweisen können.[36,37,38] Wenn wir dann noch berücksichtigen, daß bis zum Beginn einer Studie und ihrer Veröffentlichung oft über ein halbes Jahr vergeht, dann kann man die Zahlen wiederum getrost verdoppeln. Vermutlich liegt die Zahl der Infizierten in der Bundesrepublik längst zwischen einer halben und einer Million. Und bis dies Buch veröffentlicht und gelesen wird, wird sich die Zahl der AIDS-Infizierten wiederum rasant erhöht haben.

Bei AIDS-Untersuchungen der Dermatologischen Klinik der Universität München ergab sich ein bedrückendes Bild. Der Direktor der Klinik, Professor Dr. Dr. Otto Braun-Falco, zeigte sich auf einer Pressekonferenz in München sehr besorgt über die Anstekkungsrate: 25 bis 30 Prozent der Untersuchten wiesen Antikörper auf. Wenn dann noch andere HIV-Varianten hinzugerechnet werden, die zur Zeit durch Tests nicht erfaßt sind, müssen auch diese Zahlen erneut nach oben korrigiert werden.

Geht man von der realistischen Einschätzung von ca. einer halben Million Infizierter aus und vermutet, daß diese jeweils zehn verschiedene Partner pro Jahr haben (bei sexuell aktiven Gruppen ist dies vermutlich noch zu niedrig), so sind bei einer 70prozentigen Infektionsrate nach einem Jahr aus einer halben Million Infizierter bereits vier Millionen geworden und nach einem weiteren Jahr (Ende 1988) 28 Millionen AIDS-Infizierte – vorausgesetzt, daß keine wesentlichen Veränderungen auftreten. Selbst, wenn wir von unrealistisch niedrigen Daten ausgehen, zum Beispiel, daß ab 1987 bei 100 000 Infizierten nur jeder Dritte einen anderen im Jahr ansteckt, so wird sich die Gesamtzahl aller Infizierten innerhalb von fünf Jahren vervierfachen.[39]

Die Erfahrungen aus den USA zeigen, daß solche Zahlenbeispiele leider zutreffen. Auch dort ist es zu einem exponentiellen Wachstum mit regelmäßigen Verdoppelungen gekommen.[40] Die Verdoppelungszeit betrug in den USA zwischen 1982 bis 1983 fünf bis sechs Monate.[41] Einige Städte wie New York, San Francisco, Los Angeles und Miami erlebten einen dramatischen Anstieg. In San Francisco stieg die Zahl der AIDS-Kranken von 1981 bis Ende 1985 auf 1631[42] und erreichte Ende 1986 2912 Fälle. New York kam sogar auf 8681 AIDS-Erkrankungen. Der Leiter der AIDS-Abteilung im New Yorker Gesundheitsamt, Dr. Rand Stoneburger, wies zudem darauf hin, daß sich der Anteil infizierter heterosexueller Menschen zusätzlich verdoppelt hätte.[43]

Aber auch diese Zahlen mögen grobe Unterschätzungen sein. Denn bei der nationalen Ansteckungsquote tappt man noch völlig im Dunkeln. Die amerikanische Armee begann als erste, Massen-Screenings durchzuführen. An Hand der 2,2 Millionen Soldaten und Angestellten der US-Armee wollte man ermitteln, wie sich der Erreger außerhalb der klassischen «Risikogruppen» verbreitet hatte.[44] Über 300000 Personen, davon 261000 Männer und 42000 Frauen, im Alter zwischen 18 und 25, die sich für den Militärdienst beworben hatten, sind ab Oktober 1985 auf AIDS getestet worden. Die Ergebnisse waren niederschmetternd. Jede fünfzigste Person aus Manhattan war AIDS-infiziert. Das Verhältnis der Ansteckung zwischen Frau und Mann war fast gleich. Die Ansteckungsquoten waren 20mal höher als erwartet, und sie zeigen, daß das Virus längst die sogenannten Risikogruppen verlassen hat.[45]

Ende Dezember 1986 meldeten die USA 27773 AIDS-Kranke und 15597 Tote.[14,26] Am 14. Januar 1987 war man bereits bei 29003 Fällen angelangt.[21] Dazu kommen aber noch die AIDS-Infizierten, die noch nicht das Vollbild von AIDS aufweisen. Im September 1986 wurden in der Fachzeitschrift «Postgraduate Medicine» 300000 Menschen angegeben, die in den USA die klinischen Symptome einer AIDS-Erkrankung aufweisen.[32] Zusätzlich muß man damit rechnen, daß auf einen AIDS-Patienten, die hundertfache Zahl an Infizierten kommt.[47] Im «Deutschen Ärzteblatt» hieß es dazu: «Aufgrund epidemiologischer Beobachtungen und unter Beachtung des Zeitfaktors muß man heute davon ausgehen, daß auf einen AIDS-Patienten die 100fache Zahl an Infizierten kommt... und... Die Ausbreitungstendenz der HIV-Infektion ist nach den neuesten Zahlen weltweit noch ungebrochen.»[48]

Die Zahl der AIDS-Infizierten in den USA schwankt in der Literatur zwischen ein bis zwei Millionen.[49,50,51,52,53] Im März 1987 erschien eine wissenschaftliche Arbeit in der Fachzeitschrift «Nature», die alle Schätzungen zunichte machte. Nach den neuesten Erkenntnissen ist die Inkubationszeit für AIDS erheblich höher als bisher angenommen, nämlich: bis zu fünfzehn Jahre, und somit verdoppelt sich die Zahl der AIDS-Infizierten.[54] Das heißt, daß sich in den USA vermutlich drei bis vier Millionen infizierter Menschen befinden und daß auch die Zahlen in der Bundesrepublik und anderen europäischen Ländern verdoppelt werden müssen!

Seuchenexperten schätzen, so schrieb die «Zeit» im Oktober 1986, daß die Zahl der AIDS-Fälle in den USA in den nächsten fünf

Jahren auf etwa 270000 anwachsen wird (davon sterben 179000). Im Jahre 1991 allein würde es demnach 74000 neue Fälle geben (und 54000 Tote).[1,55]

Auf ähnliche Zahlen kommt auch die «US National Academy of Sciences», das «Institute of Medicine»[56], das «US Public Health Service»[57], weitere Behörden[58,59] und Wissenschaftler.[60,61]

Manche halten diese Voraussagen sogar noch für optimistisch, und leider wurden sie nur wenige Monate später durch einen Artikel in «Science» bestätigt. Durch Studien an 6000 Homosexuellen ergab sich, daß die für 1991 geschätzten Todesfälle um das zwei- bis dreifache erhöht werden müssen.[62] Selbst wenn es gelänge, einschneidende Maßnahmen gegen die Seuche zu ergreifen, so würden diese frühestens erst in fünf oder sechs Jahren – also nach 1991 – die bisher schnell weitersteigende Kurve der Erkrankung abfallen lassen.

AIDS hat sich aber nicht nur in Nordamerika und Europa so schnell ausgebreitet, sondern auch im Amazonasgebiet, der Karibik und in Teilen Afrikas.[63] Denn AIDS ist ein Seuchenzug, der sich über Länder und Kontinente hinwegsetzt. Afrika scheint besonders hart getroffen. Während die amerikanische Zeitschrift «Newsweek» von fünf Millionen AIDS-infizierten Zentralafrikanern spricht[15], sind nach Meinung der amerikanischen Seuchenbehörde CDC mindestens zehn Millionen infiziert.[6] Nach vorsichtigen Schätzungen der Weltgesundheitsorganisation sind seit Anfang der 80er Jahre mindestens 50000 Menschen an AIDS gestorben. Führende AIDS-Forscher glauben, daß es in Wirklichkeit mehrere 100000 sind. Daß die Ausmaße dieser Seuche erst seit kurzer Zeit bekannt sind, hat seine Gründe. Politiker und Regierung befürchten, dem Tourismus zu schaden. Durch die amtliche Verdrängung der tödlichen Gefahr, wurde jede Vorbeugungsmaßnahme unmöglich gemacht. Die Folge: Nirgendwo in der Welt gibt es höhere Ansteckungsquoten als in Afrika.

«Es fällt schwer, solche Worte zu gebrauchen», schildert Francis Barin, ein französischer AIDS-Experte für Zentralafrika, in einem «Spiegel»-Artikel das Ausmaß der Katastrophe, «aber in Afrika droht eine Apokalypse.» In einem Staatengürtel, der sich vom Kongo bis nach Tansania am Indischen Ozean zieht, sind vermutlich bereits viele hunderttausend Menschen an AIDS gestorben. Am stärksten betroffen sind Kenia, Uganda, Ruanda, Burundi, Tansania, Sambia und Zaire. Dort sind vermutlich über fünf Millionen Afrikaner mit AIDS infiziert.[64]

Der Hauptverbreitungsweg der AIDS-Viren geht in Afrika eindeutig auf heterosexuellen Geschlechtsverkehr zurück. Dabei wird den umherziehenden Händlern und Prostituierten eine wesentliche Rolle bei der Verbreitung der Epidemie beigemessen.[65] Bei Prostituierten wurde eine außerordentlich hohe Verseuchung festgestellt.[66] Das Verhältnis weiblicher zu männlichen AIDS-Trägern ist dabei stets im Verhältnis 1 zu 1. Robert Gallo erklärte in einem Interview: «In Afrika gibt es keinen analen Geschlechtsverkehr, er ist tabu. 98 Prozent der Virus-Übertragungen finden statt in der Oberklasse, Mittelklasse, oberen Mittelklasse, bei Leuten wie Sie und ich. In vielen afrikanischen Ländern ist Prostitution mit vielen Partnerinnen so, als wenn man in Deutschland Bier trinken geht. Das hängt noch zusammen mit der traditionellen Polygamie der Stammeshäuptlinge.»[67] Afrikanische Männer wechseln ihre Partnerinnen wesentlich häufiger als Europäer – innerhalb und außerhalb der Ehe.[64]

Entsprechend gleichmäßig ist das Virus innerhalb der sexuell aktiven Gruppe verteilt. «Heute wissen wir, daß das AIDS-Virus fast überall in Afrika zu finden ist», erklärte Bila Kapita, Direktor eines großen Krankenhauses in Kinshasa, Zaire. Dabei beträgt der Anteil in den Städten ein Vielfaches von dem auf dem Lande.[68] Bei der städtischen Bevölkerung herrscht mittlerweile ein durchschnittlicher Verseuchungsgrad von zehn Prozent in vielen afrikanischen Städten. Die *«Ärzte-Zeitung»* sieht darin die Spitze des Eisbergs. Denn die HIV-Infektion beschränkt sich keineswegs auf die weiblichen Prostituierten und ihre promiskuitiven männlichen Partner, die bald vollständig durchseucht sein werden. Auch bei «gesunden» Blutspendern und schwangeren Frauen wurden bis zu 18 Prozent HIV-1-Antikörper gefunden. Die Tests entsprechen dem auch bei uns üblichen ELISA-Standard, und somit werden andere Virus-Typen noch nicht erfaßt. Da aber HIV-2-Isolate vor allem bei Prostituierten gefunden wurden, werden auch diese Viren in Zentral- und Ostafrika eine immer größere Rolle spielen. Es gibt keinen Zweifel daran, daß ähnliche Entwicklungen wie in Zentralafrika auch in den USA und Europa nur eine Frage der Zeit sind. Die afrikanische Situation ist daher als Vorschau auf das zu betrachten, was auf die europäischen Staaten zukommt.[69]

Dabei existieren allerdings auch Unterschiede in der Gefahr, sich mit AIDS zu infizieren, zwischen Afrika und den USA und Europa. Besonders bei einer neuen AIDS-Variante besteht die Befürchtung, daß sie hochansteckend ist, besonders auch für das ärztliche und Pflegepersonal.[70]

Vermutlich muß noch ein weiterer Faktor hinzugerechnet werden. Der Münchener Arzt Fritz Glässel, der vier Jahre lang in Uganda als Buschdoktor gearbeitet hat, ist überzeugt, daß Tsetsefliegen nicht nur die Schlafkrankheit, sondern auch AIDS übertragen. Vielleicht nur bei jedem hundertsten Stich, aber dann um so sicherer.[64] Falls, wie amerikanische Wissenschaftler befürchten, AIDS eine Lentivirus-Erkrankung sein könnte, würde eine zusätzliche Flut neuer Erkrankungen auf die Afrikaner zukommen,[71] da diese sehr lange Inkubationszeiten haben und somit die Anzahl der Infizierten wesentlich höher sein wird als bisher vermutet!

In Zentralafrika sind mittlerweile 5 bis 20 Prozent der Bevölkerung AIDS-infiziert. Die Frage ist, wie sich das Virus so schnell ausbreiten konnte, obgleich die ersten AIDS-Fälle erheblich später als in den USA auftraten. Die Gründe hierfür sind: Geldmangel, eine schlechte Organisation des Gesundheitswesens, Menschen, die nicht lesen oder schreiben können und denen die Gefahren schlecht vermittelbar sind. Erschwert wird die Situation durch traditionelle Gebräuche wie Vielweiberei und paradoxerweise durch den sogenannten medizinischen Fortschritt. Nicht selten wird für viele Kinder und Erwachsene beim Impfen die gleiche Nadel benutzt. Und wenn die Nadel stumpf ist, wird sie mit einer Feile nachgespitzt, damit sie noch für weitere Injektionen reicht.

In Nairobi, wo es mehr Ärzte gibt als im gesamten übrigen Ostafrika zusammen, haben Kinder schon mit fünf Jahren im Durchschnitt 35 Impfungen und Injektionen hinter sich. Überall dort, wo diese Art medizinischer Versorgung relativ gut organisiert sei, meinte der Londoner Virologe John Seale, seien auch besonders viele AIDS-Kranke zu finden. Seale hält die Injektionsbesessenheit afrikanischer Ärzte und Patienten sogar für die wichtigste Ursache der Seuche.[72]

In diesen Ländern werden auch Blutkonserven nicht auf Antikörper untersucht. In Ruanda haben Mitarbeiter des Internationalen Roten Kreuzes Blutspender überprüft und festgestellt, daß jeder fünfte von ihnen das Virus in sich trägt. In Zambia sind über zehn Prozent der Blutkonserven AIDS-verseucht. Jede Bluttransfusion wird somit zu einem Risiko. Viele dieser Länder sind arm. Sie haben weder das Geld für Einwegspritzen noch für eine Überprüfung der Blutkonserven auf HIV und schon gar nicht für präventive Informationskampagnen. Die fünf Dollar für einen Bluttest auf AIDS sind drei- bis 30mal höher als die Durchschnittssumme, die viele afrikanische Nationen pro Kopf und Jahr an Gesundheitskosten ausgeben können.[73] Die Kosten für die Behandlung von zehn AIDS-Kranken in den USA ist höher als das Budget von Krankenhäusern in Zaire, in denen Ärzte wie Patienten zu 25 Prozent AIDS-infiziert sind.[74]

Der Gesundheitszustand durch Mangelernährung, schlechte sanitäre Anlagen und unzureichende medizinische Versorgung ist in vielen Entwicklungsländern katastrophal. Jedes Jahr sterben in Afrika über eine Million Kinder an Keuchhusten, Masern und Wundstarrkrampf. 1985 starben weltweit fünf Millionen Kinder an chronischem Durchfall, einer Krankheit, die ein Mensch in den entwickelten Ländern innerhalb weniger Tage überwunden hat. Weitere Krankheiten wie durch Insekten verursachte Blindheit, Malaria, Schistomasis usw. töten jährlich Millionen von Menschen in Afrika.[75,76] Hinzu kommt eine ständige Unterernährung, die besonders bei Kleinkindern schlimme Schäden anrichtet. In einem Artikel der angesehenen britischen Ärztezeitschrift «The Lancet» wurde im August 1986 eine Studie veröffentlicht, die auf den großen Einfluß des Nahrungsmangels im Zusammenhang mit AIDS hinweist. Die Gruppe der unterernährten Kinder hatte fast fünfmal so häufig AIDS wie die Vergleichsgruppe wohlgenährter Kinder.[77]

Aber nicht nur Afrika droht ein derartiges Ausmaß an Gefahr. Denn nach den neuen epidemiologischen Daten ist AIDS inzwischen weltweit verbreitet.[78] Zwischen Dezember 1986 und Mitte Januar 1987 hat sich die Zahl der Länder, die ihre AIDS-Fälle der Weltgesundheitsorganisation der UNO (WHO) meldeten von 102 auf 126 erhöht.[79]

Einige Länder erklären sich nach wie vor für AIDS-frei. Auch die aus 19 afrikanischen Ländern gemeldeten AIDS-Fälle können nur ein Bruchteil der vielen Menschen sein, die aller Wahrscheinlichkeit nach bereits an AIDS gestorben sind.[14]

Dr. Halfdan Mahler, Direktor der WHO, glaubt, daß bereits

Hunderttausende Menschen AIDS haben und über zehn Millionen Virusträger sind.[80] Schon in drei Jahren, nämlich 1990, werden über hundert Millionen Menschen AIDS-infiziert sein. Unter diesen betroffenen Menschen würden die klassischen Risikogruppen bestenfalls noch eine kleine Minderheit darstellen.[81] Unter ihnen werden sich viele aus der Bundesrepublik befinden. Dr. Karsten Vilmar, Präsident der Bundesärztekammer, warnte im Januar 1987 in der «Tagesschau», daß die AIDS-Gefahr wesentlich größer sei als bisher angenommen: Schlimm sei, daß die Bürger in unserem Lande die Lage völlig verkennen und immer noch glauben, das könne ihnen doch nicht passieren. Dabei sei AIDS auf unabsehbare Zeit unheilbar und breite sich unkontrolliert aus.[82] Menschen mit häufig wechselnden Partnern werden schneller infiziert, andere langsamer.[83] Eines ist jedoch sicher: Kein Land wird von AIDS verschont bleiben, und kein sexuell aktiver Mensch kann sich mehr in Sicherheit wiegen.[84]

Literatur

1 J. W. Curran, W. Meade Morgan, «Aids in the United States: Future Trends», Annales de L'Institut Pasteur/Virology, Nr. 1, Januar–März 1987, S. 39–42

2 H. Piechowiak, et al., «Erworbenes Immundefekt-Syndrom», Fortschritte in der Medizin, Nr. 31–32, 28. August 1986, S. 594

3 R. S. Tedder, «On the track of an epidemic», Nature, Nr. 6053, 6. Februar 1986, S. 457, 458

4 «Sterben, bevor der Morgen graut», Der Spiegel, Nr. 39, 23. September 1985, S. 85

5 I. Idras, «AIDS – Die Seuche gerät außer Kontrolle», Selecta, Nr. 3, 19. Januar 1987, S. 110

6 «AIDS: Es geht alles so schön schnell», Der Spiegel, Nr. 18, 28. April 1986, S. 209, 212

7 J. Peto, «AIDS and Promiscuity», The Lancet, Nr. 8513, 25. Oktober 1986, S. 978

8 «Groteske Täuschung», Der Spiegel, Nr. 5, 26. Januar 1987, S. 177, 179

9 L. Montagnier, «Trends der AIDS-Morbidität zeigen kein Plateau», Ärzte-Zeitung, Nr. 199, 11. November 1986, S. 24

[10] «AIDS: Die Bombe ist gelegt», Der Spiegel, Nr. 45, 5. November 1984, S. 101

[11] «Jede sechste Übertragung heterosexuell», Ärzte-Zeitung, 20. Februar 1986

[12] «Die AIDS-Lawine rollt», Praxis-Kurier, Nr. 4, 28. Januar 1987, S. 22

[13] «In Europa gibt es bereits über 2000 AIDS-Fälle», Ärzte-Zeitung, 28. April 1986, S. 7

[14] «37000 Fälle gemeldet», Medical Tribune, Nr. 2, 9. Januar 1987, S. 5

[15] B. Hewitt, et al., «AIDS: The Fear Spreads», Newsweek, 19. Januar 1987, S. 8–12

[16] «AIDS», The Lancet, Nr. 8525, 17. Januar 1987, S. 175

[17] K. Arnsperger, «Außer Aufklärung noch kein Mittel gegen Aids», Süddeutsche Zeitung, Nr. 289, 17. Dezember 1986, S. 4

[18] «Time to unite over AIDS», New Scientist, Nr. 1515, 3. Juli 1986, S. 17

[19] P. Newmark, «Confused ethics of blood testing», Nature, 24. Juli 1986, S. 296

[20] H. E. Tillett, M. McEvoy, «Reassessment of Predicted Numbers of AIDS Cases in the UK», The Lancet, Nr. 8515, 8. November 1986, S. 1104

[21] «AIDS: In einem Monat einen Zuwachs von 2000 Fällen», Ärzte-Zeitung, 19. Januar 1987, S. 6

[22] R. Paasch, «Puritanische Probleme mit Safer Sex», Tageszeitung, 25. November 1986

[23] «AIDS-Erkrankungen in Deutschland», Hamburger Ärzte Blatt, Nr. 3, März 1987, S. 82, 83

[24] «Berliner AIDS-Kranke werden Milliarden kosten», Ärzte-Zeitung, 7. November 1986

[25] G. Frösner, «AIDS: Deutschland bald ein Siechenhaus?», Medical Tribune, Nr. 49, 5. Dezember 1986, S. 8

[26] H.-H. Klare, «AIDS: Wer killt den Killer?», Stern, Nr. 52, 18. Dezember 1986, S. 15, 16

[27] «AIDS-Schnellinformation», Bundesgesundheitsblatt, Nr. 3, März 1987, S. 122, 123

[28] «AIDS-Statistik: 31. März 1987», Deutsches Ärzteblatt, Nr. 17, 23. April 1987, S. B-820–821

[29] M. Fröschl, O. Braun-Falco, «Umgang mit der Krankheit», Münchener Medizinische Wochenschrift, Nr. 14, 3. April 1987, S. 71, 72

[30] «Spezifische Proteasen gegen HIV-Viren», Die Neue Ärztliche, 16. Februar 1987

[31] «Große Teile der Bevölkerung von AIDS bedroht», Die Neue Ärztliche, 12. Dezember 1986, S. 5

32 G. E. Frösner, «What can be done against the further Spread of AIDS?», Infection, Nr. 1, Januar/Februar 1987, S. 3

33 H.-H. Klare, «AIDS: Wer killt den Killer?», Der Stern, Nr. 52, 18. Dezember 1986, S. 15, 16

34 J. Neffe, «AIDS Registration becoming a political Issue in Germany», Nature, Nr. 6106, 19. Februar 1987, S. 650

35 D. Kießling, et al., «Überlegungen und Hochrechnungen zur Epidemiologie des Acquired Immunodeficiency Syndrome in der Bundesrepublik Deutschland», Infection, Nr. 5, September/Oktober 1986, S. 217, 219

36 G. L. Smith, K. F. Smith, «Lack of HIV Infection and Condom Use in Licensed Prostitutes», The Lancet, Nr. 8520, 13. Dezember 1986, S. 1392

37 «Kanzler soll ein Wort zu AIDS sagen», Hamburger Abendblatt, Nr. 29, 4. Februar 1987, S. 1

38 «Hämophilie: Keine AIDS-Gefahr mehr durch Faktor VIII», Ärztliche Praxis, 9. Dezember 1986, S. 3215

39 H. D. Pohle, «AIDS: Die Prävention und nicht die Meldepflicht ist entscheidend», Ärzte-Zeitung, Nr. 218, 9. Dezember 1986

40 V. D. Gruttola, et al., «AIDS: Has the Problem been adequately assessed?», Reviews of Infectious Diseases, Nr. 2, März/April 1986, S. 298, 299

41 R. M. May, R. M. Anderson, «Transmission dynamics of HIV Infection», Science, Nr. 6109, 12. März 1987, S. 137–142

42 P. S. Arno, «The Nonprofit Sector's Response to the AIDS Epidemic: Community-based Services in San Francisco», American Journal of Public Health, Nr. 11, November 1986, S. 1325

43 «Mehr AIDS-Tote in New York», Frankfurter Rundschau, Nr. 6, 8. Januar 1987, S. 20

44 C. Norman, «Military AIDS Testing Offers Research Bonus», Science, Nr. 4752, 16. Mai 1986, S. 818

45 D. M. Barnes, «Military Statistics on AIDS in the U.S.», Science, Nr. 4761, 18. Juli 1986, S. 283

46 F. D. Pien, «HTLV-III-Infection: A Clinical Approach to Diagnosis and Treatment of the AIDS Virus», Postgraduate Medicine, Nr. 4, 5. September 1986, S. 135

47 W. Stille, E. B. Helm, «Krisen-Management – weil die Zeit drängt», Der Spiegel, Nr. 3, 12. Januar 1987, S. 166

48 W. Stille, E. B. Helm, «AIDS: Die derzeitige Bedrohung – Folgerungen und Konsequenzen», Deutsches Ärzteblatt, Nr. 6, 4. Februar 1987, S. 230, 231

49 C. Norman, «$2-Billion Program Urged for AIDS», Science, Nr. 4777, 7. November 1986, S. 661, 662

50 D.M. Barnes, «Strategies for an AIDS Vaccine», Science, Nr.4769, 12. September 1986, S. 1149

51 «Who pays for AIDS?», Nature, Nr.6070, 5.Juni 1986, S. 548

52 D.M. Barnes, «Promising Results Halt Trial of Anti-AIDS Drug», Science, Nr.4772, 3. Oktober 1986, S. 16

53 J. Seligmann, M.Hager, «Mandatory Testing for AIDS?», Newsweek, 16. Februar 1987, S. 31

54 M. Rees, «The sombre View of AIDS», Nature, Nr.6111, 26. März 1987, S. 343–345

55 E.J. Haeberle, «Die falsche Richtung», Die Zeit, Nr.45, 31.Oktober 1986, S. 76

56 «What must be done about AIDS?», Nature, Nr.6092, 6. November 1986, S. 1, 2

57 «USA: Bald 35 000 AIDS-Kranke», Medical Tribune, Nr. 35, 29. August 1986

58 «AIDS Vorbeugung: Frisco bei Aufklärung vorbildlich», Ärzte-Zeitung, 21. April 1986

59 «AIDS-Epidemie ist kaum noch aufzuhalten», Praxis-Kurier, Nr. 32/33, 6. August 1986, S. 22, 23

60 P. Newmark, «Depressing news from Paris», Nature, Nr.6074, 3.Juli 1986, S.6

61 R. Brookmeyer, M.H. Gail, «Minimum Size of the Acquired Immunodeficiency Syndrome (AIDS) Epidemic in the United States», The Lancet, Nr.8519, 6. Dezember 1986, S. 1320–1322

62 D.M. Barnes, «AIDS stresses Health Care in San Francisco», Science, Nr.4792, 27. Februar 1987, S. 964

63 «Bericht der Interministeriellen Arbeitsgruppe AIDS», Bayerisches Staatsministerium des Innern, München, 8. April 1986, S. 10, 17, 26, 27

64 «AIDS: In Afrika droht eine Apokalypse», Der Spiegel, Nr.48, 24. November 1986, S. 140–143

65 M. Emrich, E. Wahler, «Von den Einheimischen in Uganda «Slim» genannt», Ärzte-Zeitung, Nr. 187, 24. Oktober 1985, S.24, 25

66 «AIDS bei afrikanischen Prostituierten», Ärzte-Zeitung, Nr. 187, 24. Oktober 1985, S. 45

67 R. Gallo, «Es geht an die Wurzeln der Sexualität», Der Spiegel, Nr. 35, 28. August 1985, S. 165

68 «Unsuspected Prevalence of AIDS in Africa», Science, Nr.4761, 18.Juli 1986, S.282

69 E.B. Wahler, «AIDS in Afrika und die neuen Viren», Ärzte-Zeitung, 8.Januar 1987, S. 2

70 D. Vittecoq, et al., «Acquired Immunodeficiency Syndrome after travel-

ling in Africa: An Epidemiological Study in Seventeen Caucasian Patients», The Lancet, Nr. 8533, 14. März 1987, S. 612–614

71 C.H. Fox, M. Cottler-Fox, «AIDS in the Human Brain», Nature, Nr. 6048, 2. Januar 1986, S. 8

72 «AIDS: In Afrika droht eine Apokalypse», Der Spiegel, Nr. 48, 24. November 1986, S. 140–143

73 R. Nordland, et al., «Africa in the Plague Years», Newsweek, Nr. 22, 1. Dezember 1986, S. 44–46

74 P. Newmark, «AIDS in an African Context», Nature, Nr. 6098, 18./25. Dezember 1986, S. 611

75 B. Hewitt, et al., «The most vicious Circle», Newsweek, Nr. 22, 1. Dezember 1986, S. 47–50

76 J. Collier, «AIDS in Afrika», Nature, Nr. 6084, 11. September 1986, S. 104

77 J.L. Lesbordes, et al., «Malnutrition and HIV Infection in Children in the Central African Republic», The Lancet, Nr. 8502, 9. August 1986, S. 336–337

78 L. Gürtler, «Aktuelles zu AIDS», Fortschritte in der Medizin, Nr. 31–32, 28. August 1986, S. 12, 13

79 «Ein Benutzerverbot für AIDS-Kranke von Bus und Bahn ist indiskutabel«, Ärzte-Zeitung, 24. Januar 1987, S. 6

80 «Millions will be spent fighting AIDS», New Scientist, Nr. 1536, 27. November 1986, S. 21

81 «Weltweit fünf bis zehn Millionen mit AIDS infiziert», Ärzte-Zeitung, Nr. 116, 26. Juni 1986

82 «Vilmar: Meldepflicht ist Quatsch», Ärzte-Zeitung, 26. Januar 1987, S. 4

83 R. Anderson, R. May, «Plotting the Spread of AIDS», New Scientist, Nr. 1553, 26. März 1987, S. 54–59

84 R. Paasch, «AIDS weltweit – Ein Report», Die Tageszeitung, 28. November 1986, S. 9

AIDS ist überall

Wer als «Risikogruppe» gilt

Risikogruppe Homosexuelle und Bisexuelle –
Risikogruppe Bluter – Risikogruppen Strichjungen und
Prostituierte – HIV-2 auf dem Vormarsch – Risikogruppe
Fixer und Strafgefangene – Risikogruppe Schwangere
und Babies – von der «Risikogruppe» zur allgemeinen
Verbreitung.

Am Anfang der AIDS-Epidemie waren fast ausschließlich Randgruppen betroffen, und zwar:
• Homosexuelle, besonders Personen zwischen 30 und 40 Jahren
mit häufig wechselndem Geschlechtsverkehr;
• bisexuelle Männer mit häufig wechselndem Geschlechtsverkehr;
• weibliche Prostituierte und Strichjungen;
• Drogenabhängige mit gemeinsamer Spritzenbenutzung;
• Personen, wie Bluter, denen regelmäßig bestimmte Blutbestandteile (Faktor VIII & IX) gespritzt werden oder die Bluttransfusionen
erhielten.
Neuerdings kommen hinzu:
• heterosexuelle Personen mit Intimkontakt zu infizierten Personen;
• Feten und Neugeborene, die durch die Mutter angesteckt wurden;
• Personen, die aus Ländern mit hoher Durchseuchung kommen;
• Ärzte und Pflegepersonal, die mit AIDS-infizierten Personen
bzw. deren Blut und anderen Körperflüssigkeiten ständig Kontakt
haben.[1,2,3,4,5,6]
   Die Gruppe, die oft mit AIDS in Verbindung gebracht wird, die
Homosexuellen, weisen einen hohen Prozentsatz an AIDS-Kranken
und AIDS-Infizierten auf. Bereits 1985 war die Infektionsrate unter
Homosexuellen in San Francisco 73,5 Prozent.[7] Ein Jahr später
wurde für die Homosexuellen in den USA ein Durchschnittswert
von 70 Prozent genannt.[8] Selbst in Sydney, Australien, wiesen
Homosexuelle bereits 1984 einen Durchseuchungsgrad von fast 40

Prozent auf.[9] Dabei waren junge Homosexuelle mit passivem Analverkehr und häufig wechselnden Partnern am meisten gefährdet.
Bei Personen mit zwei oder mehr Partnern hatten sich innerhalb von
sechs Monaten 10,6 Prozent einer untersuchten Gruppe mit HIV
infiziert. Das Risiko einer Infektion steigerte sich bei fünf oder mehr
Partnern auf das 18fache. Bei Homosexuellen mit mehr als 50 Partnern pro Jahr und häufigem Geschlechtsverkehr, verbunden mit
passivem Analverkehr und Genuß von «Natursekt» (Urin), war das
Risiko am höchsten.[10,11,12,13,14]

Warum ausgerechnet Homosexuelle die ersten Opfer von AIDS
waren, darüber ist viel gerätselt worden. Japanische Wissenschaftler
haben herausgefunden, daß das Prostaglandin E2 (PGE 2), das in
verhältnismäßig großen Mengen in der Samenflüssigkeit vorkommt (60 Mikrogramm pro Milliliter verglichen mit 0,001 Mikrogramm in anderen Körperflüssigkeiten), eine immunologische
Funktion einnimmt. Der Gehalt an PGE 2 im Samen hat die Aufgabe, eine Abwehrreaktion des Uterus zu unterbinden. In Gebär-
mutter und Vagina wird PGE 2 zurückgehalten. Nicht jedoch bei
Analkontakt von Homosexuellen im Mastdarm. Dort tritt es ins
Blut über und führt vermutlich zu einer Immunsuppression, die
beim Mann das Risiko für AIDS erhöht.[15]

Ebenfalls besonders gefährdet sind die 6000 deutschen Bluter. Die
gerinnungshemmende Substanz Faktor VIII bewahrt sie zwar vor
dem Verbluten, trägt dem Kranken aber oft eine infektiöse Hepatitis
und AIDS ein. Das Risiko einer AIDS-Ansteckung hatten nach
Schätzung der «Deutschen Hämophiliegesellschaft» rund 70 Prozent der Bluter, die bis zur Neuregelung durch den AIDS-Test
regelmäßig behandelt wurden. Die Bluter sind als einzige Risikogruppe auch namentlich bekannt, und so fürchtet die «Deutsche
Hämophiliegesellschaft» auch noch massive Diskriminierung der
Betroffenen.[16]

Jährlich werden in der Bundesrepublik meist jungen Männern
drei Millionen Vollblutspenden entnommen. In den meisten Groß-
städten bringt der halbe Liter Blut dem Spender 40 bis 60 DM ein.
Aus sozialer Not spenden viele Arbeitslose, aber auch Strichjungen
aus der Schwulen-Szene. Man versucht zwar, durch AIDS-Test und
durch die in Computern gespeicherten Namen der Strichjungen, die
mit den Daten der Blutbanken abgeglichen werden, die potentiellen

AIDS-Infizierten herauszufiltern, aber die Fehlerquote ist hoch.[2] Dies gilt besonders für die Blutspenden und Blutpräparate amerikanischer Firmen. Ein Großteil des Blutrohstoffs kommt nämlich aus den Slums von Mittel- und Südamerika. Diese Blutkonserven, obwohl mit vielen Krankheitserregern verseucht, sind erheblich preiswerter als die deutschen. Dabei – so schrieb die *«Medical Tribune»* – «dürfte es für die betroffenen Patienten wie Hohn klingen», daß bereits seit 1981, zu einem Zeitpunkt also, als die ersten Patienten in Deutschland infiziert wurden, ein AIDS-sicheres Konzentrat zur Verfügung stand. Die Marburger Behring-Werke hatten als erster Hersteller der Welt durch Erhitzen ein Hepatitis-B-sicheres Faktor-VIII-Konzentrat auf den Markt gebracht. Ein Herstellungsverfahren, das, wie sich später herausstellte, auch das AIDS-Virus inaktiviert. Untersuchungen in Bonn zeigten inzwischen, daß kein Patient, der dieses Konzentrat erhielt, seither AIDS-Antikörper entwickelte. Da das Präparat doppelt so teuer war wie andere Konzentrate, wurde es nur wenigen Patienten gegeben.[17] Rechtsanwalt Schulte-Hillen: «Hier hat das kaufmännische Interesse sich gegenüber der Schutzpflicht der Patienten durchgesetzt.»[18]

Gefährdet sind alle, die verseuchtes Blut, verseuchte Muttermilch, Organe oder verseuchten Samen erhalten oder durch medizinische Eingriffe infiziert werden. Die Durchseuchungsrate für HIV-1 bei Blutspendern schwankt zwischen 1 zu 600 bis zu 1 zu 8000.[19] Auch bei einer Frischzellenkultur, deren Zellen von gesunden Bergschafen stammten, wurden AIDS-ähnliche Viren, sogenannte «Slow-Viren», nachgewiesen. Dr. zur Hausen – vom Heidelberger Krebsforschungszentrum – sieht einen möglichen Zusammenhang zwischen Frischzell-Therapien und späteren AIDS-Entwicklungen.[20]

Eine weitere stark gefährdete Gruppe sind Prostituierte und Strichjungen. Die meisten Stricher, so der *«Spiegel»*, haben das Virus. Sie machen aber trotzdem weiter, haben wohl auch keine andere Wahl.[21,22] Auch Prostituierte sind eine große Gefahr. Überall aus der Welt treffen Hiobsbotschaften ein. Die englische Zeitschrift *«Nature»* berichtete im Mai 1986 von AIDS-kranken Prostituierten in Madras (Indien), deren Hauptklientel Fernfahrer von Lastkraftwagen sind. Bei zehn Kunden pro Tag kommen im Laufe des Jahres potentiell Hunderte von Neuinfizierten zusammen, die sich in alle

Winde zerstreuen,[23] denn auch in Indien erkranken immer mehr Prostituierte.[24]

In Afrika ist die Entwicklung noch weiter fortgeschritten. 1981 waren vier Prozent der in Zaire getesteten Prostituierten AIDS-positiv, 1984 waren es 51 Prozent und 1986 sogar über 90 Prozent. Annähernd die Hälfte aller Prostituierten in Nairobi sind HIV-Antikörper-positiv. In Malindi wiesen 70 bis 80 Prozent einen positiven Befund auf. Gleichlautende Befunde gab es in der benachbarten Hafenstadt Mombasa und in der Hauptstadt Nairobi. In Kinshasa, der Hauptstadt von Zaire, sind sogar über 90 Prozent der Prostituierten AIDS-infiziert. Ähnlich sieht es in Ruanda, Kigali, Butare und in anderen afrikanischen Städten und Ländern aus.[25,26,27,28,29,30]

Hinzu kommt, daß Prostituierte in Afrika eine hohe Anstekkungsquote an HIV-2 aufweisen.[31] Da viele der Liebesdienerinnen von Ortschaft zu Ortschaft wandern, um ihre Dienste anzubieten, ähnlich wie die Händler, wird auch diese neue AIDS-Variante flächendeckend weitergegeben.[32] Mittlerweile sind HIV-2-Infektionen auch in Deutschland, Frankreich, Dänemark usw. verbreitet.[33,34,35,36] Und entsprechend steigt der Anteil HIV-infizierter Prostituierter in der ganzen Welt. In Miami wiesen 40 Prozent HIV-Antikörper auf[37], und auch in Europa wird ein starker Anstieg verbucht.[38] Zwar wurden 1985 erst ein halbes Dutzend Prostituierter mit HIV-positivem Ergebnis nachgewiesen, aber die Dunkelziffer ist hoch[39], und die Ansteckungsquote steigt ständig.

Obgleich AIDS bei Frauen und Männern gleich häufig vorkommt, bestehen gewisse Unterschiede. Denn die Gruppe, die hauptsächlich betroffen ist, sind afrikanische Frauen im Alter zwischen 20 bis 25 Jahren und Männer zwischen 30 bis 35.[40] Hinzu kommt, daß die betroffenen Männer sich durch eine hohe Ausbildung auszeichnen,[41] möglicherweise haben besser verdienende Männer häufiger wechselnde Geschlechtspartnerinnen. Die höchste AIDS-Quote hatten Männer mit der größten Anzahl verschiedener Partnerinnen.[42] «Der mit der AIDS-Viren-Seropositivität am besten korrelierende Faktor», so die «Ärzte-Zeitung», «ist eindeutig die Anzahl der Infektionen mit Geschlechtskrankheiten in den letzten zwei Jahren, der zweitbeste die Höhe des Einkommens. Bei verheirateten Männern besteht außerdem eine Beziehung zur Zahl der gegen Malaria erhaltenen Injektionen.»[43] Das AIDS-Ausmaß in

Afrika hat solche Dimensionen angenommen, daß viele Experten befürchten, daß einige afrikanische Länder in der Zukunft total entvölkert werden könnten.[44]

In den USA und in Europa droht eine besondere Gefahr von drogenabhängigen Fixern, besonders, wenn sie zur Geldbeschaffung der Prostitution nachgehen.[45] Sie dürften, so vermutet die «Münchener Medizinische Wochenschrift», bis zu 40 Prozent durchseucht sein.[46] In Italien und Spanien, wo die Durchseuchung der Drogenabhängigen am höchsten ist, wurde ein Durchschnittswert von 44 Prozent und für drogenabhängige Prostituierte sogar 58 Prozent angegeben.[47,48] In Hamburg sind es 32 Prozent, 30 bis 40 Prozent in Hannover und München und 50 bis 60 Prozent in Berlin an HIV-infizierten Drogenabhängigen.[49,50] Da Drogensüchtige häufiger zu Gefängnisstrafen verurteilt werden, ist auch nicht verwunderlich, daß Strafgefangene eine höhere Durchseuchungsrate als Normalbürger aufweisen. Aus Bayern und Nordrhein-Westfalen wird eine Quote von sechs Prozent gemeldet. Untersuchungen aus dem ganzen Bundesgebiet weisen auf eine weitere Zunahme HIV-positiver Gefangener in den Strafanstalten hin.[51]

Aber nicht nur Fixer greifen zur Spritze, sondern auch so mancher Arzt oder Krankenschwester. Die Interministerielle Arbeitsgruppe AIDS der bayerischen Ministerien schreibt dazu: «Grundsätzlich sind alle beruflichen Tätigkeiten, bei denen die Gefahr einer Kontamination mit Blut und Körperflüssigkeit besteht, als potentiell gefährdend anzusehen. Ein Risiko bergen vor allem Verletzungen mit HIV-kontaminierten Nadeln oder anderen scharfen Gegenständen.»[52] Zu den Personengruppen, die als besonders HIV-gefährdet gelten, gehören: Krankenschwestern, Ärzte, Zahnärzte, Augenärzte, Chirurgen, Blutbanktechniker, Dialyse-Personal, Notärzte, Wäschereiarbeiter, also alle, die mit HIV-kontaminierten Körperflüssigkeiten und Gegenständen in Berührung kommen könnten. Menschen, die in Labors ständig mit HIV-Viren umgehen, sind am meisten gefährdet.[53]

Obgleich das Risiko einer Übertragung des HIV bei medizinischem Personal als niedrig eingestuft wurde, [54] erscheinen immer mehr Artikel in der Fachpresse, die dies in Frage stellen. Außerdem hat sich ergeben, daß die Serokonversionszeiten erheblich länger sein können als ursprünglich angenommen[55,56] und somit nur die

Spitze des Eisberges zu sehen ist. Bereits im Oktober 1985 berichtete der *«Weekly Epidemiological Record»* der Weltgesundheitsorganisation, daß 1758 Ärzte und Krankenschwestern, die AIDS-Kranke in den USA pflegen, überprüft worden seien. 26 von ihnen waren positiv.[57] Sicherlich sind es seitdem nicht weniger, sondern mehr Infizierte geworden. Und bei dem rasanten Wachstum dieser Epidemie ist es nur eine Frage der Zeit, bis viele Ärzte tagtäglich mit AIDS-Kranken zu tun haben und immer mehr Ärzte und Krankenschwestern zu den AIDS-Opfern gehören werden.

Aber im Grunde gibt es gar keine sogenannten Risikogruppen. Nach Meinung des *«Journal of the Royal College of Physicians of London»* gehören alle sexuell aktiven Menschen zur Risikogruppe.[58] Der ehemalige hessische Sozialminister Armin Claus: «Mittlerweile ist AIDS keineswegs mehr auf Risikogruppen begrenzt, sondern erfaßt breite Bevölkerungsschichten. Praktisch kann jeder davon angesteckt werden.» Professor Gert Frösner aus Frankfurt: «Jeder heterosexuelle Intimkontakt kann heute AIDS übertragen.»[59] Und in *«Medizinische Klinik»* hieß es: «Mit der Ausbreitung der Epidemie in der allgemeinen Bevölkerung, auch in der Bundesrepublik, muß in Kenntnis der Übertragungswege besonders durch heterosexuellen Kontakt gerechnet werden.»[60]

Bereits im Juni 1986 erklärte der stellvertretende Minister für Gesundheit in den USA, Ronald MacDonald, daß AIDS sich mit unbekannter Geschwindigkeit innerhalb der Bevölkerung unkontrolliert verbreitet. In Anbetracht dessen sei das Gerede über Risikogruppen Unsinn. Das Risiko, AIDS zu bekommen, sei auch vom Verhalten abhängig. Nach MacDonald wird die AIDS-Infektionsrate innerhalb der nächsten fünf Jahre dramatisch ansteigen.[61] Und auch die *«Medical Tribune»* stellte fest: «Es geht erst jetzt allmählich richtig los mit der AIDS-Verbreitung bei jenen, die keiner der bekannten Hauptrisikogruppen angehören.»[62]

In den USA wurde AIDS durch heterosexuellen Verkehr 1986 bereits viermal häufiger verbreitet als noch ein Jahr zuvor.[64] Was die Wissenschaftler besonders verstört, sind die Fälle, die weder zu den Risikogruppen zu zählen sind noch sexuelle Kontakte hatten und dennoch AIDS-krank wurden.[62,63]

Zu den neuen «Risikogruppen» gehören besonders Frauen, schwangere Frauen und ihre Babys. Zwar wurde für Anfang 1987

nur ein bis sieben Prozent Frauen unter den AIDS-Kranken angenommen[65], aber dieser Anteil steigt besonders rasant an. Ein ähnliches Muster ist aus Zentralafrika bekannt. Vor wenigen Jahren gab
es nur wenige infizierte Frauen. 1987 war der Anteil der 20 bis 29
Jahre alten Frauen, die an AIDS erkrankten, bereits dreimal höher als
der der 20 bis 29 Jahre alten Männer.[66]

Die AIDS-kranken Frauen sind fast alle im gebährfähigen Alter.
Da gut zwei Drittel der Neugeborenen HIV-infiziert sind, ist hier
eine Ausbreitung des Virus vorprogrammiert.[67,68] Je größer die Zahl
der infizierten Frauen, desto größer die Gefahr, daß es auf lange Sicht
zu einer schrankenlosen Verbreitung der Erkrankung in der allgemeinen Bevölkerung kommt.[69]

Der Anstieg der Infektionen bei Frauen vollzieht sich weltweit
schneller als bei Männern, sei es auf Haiti[70] oder in Berlin. An der
Frankfurter Universitätsklinik waren bis 1985 nur drei infizierte
Frauen bekannt, im Juli 1986 waren es bereits 71.[71] Bei Untersuchungen in einer geburtshilflichen Klinik ergaben sich viele HIV-
Infektionen, bei denen kein erkennbares Eigenrisiko wie zum Beispiel Drogenmißbrauch vorlag.[72] Professor Eiko Petersen, Oberarzt
an der Universitätsfrauenklinik Freiburg, schätzt die Häufigkeit
einer HIV-Infektion bei Schwangeren in der Bundesrepublik zwischen 0,1 und 1,5 Prozent, je nach regionalen Bereichen.[73]

Viele dieser Frauen wollen ihr Kind austragen, obwohl es keine
Überlebenschancen hat. AIDS-infizierte Babys haben in der Regel
eine Lebenserwartung von nicht mehr als zweieinhalb Jahren. Wenn
AIDS-Symptome innerhalb des ersten Lebensjahres auftreten, so
sterben 50 Prozent der Babys innerhalb von sieben Monaten. Wenn
die Diagnose nach dem ersten Lebensjahr gestellt wird, so sterben 50
Prozent innerhalb von 21 Monaten. Der Ausbruch der Krankheit
findet gewöhnlich nach sechs bis zehn Monaten statt.[74,75]

Wissenschaftler gehen davon aus, daß in allen größeren Kliniken
in der Bundesrepublik bereits Kinder von HIV-positiven Müttern
geboren wurden.[73] Somit steigt auch für andere Schwangere und für
das Personal das Übertragungsrisiko im Kreißsaal.[76] Seitdem werden im Rahmen der Vorsorgeuntersuchung immer häufiger HIV-
Antikörper-Tests durchgeführt und eine ständig steigende Serokonversion beobachtet.[29] Mit jeder schwangeren HIV-Positiven steigt
der Anteil der infizierten Kinder. Die Zahl der AIDS-infizierten

Neugeborenen wird mittlerweile auf 500 bis 1000 bundesweit geschätzt.[77] Allein in Berlin ist die Rate in fünf Monaten (August bis Dezember 1986) um mehr als das Doppelte gestiegen.[78] Dabei sind auch diese Zahlen sicher zu niedrig. Der «Spiegel» wies im Februar 1987 Gesundheitsministerin Süssmuth auf die geschönten Statistiken hin: «Ein Kinderarzt in Westdeutschland betreut 21 aidskranke Kinder. Wissen Sie, wie viele aidskranke Kinder in Ihrer Gesamtstatistik sind? Es sind neun!»[79]

Literatur

1 R. Laufs, et al., «AIDS: Übertragungswege und serologische Diagnostik», Hamburger Ärzte-Blatt, Nr. 9, 1985, S. 290, 291

2 «Lange Lunte», Der Spiegel, Nr. 47, 21. November 1985, S. 239, 242, 243

3 R. Laufs, «AIDS: Risikogruppen, Übertragungswege und Schutzmaßnahmen», Hamburger Ärzte-Blatt, Nr. 12, 1985, S. 415

4 F. A. Shephard, et al., «A guide to the investigation and treatment of patients with AIDS and AIDS-related disorders», Canadian Medical Association Journal, Nr. 9, 1. Mai 1986, S. 1001

5 F. D. Goebel, J. R. Bogner, «Erworbenes Immundefektsyndrom (AIDS)», Therapiewoche, Nr. 3, 1987, S. 171, 172

6 A. J. Zuckerman, « Would Screening Prevent the International Spread of AIDS?», The Lancet, Nr. 8517, 22. November 1986, S. 1208, 1209

7 «Inkubationszeit oft viele Jahre», Medical Tribune, 11. April 1986

8 F. D. Pien, «HTLV-III-Infection: A Clinical Approach to Diagnosis and Treatment of the AIDS Virus», Postgraduate Medicine, Nr. 4, 5. September 1986, S. 135

9 B. Tindall, et al., «Clinical and Immunologic Sequelae of AIDS Retrovirus Infection», Australian and New Zealand Journal of Medicine, Nr. 6, Dezember 1986, S. 749–756

10 «Risikofaktoren für HIV-Infektion», Münchener Medizinische Wochenschrift, Nr. 12, 20. März 1987, S. 36

11 M. T. Schechter, et al., «The Vancouver Lymphadenopathy-AIDS Study: 6. HIV seroconversion in a Cohort of Homosexual Men», Canadian Medical Association Journal, Nr. 12, 15. Dezember 1986, S. 1355–1360

¹² L. A Kingsley, et al., «Risk Factors for seroconversion to Human Immunodeficiency Virus among male Homosexuals», The Lancet, Nr. 8529, 14. Februar 1987, S. 345–348

¹³ W. W. Darrow, et al., «Risk Factors for Human Immunodeficiency Virus (HIV) Infections in homosexual Men», American Journal of Public Health, Nr. 4, April 1987, S. 479–483

¹⁴ W. Winkelstein, et al., «Sexual Practices and Risk of Infection by the Human Immunodeficiency Virus», Journal of the American Medical Association, Nr. 3, 16. Januar 1987, S. 321–325

¹⁵ «Homosexuelle sind für AIDS besonders anfällig», Ärzte-Zeitung, 29. April 1986, S. 14

¹⁶ «Hämophiliegesellschaft fürchtet Diskriminierung», Ärzte-Zeitung, Nr. 214, 3. Dezember 1986

¹⁷ «3000 sind AIDS-infiziert!», Medical Tribune, Nr. 9, 27. Februar 1987, S. 1, 62

¹⁸ «Spender aus den Slums», Der Spiegel, Nr. 12, 16. März 1987, S. 133–135

¹⁹ J. Abb, et al., «Prävalenz von Anti-HIV 1 bei nordbayerischen Blutspendern», Nr. 11, 13. März 1987. S. 186–187

²⁰ W. E. J. Schneidrzik, «Die Mär von den gesunden Bergschafen», Münchener Medizinische Wochenschrift, Nr. 10, 6. März 1987, S. 16

²¹ «Ich will es nicht wissen», Der Spiegel, Nr. 42, 14. Oktober 1985, S. 140

²² «Mit Safer Sex kann ich keine Kohle machen», Der Spiegel, Nr. 42, 14. Oktober 1985, S. 141, 143

²³ K. S. Jayaraman, «Pool of infected women?», Nature, Nr. 6066, 8. Mai 1986, S. 103

²⁴ T. J. John, et al., «Prevalence of HIV Infection in risk Groups in Tamilnadu, India», The Lancet, Nr. 8525, 17. Januar 1987, S. 160, 161

²⁵ «Erst durch das TAT-Gen wird das AIDS-Virus aktiv», Die Neue Ärztliche, Nr. 30, 17. Februar 1986, S. 1

²⁶ J. Mann, «AIDS in Africa», New Scientist, Nr. 1553, 26. März 1987, S. 40–43

²⁷ «AIDS bei afrikanischen Prostituierten», Ärzte-Zeitung, Nr. 187, 24. Oktober 1985, S. 45

²⁸ «AIDS: In Afrika droht eine Apokalypse», Der Spiegel, Nr. 48, 24. November 1986, S. 140–143

²⁹ «AIDS: Die Welle rollt», Münchener Medizinische Wochenschrift, Nr. 51/52, 19. Dezember 1986, S. 14, 15

³⁰ «AIDS auch in Ost-Afrika», Deutsches Ärzteblatt, Nr. 20, 16. Mai 1986, S. 1458, 1460

³¹ F. Denis, et al., «Prevalence of Human T-Lymphotropic Retroviruses

TypeIII (HIV) and TypeIV in Ivory Coast», The Lancet, Nr.8530, 21.Februar 1987, S.408–411

32 D. Vittecoq, et al., «Acquired Immunodeficiency Syndrome after travelling in Africa: An epidemiological Study in seventeen Caucasian Patients», The Lancet, Nr.8533, 14.März 1987, S.612–614

33 S. Staszewski, et al., «HIV-2-Infektion auch in Deutschland», Deutsche Medizinische Wochenschrift, Nr.12, 20.März 1987, S.487

34 M. A. Rey, et al., «HIV-1 and HIV-2 double Infection in French Homosexual Male with AIDS-related Complex (Paris, 1985)», The Lancet, Nr.8529, 14.Februar 1987, S.388, 389

35 G. Brücker, et al., «HIV-2-Infection in two homosexual Men in France», The Lancet, Nr.8526, 24.Januar 1987, S.223

36 P. Tauris, F.T. Black, «Heterosexuals importing HIV from Africa», The Lancet, Nr.8528, 7.Februar 1987, S.325

37 P. Piot, M. Mann, «Bidirectional heterosexual Transmission of Human Immunodeficiency Virus (HIV)», Annales de L'Institut Pasteur/Virology, Nr.1, Januar–Februar 1987, S.127

38 R. Lüthy, et al., «Prevalence of HIV antibodies among Prostitutes in Zürich, Switzerland», Klinische Wochenschrift, Nr.6, 16.März 1987, S.287, 288

39 R. Laufs, et al., «AIDS-Virus-Infektionen bei Blutspendern», Deutsches Ärzteblatt, Nr.48, 29.November 1985, S.3593, 3594, 3597

40 M. Malbye, et al., «Evidence for Heterosexual Transmission and Clinical Manifestations of Human Immunodeficiency Virus Infection and related Conditions in Lusaka, Zambia», The Lancet, Nr.8516, 15.November 1986, S.1113–1115

41 C. Joyce, «AIDS: Africa faces a gloomy future», New Scientist, Nr.1536, 27.November 1986, S.21

42 R. Nordland et al., «Africa in the Plague Years», Newsweek, Nr.22, 1.Dezember 1986, S.44–46

43 E. Wahler, «Kaposi-Sa nicht direkt durch AIDS-Viren», Ärzte-Zeitung, Nr.221, 13./14.Dezember 1985, S.1

44 «A virus for hysteria», New Scientist, Nr.1536, 27.Nov. 1986, S.15

45 H. Holzgreve, «AIDS-Gefahr für jedermann?», Münchener Medizinische Wochenschrift, Nr.9, 27.Februar 1987, S.35

46 M. Fröschl, O. Braun-Falco, «Umgang mit der Krankheit», Münchener Medizinische Wochenschrift, Nr.14, 3.April 1987, S.71, 72

47 P. Pristera, et al., «Drug Addiction and Fear of AIDS», The Lancet, Nr.8525, 17.Januar 1987, S.160

48 U. Tirelli, «In Reply», The Journal of the American Medical Association, Nr.8, 27.Februar 1987, S.1047

49 L. Gürtler, «HIV-Infektion und Drogenabhängigkeit», Münchener Medizinische Wochenschrift, Nr. 10, 6. März 1987, S. 141, 142

50 B. Dulz, R. Schmidt, «Heroinabhängige und AIDS», Münchener Medizinische Wochenschrift, Nr. 10, 6. März 1987, S. 143, 144

51 «Für den AIDS-Kranken wird der Knast zur Hölle», Die Neue Ärztliche, Nr. 91, 20. Mai 1986, S. 6

52 «Bericht der Interministeriellen Arbeitsgruppe AIDS», Bayerisches Staatsministerium des Innern, 8. April 1986, S. 10, 17, 26, 27

53 B. Das, et al., «Risk of AIDS to health care Workers», British Medical Association Journal, Nr. 6524, 29. März 1986, S. 898

54 «Gefährdung durch nosokomiale HIV-Infektion ist extrem gering», Ärzte-Zeitung, 10. November 1986

55 B. Das, et al., «Risk of AIDS to health care workers», British Medical Association, Nr. 6524, 29. März 1986, S. 898

56 M. v. d. Graaf, R. J. A. Diepersloot, «Transmission of Human Immunodeficiency Virus», Infection, Nr. 5, September/Oktober 1986, S. 205

57 A. M. Geddes, «Risk of AIDS to health care workers», British Medical Journal, Nr. 6522, 15. März 1986, S. 711, 712

58 A. G. Dalgleish, «Antiviral Strategies and Vaccines against HTLV III, LAV», Journal of the Royal College of Physicians of London, Nr. 4, 4. Oktober 1986, S. 265

59 «Meldepflicht bei AIDS?», Ärztliche Praxis, Nr. 7, 24. Januar 1987, S. 122

60 H. Hartmann, G. Hunsmann, «Zur Epidemiologie von AIDS: Stand Herbst 1986», Medizinische Klinik, Nr. 4, 27. Februar 1987, S. 155–158

61 D. B. Barnes, «Grim Projections for AIDS Epidemic», Science, Jg. 232, Nr. 4758, 27. Juni 1986, S. 1589, 1590

62 «AIDS ist keine Schwulen-Seuche mehr», Medical Tribune, 2. Januar 1987, S. 14

63 V. D. Gruttola, «Letter», The Lancet, Nr. 8486, 19. April 1986, S. 911, 912

64 G. G. Frösner, «What can be done against the further Spread of AIDS?», Infection, Nr. 1, Januar–Februar 1987, S. 1

65 S. Dickman, «Tests for AIDS in pregnancy on offer to all», Nature, Nr. 6110, 19. März 1987, S. 232

66 R. Anderson, R. May, «Plotting the spread of AIDS», New Scientist, Nr. 1553, 26. März 1987, S. 58

67 R. Hehlmann, «AIDS: Der Anfang einer Katastrophe?», Medizinische Klinik, Nr. 4, 27. Februar 1987, S. 163, 164

68 «Klinische Forschung zur Bekämpfung von AIDS intensivieren», Die Neue Ärztliche, 1. April 1987

69 S. Staszewski, et al., «LAV/HTLV-III-Infektionen bei Frauen und ihren heterosexuellen Partnern», AIDS II, 1986, S. 15

70 J.L. Marx, «The slow, insidious Natures of the HTLV's», Science, Nr. 4737, 31. Januar 1986, S. 450, 451

71 R. Idris, «Die AIDS-Manifestationsrate kennt keiner», Selecta, Nr. 52, 29. Dezember 1986, S. 3675

72 «AIDS-Erkrankungen in Deutschland», Hamburger Ärzte-Blatt, Nr. 3, März 1987, S. 83

73 E. E. Petersen, «Folgenschwere HIV-Infektion in der Schwangerschaft», Die Neue Ärztliche, 12. Februar 1987

74 A. Quaggin, «Get prepared for more Cases of AIDS during Pregnancy», Canadian Medical Association Journal, Nr. 2, 15. Januar 1987, S. 192, 193

75 «Postnatale Manifestationen», Selecta, Nr. 12, 23. März 1987, S. 708

76 A. Stauber, et al., «Das AIDS-Problem bei schwangeren Frauen – eine Herausforderung für den Geburtshelfer», Geburtskunde und Frauenheilkunde, Nr. 4, April 1986, S. 201, 202, 203

77 «HIV-Infektionen in Ehe und Familie», Die Neue Ärztliche, 17. März 1987

78 «Immer mehr Babys schon im Leib der Mutter infiziert», Ärzte-Zeitung, 9./10. Januar 1987, S. 1

79 R. Süssmuth, «Ich will klotzen, nicht kleckern», Der Spiegel, Nr. 7, 9. Februar 1987, S. 37

Das Krankheitsbild

Welche Symptome und Veränderungen AIDS hervorruft

Symptome nach der Infektion – Einflußfaktoren beim Verlauf der Krankheit – Co-Faktor Schwangerschaft – das Krankheitsbild bei Babies und Kleinkindern – immunologische Veränderungen – Befall des zentralen Nervensystems – Veränderungen des Gehirns – neurologische Symptome – psychosomatische Begleiterscheinungen – Gehirnschäden bei Kleinkindern – Schäden an Rückenmarksubstanz – opportunistische Infektionen – die Lungenentzündung – Pilzinfektionen im Mund – krebsartige Hautveränderungen im Mund – Hauterkrankungen – Augenerkrankungen – Infektionen durch das Zytomegalievirus – Histoplasmose – Epstein-Barr-Virus – Kaposi-Sarkom – bösartige Lymphdrüsenkrebse – Krankheitsbild des HIV-2

Obwohl es bereits viele tausend AIDS-Kranke weltweit gibt, ist die Krankheit selbst den Medizinern in vielem immer noch ein Rätsel. Einige Menschen erkranken nicht, obgleich sie dem Virus ausgesetzt waren, andere scheinen besonders anfällig für diese Krankheit zu sein. Ein Teil der AIDS-Patienten entwickelt sofort AIDS, während bei anderen erst ein Stadium eintritt, in dem viele andere Krankheitsformen auftreten, bis sich das sogenannte Vollbild von AIDS zeigt.[1]

Die Anfangssymptome, die unmittelbar nach der Ansteckung auftreten, werden selten bemerkt. Der Fall einer Krankenschwester, die sich mit einer Spritze verletzte, in der sich AIDS-verseuchtes Blut befand, ist gut dokumentiert. Zwei Wochen nach der Infektion hatte sie eine vorübergehende grippeähnliche Erkrankung mit einem Hautausschlag und Lymphknotenschwellung, und ihr Blut wurde positiv.[2] In anderen Fällen wurde ein fiebriger Rachenkatarrh ein bis acht Wochen nach der Infektion beobachtet. Hohes Fieber, starke Lethargie und ein masernähnlicher Ausschlag dauerten vier bis sieben Tage, verbunden mit leichten Lymphknotenschwellungen. Zwei Wochen später wurden die Patienten seropositiv.[3] Ein grippeähnliches Krankheitsbild haben auch andere Wissenschaftler als erstes Stadium festgehalten.[4,5]

Die Inkubationszeit (die Zeit zwischen Ansteckung und Ausbruch der Krankheit) ist unterschiedlich lang. Es werden Zeiträume im Bereich von wenigen Monaten bis zu zehn Jahren angegeben.[6] Für Homosexuelle wird ein Durchschnittswert von nur 31 Monaten angenommen[7], während Bluter bei einer mittleren Inkubationszeit zwischen fünf und sechs Jahren liegen.[8] Nach neueren Forschungsergebnissen kann die Inkubationszeit jedoch erheblich länger sein als bisher angenommen: nämlich bis zu fünfzehn Jahren.[9] Für neue HIV-2-Varianten wurde sogar eine Inkubationszeit von 16 bis 19 Jahren festgestellt.[10]

Der Verlauf der Krankheit hängt stark vom Gesundheitszustand des einzelnen ab. Auch der Zustand des Immunsystems spielt wahrscheinlich eine wesentliche Rolle. Beeinflussende Faktoren können sein[11]:

• die Infektionsbedingungen, die von der Art des AIDS-Virus, der Menge und dem Angriffspunkt abhängig sind,
• die Kondition des Infizierten: Sie wird beeinflußt von Ernährung, ausreichendem Schlaf, psychischen Einflüssen, Körperpflege, klimatischen Einflüssen usw.,
• die erbliche Veranlagung, die im Hinblick auf den jeweiligen Erreger festliegt.

Als nicht wesentlich bei der Entwicklung von AIDS erwiesen sich Alter, Rasse, Anwendung von Amylnitrit (Poppers), Körpergewicht und Sexualverhalten.[12] Als Co-Faktoren für den Krankheitsausbruch werden genannt: Drogen- und Alkoholmißbrauch, ultraviolette Lichtbehandlung, Mangelernährung und mehrfache Transfusion von Blutprodukten, die alle in irgendeiner Form eine immununterdrückende Wirkung haben.[13] Überbeanspruchung des Immunsystems durch latente Infektionen wie Herpes-, Zytomegalie-, Epstein-Barr- und Hepatitis-B-Viren. Mögliche Zusammenhänge gegenseitiger Krankheitsbegünstigung bestehen bei Erkrankungen mit Tuberkulose und Malaria.[14]

Das Zusammenspiel dieser Viren mit den AIDS-Viren besteht darin, daß DNS-Viren RNS-Viren stimulieren. Von den Viren wird so ein Genprodukt gebildet, das die Vermehrung des AIDS-Virus beschleunigt. Man vermutet, daß die Transaktivierung indirekt ist und über verschiedene zelluläre Proteine als Zwischenboten verläuft. Die Beobachtung, daß DNS-Viren die genetische Aktivität von HIV-Viren verstärken, ist von größter Bedeutung. Sie bietet die Erklärung, warum HIV-Infektionen lange harmlos bleiben und dann plötzlich einen dramatischen Verlauf nehmen.[15,16]

Schneller als jeder andere Faktor beschleunigt eine Schwangerschaft, bei bestehender HIV-Infektion der Mutter, den Übergang vom asymptomatischen Zustand zu AIDS oder dem Lymphadenopathie-Syndrom. Werden an AIDS oder Lymphadenopathie-Syndrom bereits erkrankte Frauen schwanger, so sterben nahezu alle diese Betroffenen.[17,18,19] Das «Bayerische Ärzteblatt» schreibt: «Da bei jeder Schwangerschaft eine Verminderung der zellulären Immunität eintritt und damit eine erhöhte Empfänglichkeit für einige Infektionen bestehen kann, sollte eine HIV-infizierte Schwangere darauf hingewiesen werden, daß bei ihr die Wahrscheinlichkeit der Ausbildung von AIDS oder ARC (AIDS related Complex = Krankheiten, die im Zusammenhang mit AIDS stehen) größer sein kann als bei Nicht-Schwangeren.»[20]

Bei der Mehrzahl der Schwangeren fällt eine Immununterdrückung mit zunehmender Schwangerschaftsdauer auf. Es wurde ein Abfall des Verhältnisses zwischen T4- und T8-Helferzellen und ein Absinken der T-Lymphozytenzahl festgestellt. Nach der Geburt war die Immununterdrückung rückläufig.[21]

Neugeborene Säuglinge mit ihrem noch nicht voll entwickelten Immunsystem sind besonders anfällig für AIDS. Bei ihnen bildet sich das Krankheitsbild dementsprechend schnell aus.[22,23] Bei infizierten Schwangeren, die weder klinische noch immunologische Zeichen einer AIDS-Infektion aufwiesen, ließen sich aus mehreren Organen verstorbener Feten Virenanzüchtungen vornehmen. Oft läßt sich am Säugling eine Verzögerung der geistigen und körperlichen Gesamtentwicklung nachweisen. AIDS-positive schwangere Frauen haben dreimal häufiger Fehlgeburten als nicht-seropositive Frauen.[24] Das Krankheitsbild bei AIDS-kranken Babies und Kleinkindern unterscheidet sich von dem der Erwachsenen. So leiden sie kaum unter dem Kaposi-Sarkom (Erwachsene sechsmal häufiger). Dafür treten Soor-Befall im Mund oder Infektionen mit dem Zytomegalie-Virus bei Kleinkindern doppelt bis dreimal häufiger auf. Weitere häufig auftretende Krankheiten sind: Gehirnentzündungen und neurologische Symptome, Lymphknotenschwellungen, Leber- und Milzvergrößerungen.[25,26]

Als erste Anzeichen für eine AIDS-Erkrankung treten Veränderungen des Blutbildes auf, so daß AIDS sich als Spätstadium einer T4-Lymphozyten (Helferzellen, zytotoxische Zellen)-Schädigung darstellt. Wenn die T4-Lymphozyten die Fähigkeit verlieren, gelöste Antigene zu erkennen, kommt es langfristig zu immer stärkeren Ausfallerscheinungen des Immunsystems. Am häufigsten wurden Blutbildveränderungen durch eine Verminderung der Lymphozyten beobachtet. Auch die Zahl der weißen Blutkörperchen und Blutzellen (Lymphozyten, Leukozyten, Granulozyten, Thrombozyten und Monozyten) verringert sich, und zusätzlich kommt es zu einer Verschiebung des Verhältnisses von Lymphozyten zu Leukozyten. Im Knochenmark findet man eine gesteigerte Produktion von Blutzellen, da diese immer schneller zerstört werden. Im Spätstadium von AIDS tritt eine so starke Schädigung des Knochenmarks auf, daß die Blutzellproduktion zusammenbricht.[27]

Durch den Reiz der AIDS-Viren werden verstärkt bestimmte – der Abwehr dienende – Eiweißsubstanzen (Gammaglobuline-Antikörper) sowie Antikörper gegen das Zytomegalie-Virus produziert. Weiterhin treten allergische Überempfindlichkeiten, autoimmune Zerstörungsprozesse (darunter versteht man die Zerstörung körpereigener Zellen durch das Immunsystem), Produktion von veränderten Interferonen und Suppressor-Substanzen und eine Fehlfunktion der Monozyten und natürlichen Killerzellen auf. Weil das Nerven- und Lymphozytengewebe einige gemeinsame Antigene haben, scheint ein Autoimmun-Mechanismus auch für progressive Gehirnerkrankungen, Knochenmarkserkrankungen und Erkrankungen des übrigen Nervensystems verantwortlich zu sein.[28]

Einige AIDS-Infizierte zeigen keine Symptome, während bei vielen anderen als erste Form der Erkrankung ein sogenanntes Lymphadenopathiesyndrom (LAS) auftritt. Hierunter versteht man mehrere langandauernde Lymphknotenvergrößerungen entweder unter den Achseln, an den Leistendrüsen, am Hals, aber auch an anderen Körperstellen von mindestens einem Zentimeter Durchmesser, ohne daß deren Ursache erkennbar ist. Oft sind diese mit schmerzhaften Mißempfindungen verbunden. Weitere Symptome wie Abgeschlagenheit, Erschöpfung, Müdigkeit, Lethargie und Schwächeanfälle stellen sich ein, wie auch Glieder-, Gelenk- und Muskelschmerzen, die sekunden- bis minutenlang andauern können, aber ständig wiederauftreten oder aber sich monatelang in Form von Muskelkater bemerkbar machen. Diese Symptome werden durch Muskelschwund, verzögerte Muskelreflexe, Gewebeschwellungen und den allmählichen Zerfall von Muskelfasern verursacht. Hinzu kommen Hitzewallungen mit Nachtschweiß und vermehrtem Achselschweiß. Weiterhin zählen zu den unspezifischen Symptomen, die monatelang anhalten: Fieberschübe oder ständiges Fieber über 38° C, Reizhusten, Kopfschmerzen, Mund- und Rachenentzündungen, Leber- und Milzschwellungen, Hautausschläge, schlecht heilende Wunden; chronischer Durchfall mehrere Male täglich mit hohem Elektrolyt- und Wasserverlust, ein Gewichtsverlust bis zehn Prozent des Körpergewichts oder mehr. Ferner gehört zum LAS das Vorliegen von mindestens zwei krankhaften Befunden wie Anämie, Verminderung der Leukozyten und Lymphozyten, Verminderung von Gerinnungsplättchen im Blut, Vermehrung der Gammaglobuline, Veränderung des Verhältnisses zwischen T4- und T8-Helferzellen, das Fehlen einer Hautreaktion auf verschiedene Antigene und Zunahme der Immunkomplexe im Blut.[29,30,31,32,33,34,35,36]

Anfangssymptome von AIDS[33]

Lymphadenopathiesyndrom
Abgeschlagenheit, Lethargie
Schwächeanfälle
Glieder-, Gelenk- und Muskelschmerzen
Hitzewallungen
vermehrter Nacht- und Achselschweiß
monatelanges Fieber mit einer Temperatur von über 38° C
monatelanger Durchfall
Gewichtsverlust von 10 % des Körpergewichts

Immunologische Veränderungen[28]

Vergrößerungen der Lymphknoten
Vermehrung der Gammaglobuline
im Blut zirkulierende Immun-Komplexe
säureempfindliche Interferone
vermehrte Produktion von Lymphokinen
Verringerung der T-4-Helferzellen
Verlust der dendritischen (verästelten) Zellen
verringerte α-Interferon-Produktion
zunehmender Rückgang des lymphoiden Gewebes

Es kann in allen Phasen der HIV-Infektion zu neurologischen Krankheitsbildern kommen, denn das Virus befällt das zentrale Nervensystem, und zwar in einem Ausmaß, wie es lange nicht für möglich gehalten wurde.[37] Neben dem direkten Befall durch das AIDS-Virus kann das Zentrale Nervensystem (ZNS) auch durch opportunistische Infektionen betroffen werden. Besonders häufig sind Infektionen durch die fast überall auftretenden Sporentierchen «Toxoplasma gondii», dem Pilz «Cryptococcus neoforman», verschiedene Mykobakterien und Viren der Herpes-Gruppe. Auch über das Auftreten von Lymphomen wurde berichtet sowie über Erkrankungen durch den Papova-Virus. Noch nicht geklärt ist, ob auch andere ZNS-Infektionen – etwa durch langsame Viren (slow virus infections) verursacht – unter der Immunschwäche zum Zug kommen.[38,39]

Inzwischen ist klargeworden, daß das AIDS-Virus in der Lage ist, eine eigenständige Hirnerkrankung zu verursachen. Das Virus verursacht Gehirn- und Gehirnhautentzündungen, Knochenmarks- und periphere Nervenerkrankungen, Rückenmarks-Degenerationen und Schwachsinn[40,41,42,43], bei Untersuchungen an an AIDS-verstorbenen Menschen wurden Schrumpfgehirne mit vergrößerten Gehirnkammern festgestellt.[44,45] Beim AIDS-Patienten äußert sich dies in entzündlichen Veränderungen im zentralen und peripheren Nervensystem. Dieser Befall kann schon sehr früh im Infektionsverlauf auftreten. Es sind Fälle bekannt, bei denen Patienten ausschließlich durch AIDS-verursachten Schwachsinn starben, ohne wesentliche AIDS-Symptome aufzuweisen.[38]

Lange Zeit wußte man nicht, wie das Virus ins Zentrale Nervensystem eindringt und sich dort verbreitet. Das Rätsel wurde gelöst, als man an Makrophagen des Gehirns HIV-Viren nachweisen konnte.[46] Bei der Untersuchung von Hirngewebe eines AIDS-Patienten, der an Demenz (Schwachsinn) litt, fanden Wissenschaftler AIDS-Viren in Monozyten und Makrophagen – überall im Körper vorkommenden Blutzellen –, die der Entdeckung und Bekämpfung von Infektionen dienen. In Versuchen konnten die Viren angezüchtet werden.[47] Mono- und multinukleäre Makrophagen sind ebenfalls ein Ziel des HIV. In einem Zusammenspiel zwischen infizierten Phagozyten und Makrophagen bilden sich multinukleäre Riesenzellen, die im Gehirn von AIDS-Kranken gefunden wurden.[48] Infizierte Makrophagen scheiden Substanzen aus, die zu schweren Schäden bei den weißen Blutkörperchen führen und Nervenimpulse verfälschen. Obgleich die Makrophagen ebenfalls ein Ziel des AIDS-Virus sind, können auch andere Zellen des Zentralen Nervensystems infiziert werden – beispielsweise Nervenzellen sowie bestimmte Zellgewebe und Hüllsubstanzen der Nerven.[49]

AIDS-Patienten leiden unter vielseitigen neurologischen Erkrankungen. 60 bis 70 Prozent der HIV-Infizierten weisen Krankheitsbilder des Zentralen Nervensystems auf, wobei der Zerfall von Gehirnsubstanz bis zum Schwachsinn führen kann. Zu den Krankheitsbildern zählen: umfassende Gehirn- und Gehirnhautentzündungen, Toxoplasmose-Erkrankungen, Befall der weißen Gehirnzellen, Ödeme und Lymphgeschwülste im Gehirn. Nervenerkrankungen innerhalb und außerhalb des Zentralnervensystems verursachen am Anfang des Befalls Vergeßlichkeit, Konzentrationsstörungen, Verwirrtheit, Persönlichkeitsveränderungen, verringerte Denkfähigkeit, Schlafstörungen, chronische Kopfschmerzen, Appetitlosigkeit und Empfindungsstörungen. Schon wenige Monate später kann sich der Gesundheitszustand drastisch verschlechtern mit epileptischen Anfällen, Krämpfen, Delirien, schlaganfallähnlichen Erkrankungszuständen, Halbseitenlähmungen, Bewegungsstarre, gestörter Bewegungskoordination, Versagen der Beine und gestörtem Gang. Hinzu kommen getrübtes Bewußtsein,

Desorientiertheit, Gedächtnis-, Sprach-, Seh- und Schreibstörungen.[33,50,51,52,53,54,55,56,57,58]

Viele der AIDS-Patienten bekommen schwere Depressionen mit psychosomatischen Begleiterscheinungen, sind selbstmordgefährdet oder werden hoch aggressiv. Wesensveränderungen führen zur Apathie, Gleichgültigkeit und vielfältigsten neurologischen Erkrankungen. AIDS verursacht sehr viele verschiedene Leidensgeschichten. Das amerikanische «National Institute of Mental Health» hat 1986 mit umfangreichen Schulungsprogrammen für das Gesundheits-Personal begonnen, damit dieses in der Lage ist, angemessen auf die vielfältigen Probleme zu reagieren.[59]

Besonders dramatisch sind die Schäden bei Neugeborenen, Säuglingen und Kleinkindern. Bei Neugeborenen wird häufig eine Unterentwicklung des Gehirns mit vermindertem Kopfwachstum festgestellt. In vielen Fällen wächst das Gehirn langsamer als normal, oder es kommt zu Gehirnschrumpfungen. Durch Computertomographiebilder konnte man zusätzlich bei Kindern symmetrische Verkalkungen in der grauen Gehirnmasse der Basalganglien (Nervenzellen und Bahnen, die die Motorik steuern) und periventrikuläre (neben den Gehirnkammern gelegene) weiße Substanzen feststellen. Abnorme Mineralablagerungen in Blutgefäßen behindern die Versorgung der grauen Gehirnmasse des zerebralen Cortex (Gehirnrinde). Einige der AIDS-infizierten Kleinkinder verlieren schnell Fett und Protein, so daß das sich entwickelnde Nervensystem zusätzlich geschädigt wird.[60,61]

Auch wurden schwere Schäden an der weißen Rückenmarksubstanz entdeckt. Neben Ödemen (durch wasserbedingte Schwellungen) fanden sich Schwellungen in der weißen Gehirnmasse und Schäden an der zellularen Auskleidung der Nervenzellen. In vielen Fällen entdeckten Ärzte in den Gehirnen verstorbener AIDS-Patienten multinukleäre Riesenzellen (die vermutlich von Makrophagen oder Monozyten abstammen), die im Zentralnervensystem Synzytien (Zellverband, der durch Verschmelzung von Einzelzellen entstanden ist und keine Zellgrenzen mehr aufweist) bilden.[50,60,61,62,63]

Das hervorstechendste Merkmal von AIDS sind opportunistische Infektionen, die auf die beeinträchtigte Funktion des Immunsystems zurückzuführen sind – Infektionen, mit denen der gesunde Körper

Neurologische Symptome von AIDS

Gehirn- und Gehirnhautentzündung
Lymphgeschwülste und Ödeme im Gehirn
Tumore durch Toxoplasmen
Veränderungen an der weißen und grauen Gehirnmasse
Gehirnschrumpfung
Demenz (Schwachsinn)
Schädigung der Rückenmarksubstanz
Nervenerkrankungen innerhalb und außerhalb des ZNS
Konzentrations- und Gedächtnisstörungen
Sprach- und Sehstörungen
Bewegungsstörungen und Lähmungen
epileptische Anfälle und Krämpfe
chronische Kopfschmerzen
Schlaf- und Empfindungsstörungen
schwere Depressionen oder Aggressivität
diverse psychosomatische Erkrankungen

mit Leichtigkeit fertig wird, die aber bei AIDS-Infizierten zu tödlichen Krankheiten führen können. Diese Infektionen werden von Parasiten, Pilzen, Bakterien, Viren, Hefen usw. ausgelöst, denen gemeinsam ist, daß sie nur durch ein intaktes Immunsystem in Schach gehalten werden.[64] Das Auftreten opportunistischer Erreger bestimmt weitgehend den Verlauf und Ausgang der AIDS-Erkrankung. Infektionen mit Pneumocystis carinii, Toxoplasmen, atypischen Mykobakterien und Zytomegalievirusinfektionen sind nur begrenzt beherrschbar.[65]

Viele dieser Krankheitserreger führen zu Ganzkörper-Infektionen, Befall der Lunge, Magen-Darm-Erkrankungen, Haut- und Schleimhautgeschwüren und Erkrankungen des Zentralnervensystems. Mit etwa 60 bis 80 Prozent ist die häufigste opportunistische Infektion die Lungenentzündung mit Pneumocystis carinii. Dieses Krankheitsbild kann anfangs ohne Symptome und sehr langsam verlaufen. Die Patienten klagen über trockenen Husten, Atemnot, Fieber, Schmerzen in der Brust und ein allgemeines Krankheitsgefühl. Den die Lungenentzündung verursachenden Parasiten haben auch die meisten gesunden Menschen, erst bei Beeinträchtigung des Immunsystems bricht die Lungenentzündung aus. Ohne Behandlung sterben AIDS-Infizierte sehr schnell. Selbst mit Behandlung sterben die meisten Patienten, trotz anfänglicher Erholung innerhalb weniger Monate, häufig auch deswegen, weil weitere zusätzliche opportunistische Infektionen auftreten.[30,66,67,68,69,70,71,72,73]

Oft treten auch Pilzinfektionen im Mundraum auf. Die Anzahl der Krankheitskeime steht in Beziehung zum jeweiligen Infektionsstadium. Der Soor im Mund ist durch cremige, weiße oder gelbliche Flecken auf geröteter oder normaler Mundschleimhaut gekennzeichnet. Durch Kratzen können diese Beläge unter Hinterlassung einer blutenden Schleimhaut abgestreift werden. Er befindet sich häufig an Wangen- und Lippenschleimhaut sowie an der Zunge und hartem und weichem Gaumen, obgleich er jeden Bereich der Mundschleimhaut treffen kann. Es können auch gerötete Geschwüre am Gaumen und Zungenrücken auftreten.[33,74] Ein weiteres Krankheitsbild sind krebsartige Schleimhautveränderungen im Mund. Die Geschwüre sind weiß, wirken «haarig» und treten am Rande der Zunge auf. Sie werden durch Papillomviren im Zusammenhang mit dem Epstein-Barr-Virus erzeugt. Weitere Erkrankungen im Mund sind das orale Kaposi-Sarkom, Herpes, Formen der Parodontose sowie opportunistische Infektionen durch Pilze, Bakterien und Viren.[75,76]

Häufig ist auch die Haut AIDS-Kranker betroffen. Das Spektrum der Krankheiten kann dabei sehr vielseitig sein. Es reicht von Exanthemen (meist entzündlicher Hautausschlag), Akne, seborrhoische Dermatiden, Herpes-Infektionen, Gürtelrose, Warzen, Pilzinfektionen in der Analgegend oder an den Geschlechtsteilen, eitrigen Hautentzündungen, Entzündungen der Haarbälge, krankhaft veränderten Absonderungen der Talgdrüsen, entzündlichen Hautreaktionen, Geschwüren an den Geschlechtsorganen bis zum Befall der Haut mit Pilz- und Schuppenflechten. Trotz Behandlung können diese Krankheiten solche Ausmaße annehmen, daß sie sich immer weiter ausdehnen, bis die Erkrankung die Haut vollständig bedeckt.[78,79,80,81,82,83,84,85]

Häufig sind auch die Augen betroffen. Kaposi-Sarkome treten oft im Zusammenhang mit Hornhautentzündungen und Hornhautbeschlägen auf. Viele an AIDS erkrankte Patienten erblinden. Am schwersten ist der Augenhintergrund, die Netzhaut, betroffen. Es können Infarkte, weiße bis cremefarbene flauschige Bereiche, an beiden Augen gleichzeitig auftreten oder große Teile der Netzhaut zerfallen und in flächige Narben übergehen. Es kann zu Entzündungen der Netzhaut kommen und zur Netzhautablösung. Der Erreger Toxoplasma gondii verursacht Netzhautentzündungen mit Gewebstod. Aber auch das Zytomegalievirus löst Netzhautentzündungen aus.[86]

Ungefähr 90 Prozent der AIDS-Patienten leiden unter Infektionen durch das Zytomegalievirus. Es befällt die Lunge, die Nebenniere, den Magen-Darm-Trakt, die Schilddrüse, die Mundspeicheldrüse, die Milz und das Zentralnervensystem und löst krebsartige Schleimhautveränderungen, Durchfall mit zehn bis zwanzig Litern Flüssigkeitsverlust und vielseitige Erkrankungen des Zentralen Nervensystems aus.[87,88] Ähnlich gefährlich ist die Histoplasmose, eine Krankheit, die von einem Pilz verursacht wird, der Lymphknotenschwellungen, Haut- und Schleimhautgeschwüre, Lungenveränderungen und Anämie hervorruft. Neben diesen bereits genannten Krankheiten und Krankheitserregern tritt bei vielen AIDS-Patienten noch zusätzlich das Epstein-Barr-Virus (EBV) auf. Ein EBV-Infekt kann für sich allein bereits eine Vielzahl von Krankheiten im ganzen Körper verursachen. Erschwerend kommt hinzu, daß die Summe der vielfältigen Infektionen das bereits strapazierte Immunsystem weiter schwächt, so daß es zu neuen opportunistischen Infektionen kommen kann, bis das Immunsystem endgültig zusammenbricht.[30,57,69,89,90,91]

Eine Krebsart, die häufig im Zusammenhang mit AIDS genannt wird, ist das Kaposi-Sarkom. Diese sonst sehr seltene Krankheit tritt bei fast der Hälfte AIDS-kranker Homosexueller auf. Der Verlauf der Krankheit, die sich auf viele Organe und das Lymphsystem ausdehnt, ist sehr aggressiv. Das Kaposi-Sarkom ist am Anfang oft schwer erkennbar. Es besteht aus rötlich-bräunlichen, ovalen, flachen Knoten auf der Haut, am oberen Brustkorb, in Narben der Gürtelrose und an Unter- und Oberschenkel. Aber das Kaposi-Sarkom kann auch innere Organe wie den Magen-Darm-Trakt, Oberbauchorgane, Leber, Milz, Bauchspeicheldrüse und Lymphknoten befallen.[92,93]

AIDS-Patienten haben ein sehr großes Risiko, neben dem Kaposi-

Sarkom Non-Hodgkin-Lymphome zu entwickeln. Hierunter versteht man verschiedene bösartige Lymphdrüsenkrebse vom Burkitt-Typ, Burkitt-like-Typ, primäre ZNS-Lymphome und undifferenzierte B-Zell-Lymphome sowie Karzinome vor allem des Mund-Rachen-Raums, des Mastdarms und der Bauchspeicheldrüse.[94,95,96,97,98] Auch Morbus Crohn (eine chronische geschwürbildende Entzündung des Darmes) wird ebenfalls durch AIDS verursacht.[99]

All diese Erkrankungen weisen in der Regel einen sehr aggressiven Verlauf auf. Die Mehrheit der Patienten stirbt an der Fülle der verschiedenen Infektionen, dem unkontrollierbaren Wachstum der Tumore und an Erkennungs- und Behandlungsproblemen.[100]

Aber nicht nur die ständig wachsende Zahl an AIDS-Kranken ist so besorgniserregend, sondern auch die zunehmende Anzahl von Viren, die mit dem AIDS-Erreger verwandt und tödlich für den Menschen sind. Dabei handelt es sich zum einen um das HTLV-I, das nicht nur in der Rauschgiftszene auf dem Vormarsch ist, und zum anderen um die sich ständig neu bildenden Untergruppen des HIV. Zwar erkrankt nur jeder Tausendste der HTLV-I-Infizierten, aber diese Patienten sterben dann innerhalb von sechs Monaten an Leukämie.[104] Deshalb sehen Wissenschaftler die weltweite Ausbreitung des HTLV-I mit großer Besorgnis.[105,106] Zu noch größerer Sorge geben die neuen HIV-Varianten Anlaß, die ebenfalls zu AIDS führen. Allerdings unterscheidet sich die Spannbreite der von den neuen AIDS-Erregern verursachten Krankheiten von dem, was die Ärzte von den AIDS-Patienten in den USA und Europa her kennen.[107]

Die «Ärzte-Zeitung» beschreibt die klinischen Symptome des HIV-2 mit Fieber, juckenden Ausschlägen, allgemeinem Kräfteverfall, lang anhaltendem Durchfall, immer wieder auftretenden Beschwerden der Atemwege, Soor der Mund- und Rachenschleimhaut, Herpes-Infektionen, chronischer Gürtelrose und extremer Auszehrung mit starkem Gewichtsverlust.[108,109] Eine Wissenschaftler-Gruppe beschrieb in «Lancet» das prozentuale Auftreten gewisser Erkrankungen des HIV-2: Gürtelrose (80 %), Soor im Mund (50 %), Tuberkulose (24–40 %), starker Gewichtsverlust (20 %), Fieber (17 %), neurologische Probleme (9 %).[110,111,112] Im Gegensatz zu

Krankheiten, die im Zusammenhang mit AIDS stehen können[33,101,102,103]

Art der Infektion	Krankheitsbild
Parasiten	
Pneumocystis carinii	Lungenentzündung
Toxoplasma gondii	Lungenentzündung, Entzündung des ZNS, Augeninfektionen, Ganzkörper-Infektionen
Isopors belli	Magen-Darm-Trakt-Infektionen, chronischer Durchfall
Cryptosporidium	Magen-Darm-Trakt-Infektionen
Entamoeba histolytica	Darmerkrankungen, Leberabszeß
Strongyloides stercoralis	Ganzkörper-Infektionen, Lungenentzündung, Entzündung des ZNS
Giarda lamblia	Darmerkrankungen
Pilze	
Candida albicans	Haut- und Schleimhaut-Entzündungen, Ganzkörper-Infektionen
Cryptococcus neoformans	Lungenentzündung, Gehirnhautentzündung und weitverbreitete Infektionen
Histoplasma capsulatum	Haut- und Schleimhautgeschwüre, Lungenveränderung, Anämie, Ganzkörper-Infektionen
Bakterien	
Mycobacterium tuberculosis	Ganzkörper-Infektionen
Atypische micobacteria	Lungenerkrankungen, Entzündung des ZNS
Nocardia asteroides	Lungenentzündung, Entzündung des ZNS
Legionella pneumophile	Lungenentzündung
Streptococcus pneumoniae	Lungenentzündung
Salmonella	Blutverseuchung mit Bakterien

Art der Infektion	Krankheitsbild

Viren

Art der Infektion	Krankheitsbild
Zytomegalie-Virus	Entzündung des ZNS, Lungener-krankung, Magen-Darm-Infektio-nen, chronischer Durchfall, Leberer-krankung, Augenerkrankung
Herpes simplex	Haut- und Schleimhautentzündun-gen, Magen-Darm-Erkrankungen, Ganzkörper-Infektionen
Herpes zoster	Gürtelrose
Papova-Virus	fortschreitende und an vielen Orten stattfindende Entzündung der weißen Gehirnsubstanz
Epstein-Barr	Erkrankung der Lymphdrüsen, Ganzkörper-Infektionen

Krebs

Kaposi-Sarkom	Kopf- und Nackentumore, Haut- und Schleimhauterkrankungen
Lymphome	Fieber, Lympherkrankungen, Leber- und Milzvergrößerung
Hodgkin-Lymphome	bösartige Lympherkrankungen
Non-Hodgkin-Lym-phome	
Burkitt-Lymphome	bösartige Lymphsarkome
Burkitt-like-Lymphome	
Art der Infektion	Krankheitsbild
Angioimmunoblastic Lymphadenopathie	bösartige Lympherkrankungen
ZNS-Lymphom	bösartige Geschwulst
Morbus Crohn	fistelnde Entzündung von Darm-schlingen

dem «europäischen» AIDS weist das afrikanische mehr Erkrankungen des Magen-Darm-Traktes, der Haut und einen höheren Gammaglobulin-Mangel auf.[113,114] Der typische Verlauf beginnt mit allgemeiner Abgeschlagenheit, Fieber und zunehmender Appetitlosigkeit. Nach einem Jahr entwickelt sich ein entzündlicher Hautausschlag, der stark juckt. Die Haut wird durch Narben entstellt. Häufig tritt starker Pilz- und Soorbefall des Mundes mit Belag auf. Bei Frauen bilden sich Fisteln und Warzen in der Scheide. Das auffälligste Merkmal scheint jedoch der Soor-Befall und eine chronische Haut- und Schleimhaut-Herpes zu sein und daß in Afrika bei den AIDS-Patienten das Kaposi-Sarkom kaum auftritt.[108,115,116]

Ein weiterer wesentlicher Unterschied: Die Überlebenszeit bei einer HIV-2-Infektion ist erheblich länger. So ist bei einigen afrikanischen Patienten ein Vollbild von AIDS schon seit über drei Jahren festgestellt worden, während in Amerika die Überlebenszeit der AIDS-Patienten im Schnitt nur 261 Tage beträgt.[116,117,118]

Es ist jedoch zu befürchten, daß alle bisher bekannten HIV-Varianten zum Tode der Infizierten führen werden.[119] Die britische Fach-Zeitschrift «New Scientist» behauptet, daß diese unerfreuliche Nachricht zurückgehalten würde, weil sie noch nicht exakt beweisbar wäre und weil man die Hoffnung Millionen infizierter Menschen nicht zerstören möchte.[113]

Literatur

1 E. Jovaisas, et al., «AIDS: Konsequenzen des Nachweises von Antikörpern gegen LAV/HTLV-III», Deutsches Ärzteblatt, Nr. 25/26, 24. Juni 1985, S. 1956

2 A. M. Geddes, «Risk of AIDS to health care Workers», British Medical Journal, Nr. 6522, 15. März 1986, S. 711, 712

3 S.-L. Valle, «Febrile Pharyngitis as the Primary Sign of HIV Infection in a Cluster of Cases linked by Sexual Contact», Scandinavian Journal of Infectious Diseases, Nr. 1, Januar 1987, S. 13–17

4 R. A. Wall, et al., «HIV Antigenaemia in Acute HIV Infection», The Lancet, Nr. 8532, 7. März 1987, S. 566

5 R. A. Coutinho, et al., «The natural History of HIV Infection in homo-

sexual Men», Annales de L'Institut Pasteur/Virology, Nr. 1, Januar–
–März 1987, S. 67–74

6 D. Kießling, et al., «Überlegungen und Hochrechnungen zur Epidemiologie des Acquired Immunodeficiency Syndrome in der BRD», Infection, Nr. 5, September/Oktober 1986, S. 217

7 J. J. Goedert, et al., «Three-Year Incidence of AIDS in five Cohorts of
HTLV-III-Infected Risk Group Members», Science, Nr. 4741,
28. Februar 1986, S. 992–995

8 P. Kühnl, et al., «Nachuntersuchung von Spendern und Empfängern
HIV-Antikörper-positiver Blutkonserven», Deutsche Medizinische
Wochenschrift, Nr. 1, 2. Januar 1987, S. 6

9 M. Rees, «The sombre View of AIDS», Nature, Nr. 6111, 26. März
1987, S. 343–345

10 R. Ancelle, et al., «Long Incubation Period for HIV-2 Infection», The
Lancet, Nr. 8534, 21. März 1987, S. 688, 689

11 G. Jörgensen, «Genetische Faktoren bei AIDS?», Sexualmedizin, Nr. 1,
1986, S. 24

12 «Risikofaktoren für die Entwicklung von AIDS bei Anti-HIV-positiven
Homosexuellen», Deutsche Medizinische Wochenschrift, Nr. 13,
27. März 1987, S. 531

13 H. W. Doerr, «AIDS – Ätiologie und Bewertung serologischer
Befunde», Die Medizinische Welt, Nr. 1, Januar 1987, S. 112–116

14 J. M. Mann, «The Epidemiology of LAV/HTLV-III in Africa», Annales
de L'Institut Pasteur/Virology, Nr. 1, Januar–März 1987, S. 113–118

15 B. Hobom, «DNS-Viren steigern HIV-Pathogenität», Die Neue Ärztliche, Nr. 581, 25. März 1987, S. 7

16 A. Gradilone, et al., «HTLV-I and HIV Infection in Drug Addicts in
Italy», The Lancet, Nr. 8509, 27. September 1986, S. 753, 754

17 «Marker kündigen Ausbruch von AIDS an», Die Neue Ärztliche,
20. Februar 1987

18 P. Greenhouse, P. Palmer, «AIDS and Health-Care Workers», The Lancet, Nr. 8526, 24. Januar 1987, S. 223, 224

19 D. P. Francis, J. Chin, «The Prevention of Acquired Immunodeficiency
Syndrome in the United States», The Journal of the American Medical
Association, Nr. 10, 13. März 1987, S. 1357–1366

20 «AIDS: Nachweis einer HIV-Infektion bei Schwangeren und anläßlich
von Beratungsgesprächen zur Empfängnisregelung», Bayerisches Ärzteblatt, München, Nr. 1, Januar 1987, S. 8

21 M. Stauber, et al., «Das AIDS-Problem bei schwangeren Frauen – eine
Herausforderung für den Geburtshelfer», Geburtshilfe und Frauenheilkunde, Nr. 4, April 1986, S. 201, 203

22 «Who will get AIDS?», The Lancet, Nr. 8513, 25. Oktober 1986, S.954

23 F. Deinhardt, G. Maass, «Gefahren durch eine HIV-Infektion für Mutter und Kind», Deutsches Ärzteblatt, Nr.7, 11. Februar 1987, S. B-276

24 A. Quaggin, «Get prepared for more Cases of AIDS during Pregnancy», Canadian Medical Association Journal, Nr.2, 15.Januar 1987, S. 192–193

25 I. Grosch-Wörner, et al., «Neugeborene mit Anti-Körpern gegen LAV/ HTLV-III» aus: AIDS-II, München, 1986, S.39

26 K. M. Debattin, «AIDS im Kindesalter», aus: AIDS-II, München, 1986, S. 31–33

27 «Blutbildveränderung kann erster Hinweis sein», Ärzte-Zeitung, 13. Februar 1986

28 J. L. Ziegler, D. P. Stites, «Hypothesis: AIDS is an Autoimmune Disease Directed at the Immune System and Triggered by a Lymphotropic Retrovirus», Clinical Immunology and Immunopathology, Nr.3, Dezember 1986, S.310, 311

29 R. S. Klein, «More on AIDS in Patients on Dialysis», The New England Journal of Medicine, Nr.21, 22. Mai 1986, S.1386

30 F.-D. Goebel, J. Link, »Zur Pathophysiologie und Klinik des erworbenen Immundefektsyndroms (AIDS)», Tempo Medical, Dezember 1985, S.8–13

31 H. Piechowiak, et al., «Erworbenes Immundefekt-Syndrom», Fortschritte in der Medizin, Nr. 31/32, 28. August 1986, S.595, 596

32 B. Asjö, et al., «Replicative Capacity of Human Immunodeficiency Virus from Patients with Varying Severity of HIV-Infection», The Lancet, Nr.8508, 20. September 1986, S.661

33 F. A. Shephard, et al., «A Guide to the Investigation and Treatment of Patients with AIDS and AIDS-related Disorders», Canadian Medical Association Journal, Nr.9, 1. Mai 1986, S.1000, 1001, 1007

34 «AIDS – bald schon hausärztlicher Alltag?», Der Praktische Arzt, Nr.7, 21. April 1987, S.6–8

35 C. Kroegel, et al., «Klassifikation LAV/HTLV-III assoziierter Erkrankungen», Medizinische Klinik, Nr.4, 27. Februar 1987, S.159–162

36 G. Just, et al., «Kryptosporidien-Infektionen bei AIDS», Deutsche Medizinische Wochenschrift, Nr.10, 6. März 1987, S.378–381

37 J. Maddox, «Further Anxieties about AIDS», Nature, Nr.6048, 2. Januar 1986, S.9

38 «Klinische Forschung zur Bekämpfung von AIDS intensivieren», Die Neue Ärztliche, 1. April 1987

39 H. Rasokat, «HTLV-III-Infektion und Zentralnervensystem», Zeitschrift für Hautkrebs, Nr.6, 15. April 1986, S.333, 334

40 J. R. Berger, «Neurologic Complications of Human Immunodeficiency Virus Infection», Postgraduate Medicine, Nr. 1, Januar 1987, S. 72–79

41 D. D. Ho, et al., «Isolation of HTLV-III from CSF and neural Tissues of Patients with AIDS-related neurological Syndromes», Annales de L'Institut Pasteur/Virology, Nr. 1, Januar–März 1987, S. 137–144

42 R. Jürgens, et al., «Intrathekal synthetisierte LAV/HTLV-III-Antikörper als Hinweis auf eine Infektion des ZNS», aus: AIDS-II, München, 1986, S. 126–128

43 W. Enzensberger, P.-A. Fischer, «Neurologische Leitbefunde bei AIDS», aus: AIDS-II, München, 1986, S. 115–117

44 G. Ferry, «AIDS – not gentle on the Mind», New Scientist, Nr. 1553, 26. März 1987, S. 38, 39

45 D. M. Barnes, «Brain Damage by AIDS under active Study», Science, Nr. 4796, 27. März 1987, S. 1574–1577

46 «AIDS: Die Welle rollt», Münchener Medizinische Wochenschrift, Nr. 51/52, 19. Dezember 1986, S. 14, 16

47 K. F. Schwartz, «So gelangt das Virus ins Gehirn», Ärztliche Praxis, Nr. 58, 22. Juli 1986, S. 1903, 1904

48 «AIDS im Gehirn», Medical Tribune, 20. Februar 1987

49 S. Koenig, et al., «Detection of AIDS Virus in Macrophages in Brain Tissue from AIDS-Patients with Encephalopathy», Science, Nr. 4768, 5. September 1986, S. 1089, 1092

50 D. M. Barnes, «AIDS-related Brain Damage Unexplained», Science, Nr. 4754, 30. Mai 1986, S. 1091–1093

51 J. R. Rundell, et al., «Three Cases of AIDS-Related Psychiatric Disorders», American Journal of Psychiatry, Nr. 6, Juni 1986, S. 777, 778

52 T. Tervo, «Abnormal Ocular Motility as early Sign of CNS Involvement in HIV Infection», The Lancet, Nr. 8505, 30. August 1986, S. 512

53 C. H. Fox, M. Cottler-Fox, «AIDS in the Human Brain», Nature, Nr. 6048, 2. Januar 1986, S. 8

54 «Neurologische Störungen auch ohne Immundefekt», Ärztliche Praxis, Nr. 68, 26. August 1986

55 «Bei AIDS-Verdacht Schädel und Bauch mit CT abklären», Ärzte-Zeitung, 11./12. April 1986, S. 1

56. J. Gousmit, «Expression of Human Immunodeficiency Virus Antigen (HIV-Ag) in Serum and Cerebrospinal Fluid during acute and chronic Infection», The Lancet, Nr. 8500, 26. Juli 1986, S. 177–180

57 F. D. Goebel, J. R. Bogner, «Erworbenes Immundefektsyndrom (AIDS)», Therapiewoche, Nr. 3, 1987, S. 171–176

58 N. Diederich, et al., «Klinische Symptomatik der LAV/HTLV-III-Enzephalitis», aus: AIDS-II, München, 1986, S. 134

59 D. M. Barnes, «Keeping the AIDS Virus out of Blood Supply», Science, Nr. 4763, 1. August 1986, S. 514–515

60 T. Wernef, «Ohne Helferzellen keine Abwehrchance», Ärztliche Praxis, Nr. 69, 30. August 1986, S. 2112

61 K. F. Schwartz, Ärztliche Praxis, Nr. 68, 26. August 1986, S. 2001

62 D. M. Barnes, «Brain Function Decline in Children with AIDS», Science, Nr. 4755, 1. Juni 1986, S. 1196

63 D. M. Barnes, «Rallying against AIDS», Science, Nr. 4762, 25. 7. 86, S. 418

64 «AIDS: Gamma-Interferon theoretisch berechtigt», Praxis Kurier, Nr. 45, 7. November 1984

65 M. A. Koch, J. L'age-Stehr, «AIDS: Der heutige Stand unseres Wissens, Deutsches Ärzteblatt, Nr. 36, 4. September 1985, S. 2560–2563

66 R. H. Andavolu, et al., «Lung Abscess involving Corynebacterium pseudodiphtheriticum in a Patient with AIDS-related Complex», New York State Journal of Medicine, Nr. 11, November 1986, S. 594–596

67 R. P. Stechel, et al., «Staphylococcal pericarditis in a homosexual Patient with AIDS-related Complex», New York State Journal of Medicine, Nr. 11, November 1986, S. 592–593

68 V. V. Joshi, et al., «Pulmonary Lesions in Children with the Acquired Immunodeficiency Syndrome: A Reappraisal based on Data in Additional Cases and follow-up Study of previously Reported Cases», Human Pathology, Nr. 6, Juni 1986, S. 641, 642

69 U. Lagler, E. Russi, «Lungenerkrankungen beim erworbenen Immunmangelsyndrom», Praxis und Klinik der Pneumologie, Nr. 4, April 1986, S. 119–122

70 R. Idris, «Die AIDS-Manifestationsrate kennt keiner», Selecta, Nr. 52, 29. Dezember 1986, S. 3670–3677

71 E. B. Helm, A. Jötten, «AIDS in Frankfurt/M, Stand 30.6.1986», aus: AIDS-II, München, 1986, S. 54–55

72 D. A. Bronnimann, et al., «Coccidioidomysosis in the Acquired Immunodeficiency Syndrome», Annals of Internal Medicine, Nr. 3, März 1987, S. 372–379

73 «HIV-Infektion und Tuberkulose», Deutsche Medizinische Wochenschrift, Nr. 10, 6. März 1987, S. 408, 409

74 D. Greenspan, et al., «AIDS: Pilzinfektionen im Mundraum», Zahnärztliche Mitteilungen, Nr. 24, 16. Dezember 1986, S. 2865, 2866

75 D. Greenspan, et al., «Oral hairy Leucoplakia in two Women, a Haemophiliac, and a Transfusion Recipient», The Lancet, Nr. 8513, 25. Oktober 1986, S. 978, 979

76 «Oral Clues help to diagnose AIDS», New Scientist, Nr. 1548, 19. Februar 1987, S. 19

77 «Hairy Leukoplakia als Marker für AIDS», Die Neue Ärztliche, 19. Februar 1987

78 E. Holzer, K. Wurster, «Infektionen mit atypischen Mykobakterien», aus: AIDS-II, München, 1986, S. 81

79 M. Melbye, et al., «Risk of AIDS after Herpes Zoster», The Lancet, Nr. 8535, 28. März 1987, S. 728–730

80 H. Schöfer, et al., «AIDS und Lymphadenopathie-Syndrom (LAS): Hautveränderungen, die zur Diagnose führen», aus: AIDS-II, München, 1986, S. 173

81 «Besteht ein Zusammenhang zwischen AIDS und Psorasis?», Praxis-Kurier, Nr. 36, 3. September 1986, S. 6

82 «Sulfonamid-Allergien sind bei AIDS häufiger», Arzt Heute, 17. Oktober 1985

83 S. C. Deresinski, «Herpes Zoster and the Classification of HTLV-III/LAV-Related Diseases», The Journal of Infectious Diseases, Nr. 1, Juli 1986, S. 190

84 H. W. Haverkos, et al., «Reply», The Journal of Infectious Diseases, Nr. 1, Juli 1986, S. 190

85 «Kennen Sie Lesser-AIDS oder AIDS-Demenz?», Ärztliche Praxis, Nr. 30, 15. April 1986, S. 1004

86 B. Schmidt, «Augenbefunde bei AIDS», Deutsches Ärzteblatt, Nr. 17, 25. April 1986, S. 1213–1215

87 H. L. Schmidts, et al., «Obduktionsbefunde beim erworbenen Immundefektsyndrom (AIDS)», aus: AIDS-II, München, 1986, S. 87

88 O. L. Laskin, et al., «Use of Ganciclovir to Treat Serious Cytomegalivirus Infections in Patients with AIDS», The Journal of Infectious Diseases, Nr. 2. Februar 1987, S. 323–327

89 P.-Y. Dietrich et al., «Disseminated Histoplasmosis and AIDS in Switzerland», The Lancet, Nr. 8509, 27. September 1986, S. 752

90 «Wandelt sich das Erregerspektrum?», Ärzte-Zeitung, 12. Januar 1986, S. 1

91 C. V. Sumaya, et al., «Enhanced Serological and Virological Findings of Epstein-Barr-Virus in Patients with AIDS and AIDS-related Complex», The Journal of Infectious Diseases, Nr. 5, November 1986, S. 864–870

92 L. Prüfer-Krämer, et al., «Leber- und Milzbiopsien zur Diagnostik unklarer Krankheitsbilder bei AIDS», aus: AIDS-II, München, 1986, S. 156

93 P. Reichert, «Orale Manifestationen bei AIDS», aus: AIDS-II, München, 1986, S. 154–155

94 N. Müller-Lantzsch, «Malignom-Häufung bei AIDS?», Ärztliche Praxis Nr. 3, 10. Januar 1987, S. 27

95 H. Thöne, «Hamburger AIDS-Seminar», Hamburger Ärzteblatt, Nr. 12, Dezember 1985, S. 413–416

96 E. D. Duncan, et al., «Non-Hodgkin's Lymphoma, HTLV-III/LAV, and HTLV-III/LAV Antibody in the Wife of a Man with Transfusion-Acquired AIDS», The American Journal of Medicine, Nr. 5, November 1986, S. 898–900

97 J. J. Temple, W. A. Andes, «AIDS and Hodgkin's Disease», The Lancet, Nr. 8504, 23. August 1986, S. 454, 455

98 J. A. Lopez-Herce Cid, et al., «AIDS and Hodgkin's Disease», The Lancet, Nr. 8515, 8. November 1986, S. 1104, 1105

99 «AIDS als Morbus Crohn verkannt», Selecta, Nr. 51, 22. Dezember 1986, S. 3641

100 A. Khojasteh, et al., «Malignant Lymphoreticular Lesions in Patients with Immune Disorders resembling Acquired Immunodeficiency Syndrome (AIDS)», Southern Medical Journal, Nr. 9, September 1986, S. 1070–1075

101 R. R. Redfield, et al., «The Walter Reed staging Classification for HTLV-III/LAV Infection», The New England Journal of Medicine, Nr. 2, 9. Januar 1986, S. 131, 132

102 F. D. Pien, «HTLV-III Infection», Postgraduate Medicine, Nr. 4, 5. September 1986, S. 135–142

103 W. Solbach, «Klassifikationssystem für HTLV-III-infizierte Patienten», Fortschritte in der Medizin, Nr. 36, 25. September 1986, S. 665, 666

104 R. Klingholz, «Ein Leben lang Krieg», Zeit-Magazin, Nr. 47, 14. November 1986, S. 45

105 A. Gessain, «HTLV-I and tropical spastic Paraparesis in Africa», The Lancet, Nr. 8508, 20. September 1986, S. 698

106 A. F. Fleming, et al., «Antibodies to HTLV-I in Nigerian Blood-Donors, their Relatives and Patients with Leukaemias, Lymphomas and other Diseases», International Journal of Cancer, Nr. 6, 15. Dezember 1986, S. 809–813

107 J. L. Marx, «The slow, insidious Natures of the HTLV's», Science, Nr. 4737, 31. Januar 1986, S. 450, 451

108 M. Emrich, E. Wahler, «Von den Einheimischen in Uganda ‹Slim› genannt», Ärzte-Zeitung, Nr. 187, 24. Oktober 1985, S. 24, 25

109 R. Colebunders, et al., «Evaluation of a Clinical Case-Definition of Acquired Immunodeficiency Syndrome in Africa», The Lancet, Nr. 8531, 28. Februar 1987, S. 492–494

110 «Uganda acts to stem Epidemic», New Scientist, Nr. 1552, 19. März 1987, S. 21

111 M. Melbye, et al., «Evidence for heterosexual Transmission and clinical

Manifestations of Human Immunodeficiency Virus Infection and related Conditions in Lusaka, Zambia», The Lancet, Nr. 8516, 25. November 1986, S. 1113–1115

[112] K. Mølbak, et al., «Antibodies to HTLV-IV associated with chronic, fatal Illness resembling ‹Slim› Disease», The Lancet, Nr. 8517, 22. November 1986, S. 1214–1215

[113] C. Joyce, «AIDS: Africa faces a gloomy Future», New Scientist, Nr. 1536, 27. November 1986, S. 21

[114] «Noch ein Immundefekt durch das AIDS-Virus?», Ärztliche Praxis, Nr. 31, 18. April 1986, S. 1034

[115] «Kaposi-Sa nicht direkt durch AIDS-Virus», Ärzte-Zeitung, Nr. 221, 13./14. Dezember 1985, S. 1

[116] «HIV-2 mit bisherigem AIDS-Test nicht nachweisbar», Die Neue Ärztliche, Nr. 20, 31. Januar 1987

[117] «Höhere Lebenserwartung als mit HIV-1», Ärztliche Praxis, Nr. 14, 17. Februar 1987, S. 369, 370

[118] F. Brun-Vezinet, et al., «Lymphadenopathy-Associated Virus Type 2 in AIDS and AIDS-related Complex», The Lancet, Nr. 8525, 17. Januar 1987, S. 128–132

[119] B. Johnstone, «German Survey's gloomy Outlook», Nature, Nr. 6094, 20. November 1986, S. 199

Unheilbar

Welche Behandlungsmethoden es gibt

Medizinische Behandlungsmethoden – die Hemmung der reversen Transkriptase – von Sumarin, Isoprinosin und anderen Mitteln – Azidothymidin – Immunsuppressiva: Cyclosporin A – Methylprednisolon – Behandlung mit Thymusextrakten – Interferone – die Ozon-Eigenbluttherapie – Auto-Vakzine – allgemeine Ratschläge – homöopathische Mittel – Behandlung von Lungenentzündung – Acyclovir gegen Herpeserkrankungen – Mittel gegen Soor – Zytomegalieinfektionen – BW B759U und DHPG – Cryptococcus-Befall – atypische mycobacteria und Gegenmittel – Toxoplasma gondii – Kaposi-Sarkom – Vorbeugungsmaßnahmen – Vorsichtsmaßnahmen – Sicherheitsmaßnahmen – zahnärztliche Vorschriften – hygienische Sicherheitsmaßnahmen

Bis heute gibt es noch keine Behandlungsmethode, die einen AIDS-Patienten von seiner Krankheit heilen kann. Zu den wesentlichen Maßnahmen, die als erstes ergriffen werden sollten, zählen Beratung und psychologische Hilfe. Die meisten Menschen sind verzweifelt und zutiefst deprimiert, wenn sie erfahren, daß sie Träger einer tödlichen Krankheit sind.

Bei der medizinischen Behandlung der ausgebrochenen Erkrankung beschränken sich die Ärzte auf eine Linderung der Infektionen und Krebsleiden. Ein dauerhafter Behandlungserfolg ist bisher nicht bekannt. Die Mediziner sind höchstens in der Lage, die auftretenden Erkrankungen eine gewisse Zeit zu beherrschen, wenn der Patient sich rechtzeitig in Behandlung begibt. Im Verlaufe des Immundefektes werden die Infektionskrankheiten jedoch immer vielseitiger, häufiger und schwerer und führen letztendlich zum Tode des Patienten.

Bei der Entwicklung von Abwehrmitteln gegen AIDS gingen die Wissenschaftler von den Gesetzmäßigkeiten des Virus aus. Die Retroviren können sich sehr geschickt in Zellen einschmuggeln, um sie dann in kleine Virusfabriken umzuwandeln. Wenn die Viren erst einmal in die Erbinformation der Zellen eingedrungen sind, kann man sie praktisch nicht mehr erreichen. Deswegen richten sich die ersten Anstrengungen darauf, den Umbau der Erbinformationen zu verhindern. Um die RNA des Virus in DNA umkopieren zu können, benötigen die Retroviren ein spezielles Enzym, die reverse Transkriptase. Da es in keiner tierischen oder menschlichen Zelle vorkommt, tragen die Viren das Gen dafür mit sich. Ein denkbarer Weg, um zu einer wirksamen Bekämpfung von AIDS zu kommen, bestünde in der Hemmung der reversen Transkriptase, des für die Vermehrung der Retroviren notwendigen Enzyms. Wenn dies gelänge, dann könnte das Virus nicht in das Erbgut eindringen und eine Infektion weiterer Zellen nicht mehr stattfinden.

Auch von einigen lang bekannten Mitteln versprach man sich in diesem Zusammenhang etwas: Das Malariamittel aus der Wilhelminischen Kolonialära, Germanin (wissenschaftlich Sumarin), beispielsweise wurde als Wundermittel gepriesen. Und in der Tat zeigte sich, daß Sumarin in der Lage war, die reverse Transkriptase verschiedener Retroviren zu hemmen. Ein weiterer Vorteil dieser Substanz ist, daß sie über längere Zeit im Körper bleibt. Andere Substanzen, die in Labors ähnliche Auswirkungen auf die Virusvermehrung zeigen, werden dagegen häufig direkt durch die Niere ausgeschieden. Sumarin aber bleibt – gebunden in Proteine – viele Tage und Wochen im Körper.[1,2] Ungeachtet der Nebenwirkungen – wie beispielsweise die Gefahren der Nierenschädigung – wurde dieses Mittel an AIDS-Kranken getestet. Die wirksame Konzentration von Sumarin im Blut liegt zudem wenig unter der toxischen Konzentration. Um einen effektiven, aber weniger gefährlichen Enzymblocker zu entwickeln, testete man mehr als 250 Derivate des Sumarins. Doch wegen der fatalen Nebenwirkungen und mangelnder Erfolge wurden schließlich alle Versuche mit AIDS-Patienten abgebrochen.[3,4,5]

Daraufhin wandten sich die Wissenschaftler neuen Substanzen zu. Zu ihnen gehören das Ribavirin, das bisher gegen Erkältungs- und Grippeviren eingesetzt wurde, Heteropolyanion 23 (HPA 23), eine anorganische Wolfram- und Antimon-haltige Verbindung und Phosphono-Ameisensäure. Aber ihre Wirksamkeit wurde zugleich angezweifelt, da man nicht wußte, ob diese Substanzen in der Lage sind, die Blut-Hirn-Schranke zu überwinden, hinter der das Virus Zuflucht findet.

Weiter sind im Gespräch das Ansaycin, das mit einem gegen Tuberkulose eingesetzten Medikament verwandt ist. Leider behindern viele dieser Substanzen, die die reverse Transkriptase oder die virale Vermehrung hemmen, zugleich auch das Wachstum der wirtseigenen Zellen und damit ausgerechnet das der Immunzellen.[6]

Hinzu kommt, daß viele dieser Medikamente die Erwartungen enttäuscht haben. So Ribavirin – obgleich es, in hohen Dosen gegeben, den Übergang vom Lymphadenopathie-Stadium in die nächste Phase verzögern konnte –[7], dessen Hersteller Viratek von Homosexuellen-Vereinigungen in den USA kritisiert wurde, weil er Nebenwirkungen verschwieg und bei Infizierten falsche Hoffnungen geweckt hätte.[8] Ähnlich lief es mit HPA 23, einem Mittel, das unter wissenschaftlicher Kontrolle des Pasteur-Instituts, in einigen Pariser Kliniken erprobt wurde. Nicht nur, daß das Präparat schwere Nebenwirkungen wie etwa innere Blutungen verursacht, es ist auch vollkommen ungeklärt, ob es bis in die Gehirnzellen vordringen kann.[9] Obgleich HPA 23 und Sumarin im Labor die reverse Transkriptase erfolgreich blockten, erwiesen sie sich bei Tests «als sehr enttäuschend», schreibt die britische Ärztezeitschrift «Lancet».[10]

Andere Wissenschaftler sehen die Lösung in antiviralen Medikamenten, die zugleich das Immunsystem stimulieren. Die Verbindungen leiten sich von Guanosin ab. Eine von ihnen, das Acyclovir, hat sich als wirksam gegen eine andere Virusinfektion, den Herpes simplex, erwiesen. Im Labortest hemmen diese Substanzen nicht nur die Vermehrung des AIDS-Virus, sondern sie lassen auch die Lymphozyten von AIDS-Patienten besser auf Verbindungen ansprechen, welche die T-Zell-Vermehrung anregen.[6] Allerdings haben sich auch diese Vorstellungen als zweischneidig erwiesen. Denn eine erhöhte Lymphozyten-Produktion erwies sich für die AIDS-Viren von Vorteil, da sie sich dabei gleichfalls vermehrten.[10]

Ein amerikanisches Wissenschaftlerteam hat einen neuen Wirkstoff «AL 721» vorgestellt. Es besteht aus einer cholesterinlösenden Substanz, die in Zellkulturen die Vermehrung von AIDS-Viren stoppen kann, angeblich ohne gefährliche Nebenwirkungen zu verursachen. Bei Versuchen erwies es sich als möglich, mit seiner Hilfe die Produktion der weißen Blutkörperchen erheblich zu steigern. Die Ergebnisse allerdings wurden einschränkend als «sehr vorläufig» bezeichnet, und um die Brauchbarkeit des Stoffes zu beweisen, sei «noch viel Arbeit nötig».[11]

Das gewöhnlich als Antirheumamittel und als Gegenmittel gegen Schwermetallvergiftungen eingesetzte D-Penicillamin erwies sich bei Laborversuchen ebenfalls als wirksam gegen das HIV. Es hemmt die Synthese von Proteinen. Die Dichte der Zellkulturen, die mit dem Virus infiziert waren, sank in vier Tagen auf etwa die Hälfte. Um sie vollständig zu unterdrücken, benötigt man recht hohe Dosen. In höheren Dosen wirkt die Substanz jedoch als Zellgift und hemmt das Wachstum nicht-infizierter Zellen.[12]

Die Zeitschrift *«Arzt heute»* berichtete im Oktober 1985 über den Wirkstoff Isoprinosin – in der Bundesrepublik von der Firma Röhm Pharma in Darmstadt hergestellt –, der sich bei der Behandlung von HIV-positiven Patienten in einem frühen Stadium als wirksam erwiesen habe. Die Patienten hätten weniger an Lymphknotenschwellungen und Infektionen gelitten.[13] Aber schon ein Jahr später korrigierte die *«Ärzte-Zeitung»:* «Das von der Firma Newport Pharmaceutical International entwickelte Medikament Isoprinosin soll in Australien an 700 Patienten auf seine Verwendbarkeit im Anfangsstadium von AIDS getestet werden. In fortgeschrittenen Fällen hat das Mittel allerdings versagt. Ein AIDS-Ausschuß in Sydney warnt davor, sich für diesen Test zur Verfügung zu stellen. Isoprinosin könnte möglicherweise das inaktive Virus stimulieren.»[14]

Das Mittel, das nach Ansichten von Robert Gallo bisher die beste Wirkung gegen das AIDS-Virus erzielt hat, ist Azidothymidin (AZT).[15] Das ursprünglich – ohne Erfolg – für die Krebsmedizin konzipierte Präparat hat die Symptome von Lungenentzündung befallener Patienten verbessert. AZT, alle vier Stunden geschluckt, hat einen deutlichen Rückgang der AIDS-Viren im Blut und eine Erhöhung der T-Helfer-Zellen bewirkt, da es die Vermehrung des Virus und somit das Fortschreiten der Krankheit unterdrückt.

Außerdem wurde das Auftreten der opportunistischen Infektionen zurückgedrängt, und die Patienten nahmen an Gewicht zu. AZT überwindet die Blut-Hirn-Schranke, und es verbessert bei einigen AIDS-Patienten die Funktionen des Zentralen Nervensystems. Ja – es war sogar in der Lage, neurologische Schäden wieder zu beseitigen. Dieses Medikament kann laut Robert Gallo AIDS zwar nicht heilen, aber zumindest lindern.[16,17,18,19,20,21,22,23,24,25,26,27]

Bei einer in den Vereinigten Staaten durchgeführten Studie bekamen 145 AIDS-Patienten AZT und eine Kontrollgruppe von 137 AIDS-Patienten ein Scheinmedikament. Nach viermonatiger Behandlung war in der AZT-Gruppe nur ein Patient gestorben, in der anderen Gruppe gab es 16 Tote. Doch bei diesem Experiment wurden Patienten mit Kaposi-Sarkom und Gehirnschäden von vornherein ausgeschlossen ebenso wie von AIDS befallene Kinder. Hinzu kommt, daß AZT so giftig ist, daß über die Hälfte der AIDS-Patienten das Medikament nicht verträgt.[28]

Die Nebenwirkungen von AZT sind: Kopfschmerzen, Erbrechen, innere Blutungen und eine Verminderung der Blutzellen. Es schädigt das Knochenmark und besonders die roten Blutzellen.[23] Viele der behandelten AIDS-Kranken wurden anämisch. 30 Prozent von ihnen benötigten Bluttransfusionen.[25] Hautausschläge, Juckreiz, geistige Verwirrung und eine Vergiftung des Zentralen Nervensystems mit Todesfolge waren weitere Nebeneffekte.[29,30,31] Die Langzeitwirkung und eventuelle Spätschäden von AZT sind überhaupt nicht bekannt. Auch gehen Wissenschaftler davon aus, daß das Virus «still» in bestimmten Körperzellen überdauert und bei einer Stimulation sich jederzeit wieder vermehren kann. Daher muß das Mittel fortwährend verabreicht werden.[17,32]

Die Basis von AZT ist Thymidin, das aus dem Sperma von Heringen in einer sehr aufwendigen und umständlichen Prozedur von sechzehn Schritten gewonnen wird. Außerdem ist dieser Rohstoff fast erschöpft. Der Hersteller Bourroughs-Wellcome kann nach eigenen Angaben höchstens für ein Prozent der AIDS-Kranken AZT herstellen. Die gesamten verfügbaren Mengen werden aber für kontrollierte Studien benötigt. Hinzu kommt, daß der Preis für ein Gramm AZT – das ist der Durchschnittswert, der pro Tag pro AIDS-Patient benötigt wird – sehr teuer ist. Pro Patient rechnet man jährlich mit ca. 10000 Dollar.[33,34,35,36,37]

Auch in der Bundesrepublik wird unter Federführung der Paul-Ehrlich-Gesellschaft in Kliniken in München, Hamburg, Berlin, Frankfurt und Köln das AZT an sechzig Patienten seit Januar 1987 klinisch getestet. Bei uns wurde nach den USA, Großbritannien, Frankreich, Norwegen und weiteren Ländern AZT am 29. April 1987 vom Bundesgesundheitsamt als Arzneimittel zugelassen – trotz der schweren Nebenwirkungen. Das Medikament, das unter dem Namen «Retrovir» vertrieben wird, sei – so das Bundesgesundheitsamt – kein Heilmittel, sondern es lindere Symptome.[38,39,40,41]

Auf Grund der knappen Verfügbarkeit, hohen Kosten und schweren Nebenwirkungen des AZT arbeiten Wissenschaftler bereits an synthetischen, effektiveren und weniger giftigen AZT-Nachfolgeprodukten.[23,29,33] Auch laufen bereits klinische Tests mit AZT-ähnlich wirkenden Medikamenten mit guter Langzeitverträglichkeit, deren Einsatz möglichst früh, vor Einsetzen der neurologischen Schäden, erfolgen kann. Dies setzt voraus, daß die Infektion mit dem AIDS-Virus so früh wie möglich erkannt wird.[16]

Der Baseler Chemie-Konzern Hoffmann–La Roche arbeitet an der Herstellung von Dideoxycytidin (DDC) und weitere Firmen an einer Substanz DDA. Beide Medikamente sollen den Vorteil haben, Zugang zu den Gehirnzellen gewinnen zu können, die sich neben den weißen Blutkörperchen als weiterer Schlupfwinkel des AIDS-Virus erwiesen haben. Auch das DDC ist dem AZT verwandt. Es hat in den Archiven der Pharma-Industrie lange ein Schattendasein als «verwaistes» Medikament geführt, ehe man seinen hemmenden Effekt auf Retroviren feststellte. DDC soll sich knochenmarksneutral und weniger giftig als AZT verhalten. Bei einer klinischen Überprüfung in den USA war DDC weniger giftig als AZT, aber auch weniger wirksam. Großversuche stehen jedoch noch aus. Und bis das Produkt marktreif ist – so ein Firmensprecher –, werden noch Jahre vergehen.[21,42,43,44,45]

Aufgrund dieser ersten positiven Ergebnisse haben amerikanische Behörden viele Millionen Dollar bereitgestellt, um weitere Arzneien gegen AIDS zu testen. Weiterhin sollen Dosismengen, Kombinationen verschiedener Medikamente und ihre Effektivität getestet werden. Dies wurde notwendig, um einen gezielten Behandlungsplan mit geringeren Nebenwirkungen zu erstellen.[46,47,48,49] So wurden beispielsweise AZT und Ribavirin bzw. AZT und Acyclovir zusammen verabreicht, um so die Höhe der AZT-Dosis verringern zu können. Als Folge wurde jedoch die Effektivität des AZT gehemmt, oder es traten weitere schwere Nebenwirkungen auf.[50,51,52,53]

Bei der Behandlung von AIDS-Kranken steht im Vordergrund, das geschädigte Immunsystem wiederaufzubauen und funktionsfähig zu machen. Medikamente, die eine Vermehrung der T-Zellen fördern, fördern aber auch gleichzeitig die Virusproduktion. Von daher wäre es notwendig, AIDS-Patienten mit Immunsuppressiva zu behandeln.[54] Französische Mediziner propagierten im Juli 1986 in Paris das Medikament Cyclosporin A, ein Immunsuppressivum, das Abstoßungsreaktionen des Körpers bei Organtransplantationen verhindern soll, als wirksame Waffe gegen AIDS. Unter dem Einfluß von Cyclosporin A, so berichteten sie, habe sich bei den von ihnen behandelten AIDS-Kranken die Zahl der T4-Helferzellen wieder vermehrt. Internationale AIDS-Experten werteten den angeblichen Durchbruch der Franzosen aber nur als vorschnellen Publicity-Gag.[55] Dennoch, so meinten die britischen Fachzeitschriften «Lancet» und «Nature», sollte man nicht völlig auf diese Mittel verzichten, da es die Weiterverbreitung des AIDS-Virus hemmt.[56,57]

Wenn dem Virus nicht beizukommen ist, möchten Forscher es mit Substanzen versuchen, die die Virus-Membran destabilisieren oder die die Immunsysteme beleben sollen.[58] Dabei wird unter anderem an Knochenmarktransplantationen, Immunstimulatoren wie Interleukin-2, Alpha- und Gamma-Interferone, monoklonale Immunoglobuline[59], Thymushormone und eine Reihe synthetischer chemischer Substanzen gedacht,[60,61] wie zum Beispiel Methoisoprinol. Während Knochenmarktransplantationen als höchst fragwürdig gelten[62], wurden mit Methylprednisolon gute Erfahrungen gemacht.[63]

Eine weitere Möglichkeit der Behandlung ist die mit Thymushormonen. Sie werden im Thymus erzeugt, und heute sind schon mehr als 30 verschiedene Arten bekannt. Einige von ihnen, wie das Thymosin-α1, werden bereits gentechnisch hergestellt. Aber das Verabreichen einzelner Substanzen stellt eine Art Monotherapie dar, die die natürliche Regulation stört und sie durcheinanderbringt. Daher wurde ein anderer Weg beschritten, indem aus den verschiedenen Körperorganen wie Thymus, Lymphknoten, Milz und Knochenmark Zellproteine gewonnen wurden. Somit kommen Proteide,

Proteine und deren Untereinheiten im natürlichen Mischungsverhältnis zur Anwendung. Bei einer regelmäßigen Behandlung mit Thymusextrakten wurden weltweit gute Erfahrungen gemacht. In Afrika – wo die Geldmittel für teure AIDS-Arzneien nicht vorhanden sind – hat man in der Universitätsklinik Kinshasa seit 1984 AIDS-Positive mit Thymusextrakten behandelt. In systematischen klinischen und in Laborbefunden wurden weder opportunistische Infektionen noch sich entwickelnde AIDS-Symptome festgestellt.[64] Bei Patienten mit Lymphadenopathy waren die Lymphknoten in der Rückbildung.[65] Das Blutbild normalisierte sich,[66,67] und eine allgemeine Besserung trat ein.[68,69]

In einer Kombination von Thymusextrakten mit einem Immunglobulin erzielten amerikanische Wissenschaftler von der Washington University erstaunliche Erfolge: die HIV-Viren wurden um 80 bis 90 Prozent vermindert.[70] Viele Wissenschaftler, beispielsweise Anthony Fauci vom US-National Institute for Allergy and Infectious Diseases, empfehlen den kombinierten Einsatz von Immunmodulatoren, Interleukinen und Interferonen, um die Immunfunktion von AIDS-Patienten wiederherzustellen.[48,71,72]

Interferone sind körpereigene Substanzen, die einen Teil des unspezifischen Abwehrsystems darstellen. Es gibt Alpha-, Beta- und Gamma-Interferone mit Dutzenden von Untergruppen. Die einzelnen Interferone unterscheiden sich in ihrer biologischen Wirkungsweise voneinander. Einige hemmen eine Vielzahl verschiedenster Viren, wobei die Wirksamkeit vom jeweiligen Zell-Virussystem abhängt. Interferone verringern Wachstum und Teilung sowohl von normalen Zellen als auch von Tumorzellen. Sie können aber auch einen stimulierenden Einfluß auf Immunreaktionen ausüben. Zu den stimulierenden Effekten gehört vor allem die Aktivierung von Makrophagen und natürlichen Killerzellen. Interferone üben darüber hinaus auch vielfältige Wirkungen auf Zellmembranen, Antikörperbildungen durch B-Zellen, die Verbreitung von T-Zellen und weitere immunregulierende Funktionen aus. Sie wirken antitumoral und können einen Rückgang von Tumoren hervorrufen.

Interferontherapien haben bei einigen Erkrankungen gute Erfolge erzielt, beispielsweise bei Kehlkopfgeschwülsten von Jugendlichen. Mit Beta-Interferonen wurden weibliche Genitalwarzen und gewöhnliche Warzen behandelt. Herpesviren sind ebenfalls durch Interferone beeinflußbar. Dies gilt für Herpes simplex, Herpes genitales, Herpes enzephalitis (Gehirnhautentzündung) und Herpes zoster (Gürtelrose). Erfolgversprechende Ergebnisse wurden auch bei Nierenkarzinomen sowie bei verschiedenen Formen der Leukämie erzielt. Gute Erfolge zeigten sich auch bei einigen Krebsarten, die besonders durch AIDS verursacht werden. Hierbei handelt es sich um die seltene Haarzell-Leukämie, die in 80 Prozent der Fälle fast vollständig wieder zurückging. Positiv war auch die Behandlung bei chronisch-myeloischer Leukämie, beim multiplen Myelom, dem Non-Hodgkin's Lymphom, Nierentumoren und Kaposi-Sarkom. Das Kaposi-Sarkom spricht auf Behandlung mit rekombinantem Alpha-2 und Interleukin-2 an. Mit Alpha-Interferon wurde eine vollständige Beseitigung des Kaposi-Sarkom erreicht, während Interleukin-2 die T-4-Zellen-Population erhöhte und die Anzahl der HIV-Viren verringerte. Dabei kann auch die Häufigkeit der opportunistischen Infektionen zurückgehen. Dies ist vor allen Dingen der Fall, wenn die Behandlung in einem frühen Stadium von AIDS erfolgt. Rekombiniertes Alpha-2-Interferon erwies sich auch bei Behandlung des malignen Melanoms als erfolgreich. Diese positiven Ergebnisse sollten aber nicht darüber hinwegtäuschen, daß bei vielen Krebsarten mit einer Interferonbehandlung keinerlei Erfolge erzielt wurden. Dies gilt besonders für Brustkrebs, Kolonkarzinom und Bronchialkarzinom. Häufig treten auch schwere Nebenwirkungen auf, besonders bei Patienten im fortgeschrittenen AIDS-Stadium, die von Fieber, Übelkeit, Schwäche, Kopfschmerzen, Apathie und Depressionen heimgesucht werden.[73,74,75,76,77,78,79,80]

Weitere Behandlungsmethoden sind die mit Eigenblut. Bei der homologen Serumtherapie nach Kief wird aus dem Patientenblut – unter Verwendung von Ozon – ein Serum und ein Konzentrat roter Blutkörperchen gewonnen, das dem Patienten injiziert wird und das seine körpereigene Abwehr stimuliert. Mit dieser Behandlungsmethode konnte der Zustand vieler AIDS-Patienten verbessert werden.[81] Auch Dr. Alexander Preuß aus Stuttgart setzt bei AIDS-Patienten die große Ozon-Eigenblut-Therapie ein. Täglich wird Blut mit Ozon über Druckbegasung behandelt. Dadurch werden Viren inaktiviert. Das so «geimpfte» Blut wird dem Patienten wieder zugeführt. Diese Behandlungsmethode wird unterstützt mit

Thymushormonen, durch Erzeugung eines Fieberschubes, Vitamin- und Mineralzufuhr, den Aufbau der Darmflora und die gängigen Behandlungsmethoden gegen Bakterien und Pilze. Der Allgemeinzustand aller Patienten soll sich erheblich gebessert haben. Alle sind wieder arbeitsfähig.[81,82,83,84]

Das «Deutsche Ärzteblatt» berichtet über eine ähnliche Methode: die «Auto-Vakzine», die aus Lymphozyten-Zellen von AIDS-Patienten mit einer aufwendigen Technik – Ultrabeschallung und Kälteaufsprengung bei −80 Grad Celsius und anschließender Hitzesterilisierung – hergestellt werden. Danach werden die Patienten mit diesem Substrat behandelt. Schon nach der zweiten Behandlungsphase war ein deutlicher Rückgang der klinischen Symptome nachweisbar.[85]

Ansonsten bleibt nur der etwas dürftige Hinweis, daß HIV-Positive sich möglichst gesund und mit vielen Vitaminen ernähren, Streß meiden und auf genügend Schlaf achten sollten.[86] Anthroposophische Ärzte, die eine gewisse Ähnlichkeit in der Erscheinungsform von AIDS mit Syphillis sehen – nämlich eine Vereiterung des gesamten Schleimhautbereiches, Blutungen, große Flüssigkeitsverluste und eine sich lang hinziehende Inkubationszeit –, empfehlen als homöopathisches Behandlungsmittel Mercurius solubilis oder Mercurius dulcis oder Mercurius vivus in mittlerer Potenz. Mit einer gleichzeitigen Stärkung der Lebenskräfte mit Iscador P-Injektionen und Nierenunterstützung mit Equisetum Silic. c. D 2 und Blutzellenpräparaten der Firma Wala lassen sich eventuell die Widerstandskräfte des Patienten stärken. Auch käme Propolis insofern in Betracht, da es virozid (virentötend) wirkt. Aber ob AIDS-Viren auf diese Präparate reagieren, ist bisher nicht gesichert.

Da AIDS nicht heilbar ist, konzentrieren die Ärzte sich darauf, opportunistische Erkrankungen zu bekämpfen. Die meisten Patienten erkranken an Lungenentzündung durch den Erreger Pneumocystis carinii. Ohne Bchandlung verläuft die Erkrankung tödlich. Selbst bei einer Therapie sterben die meisten AIDS-Patienten trotz anfänglicher Genesung innerhalb weniger Monate. Die bisherige Standardtherapie mit der Kombination Trimethoprim plus Sulfamethoxazole (TMP/SMZ: Baktrim) sowie Pentamidin-Isethionate greift nicht in allen Fällen und weist erhebliche Nebenwirkungen auf. Als Nebenwirkungen von Pentamidin sind Irritationen, Abszesse am Injektionsort, Blutdruckabfall, Azotämie (krankhafte Erhöhung von Stickstoff im Blut), verringerter Kalziumspiegel im Blut und Leberzelltod zu erwähnen. Trimethoprim und Sulfamethoxazole werden ebenfalls hochdosiert verabreicht. Nebenwirkungen sind Übelkeit, Durchfall, entzündliche Hautveränderungen, bösartige Tumore, Hepatitis und Blutplättchenmangel. Eine Langzeit-Behandlung läßt sich bei AIDS-Patienten wegen der gravierenden Nebenwirkungen schlecht durchführen. Es wurde jedoch ein günstiges Ergebnis mit der vorbeugenden Behandlung durch Pyrimethamine-Sulfadoxine (Fansidar) erzielt.[87,88] Einige Patienten, die Sulfanamide nicht tolerieren,[89] können mit Dapsone und mit Trimethoprim behandelt werden. Nebenwirkungen sind Fieber, Verminderung der weißen Blutkörperchen und Blutzerfall.[90] Aus den USA wurde ein neues Medikament der amerikanischen Firma Merrel Dow bekannt, mit dem gute Erfolge erzielt worden sind: Eflornithin, das intravenös und oral verabreicht wird. Bei vielen Patienten mußte die Behandlung wegen zusätzlich schwerer Infektionen und Nebenwirkungen abgebrochen werden.[91]

Die britische Ärztezeitschrift *«Lancet»* berichtet über Erfolge bei der Behandlung von AIDS-Kranken, die unter Lymphdrüsenerkrankungen und den üblichen weiteren Symptomen leiden, mit Indomethazin. Oft verschwanden die Symptome oder konnten gelindert werden.[92] Während bei der Behandlung mit Corticosteroiden (Cortison und seinen Abkömmlingen) und mit Immunoglobulinen keine guten Erfahrungen gemacht wurden.[93,94]

Bei Herpes-Erkrankungen kann neben Interferon-Behandlung Acyclovir, ein neues, sehr wirksames Virostatikum, eingesetzt werden.[77] Bei Soor im Mund stehen verschiedene Medikamente zur Verfügung. In der Fachzeitschrift *«Zahnärztliche Mitteilungen»* werden Nystatin oder Clotrimazol empfohlen. Ebenfalls wird Nystatin, in Milch aufgelöst, als sehr wirksam geschildert. Lippenentzündungen können mit Salben, die Nystatin oder Clotrimazol enthalten, behandelt werden. Bei Speiseröhrenentzündungen bietet sich Ketoconazol an. Nebenwirkungen sind Überempfindlichkeitsreaktionen und Leberschädigungen.[95] Das kanadische National Advirory Committee on AIDS empfiehlt zusätzlich niedrige Dosen an Amphoterizin-B.[90]

Infektionen mit dem Zytomegalie-Virus gelten als schwer behan-

delbar. Ungefähr 90 Prozent der AIDS-Patienten entwickeln Zyto-
megalie-Infektionen der Augen, Lunge und Leber, des Magen-
Darm-Traktes oder Zentralnervensystems, die häufig tödlich
enden. Mit der Behandlung von Ganciclovir wurden gute Erfahrungen gemacht. Neben dem antiviralen Effekt von Ganciclovir wurde
eine eindeutige klinische Verbesserung nachgewiesen. Nur im Endstadium der Erkrankung war das Mittel nicht erfolgreich. Ganciclovir wird als gut verträglich, mit geringen Nebenwirkungen geschildert.[96]

Bei Augenerkrankungen, verursacht durch den Zytomegalie-
Virus, kann ein neues amerikanisches, antivirales Medikament, BW
B759U und 9-(1,3-Dihydroxy-2-Propoxymethyl)Guanin (DHPG)
der amerikanischen Firma Bourroughs-Wellcome vielversprechend
eingesetzt werden.[97] Die Augenentzündungen, die 30 bis 40 Prozent
der AIDS-Kranken in einem fortgeschrittenen Stadium befallen,
führten ohne ausreichende Behandlung innerhalb weniger Wochen
zur Erblindung. Der «Praxis-Kurier» empfiehlt: «Ist nur die Netz-
hautperipherie betroffen, so ist die Prognose unter Behandlung mit
dem Guanin-Abkömmling gut. Liegt jedoch bereits eine Optikus-
Neuritis (Sehnervenentzündung) vor, erblinden nahezu alle Patienten trotz Therapie. Wegen der schlechten Prognose ohne Behandlung empfiehlt Ussery (Dr. Fred M. Ussery, ein amerikanischer
Spezialist aus Houston, Texas), schon bei Verdacht auf eine Zyto-
megalie-Retinitis unverzüglich mit der Medikation zu beginnen.»[91]

Bei Befall mit Cryptococcus, ein Pilz, der Lungen- und Gehirn-
entzündung und weitverbreitete Infektionen im Körper verursacht,
wird die intravenöse Verabreichung von Amphotericin B und 5-
Fluorcytosine empfohlen. Die Behandlungsdauer bei Gehirnhautentzündung liegt zwischen sechs und acht Wochen. Nebenwirkungen bei Verabreichung von Amphotericin B sind ein krankhafter
Anstieg von Ammoniak im Blut, erniedrigter Kalziumspiegel im
Blut, Anämie, Fieber und Schüttelfrost. Bei 5-Fluorcytosine können
Hautausschläge, Durchfall, Fehlfunktion der Leber, Verminderung
der Leukozyten und Thrombozyten und Entzündungen des Dünn-
und Dickdarms auftreten.[90]

Die atypische mycobacteria verursacht Lungenentzündung und
Entzündungen des Zentralen Nervensystems. Die Behandlungsmethoden sind sehr aufwendig und müssen nach Meinung kanadischer

Experten experimentell erarbeitet werden. Die Behandlung sollte mit mindestens drei der folgenden Medikamente erfolgen: Rifamicin, Amikacin, Cycloserin, Ethionamid, Clofazimine und Ansamycin.[90]

Der Parasit Toxoplasma gondii verursacht an vielen Stellen im Körper Entzündungen. Entzündungen des Zentralnervensystems, der Augen und der Lunge sind dabei die gefährlichsten. Die Behandlung besteht aus einer Kombination von Pyrimethamin und Sulfadazin. Als Nebenwirkungen können Fieber, Hautausschläge und eine geminderte Zahl der Granulozyten im Blut auftreten.

Das Kaposi-Sarkom, an dem eine große Anzahl der AIDS-Patienten erkrankt, spricht auf Bestrahlen mit Elektronen an, wenn es auf die Haut beschränkt ist. Sind die Herde verstreut, kann eine Kombinationstherapie helfen.[97] Hierzu gehören: Etoposide, Doxorubicin, Vinblastine, Bleomycin, Astinomycin D, Dacabazine (DTIC), Carmustine (BCNU) und Cyclophosphamide. Durch die Chemotherapie besteht eine höhere Gefährdung von opportunistischen Infektionen. Von daher bietet sich eine Behandlung mit Interferonen an, die mit chemotherapeutischen Substanzen kombiniert werden kann.[90]

Mit diesen Medikamenten können bestenfalls Symptome gelindert werden. Bisher ist es nicht möglich, das Virus effektiv zu bekämpfen oder das Immunsystem und seine Funktion wiederherzustellen. Die Ergebnisse aller Methoden, so meint das National Advisory Committee on Aids in Kanada, seien enttäuschend.[90]

Die weitere ärztliche Hilfe kann sich dann nur noch auf Vorbeugung, allgemeine Ratschläge und Vorsichtsmaßnahmen beschränken. Vorbeugemaßnahmen sind besonders bei Schwangeren sinnvoll. Außerdem benötigt die Mutter eine psychologische Betreuung sowie Aufklärung und Betreuung bei einem vorzeitigen Schwangerschaftsabbruch. Denn die Mehrzahl der infizierten Neugeborenen erkrankt in den ersten Monaten, und keines hat Überlebenschancen.[98,99,100]

Durch gezielte Laboruntersuchungen kann die Immunsuppression während der Schwangerschaft überwacht werden. Bei der Frage, ob eine AIDS-infizierte Mutter ihr Baby lieber mit Kaiserschnitt zur Welt bringen sollte – um ihr eventuell noch nicht infiziertes Kind zu schonen –, sind die Experten geteilter Meinung. Eine kanadische Expertenkommission meinte jedoch, dies sei wenig sinnvoll, da bei einem Kaiserschnitt noch mehr Blut fließe als bei einer normalen Geburt.[101] Die AIDS-infizierte Mutter solle in einem Einzelzimmer (wie bei Hepatitis-B) untergebracht werden. Weiterhin ist Abstillen und eine psychologische Unterstützung bei der Genesung erforderlich. Auch die kindlichen Risiken müssen überwacht werden. Dabei wird zunehmend darüber diskutiert, ob AIDS-infizierte Kleinkinder Schutzimpfungen erhalten sollten. Bei ungefähr 15 Prozent der infizierten Kleinkinder entwickelten sich nach einer der üblichen Kinderimpfungen unmittelbar AIDS-Symptome.[102] Bei AIDS-infizierten Erwachsenen wurde bei der ohnehin umstrittenen Pockenschutz-Impfung ein starker Beschleunigungsschub des Krankheitsverlaufs von AIDS beobachtet.[103]

So bleibt letztlich nur die Beachtung von Vorsichtsmaßnahmen, damit eine fahrlässige Infektion vermieden wird. Dazu gehören entsprechende Maßnahmen bei Blutspenden.[104] Die Weltgesundheitsorganisation (WHO) empfahl 1986, Transfusionen möglichst zu vermeiden. Geeignete, sichere Blutkomponenten oder Blutderivate sollten der Anwendung von Vollblut oder Plasma vorgezogen werden. Vollblut oder Plasma sollte nur in dringenden Fällen verabreicht werden.[105] Nicht auf Anti-HIV untersuchtes Blut oder Blutbestandteile müssen mit einem deutlichen Warnhinweis gekennzeichnet sein.[106] Leider gilt dies für sämtliche Blutkonserven, denn sie sind bisher alle nicht auf HIV-2 (und was immer uns noch in der Zukunft erwarten möge) überprüft worden. Wenn Operationen absehbar sind, so sollte der Patient nach Möglichkeit einige Wochen vorher sein eigenes Blut spenden.

Ebenfalls ist höchste Zeit, daß die von der Deutschen Gesellschaft für Infektiologie gestellte Forderung umgesetzt wird, für spezielle Berufsgruppen – Tätowierer, Ohrlochstecher, Friseure, Maniküre – bundesweit bestimmte Hygienevorschriften zu erlassen.[107]

Zu den besonders gefährdeten Personengruppen zählt das ärztliche Personal, das mit AIDS-infizierten Patienten oder mit deren Körperflüssigkeiten zu tun hat. Dabei sind Menschen, die in Labors ständig mit HIV-Viren umgehen, am meisten gefährdet.[108] Zwar wird immer wieder behauptet, daß nach dem augenblicklichen Stand der Kenntnisse das berufsbedingte Risiko einer HIV-Infektion äußerst gering ist,[109] aber viele Ärzte widersprechen dieser Einschätzung.[110] Ein Chirurg hat im Schnitt alle vierzehn Tage eine nadelstichähnliche Verletzung zu erwarten. Außerdem kommen auf jeden HIV-Kranken über hundert symptomlose HIV-Träger, und in der Zukunft ist mit einem starken Zuwachs von AIDS-Infizierten zu rechnen.[111] Außerdem ist unser augenblicklicher Erkenntnisstand noch zu gering; wir wissen nicht, warum viele Ärzte, die Nadelstichverletzungen mit kontaminiertem Blut hatten, nicht seropositiv wurden. Waren die Konzentrationen zu niedrig, oder ist in diesen Fällen nur die Inkubationszeit erheblich länger? Genausowenig wissen wir etwas über die Dunkelziffer der Verletzungen.[112] Das Pflegepersonal von AIDS-Patienten wurde belehrt – so Professor Hans-Heinrich Vogt in der Zeitschrift «Ärztliche Praxis» –, daß keine Gefahr bestünde, doch eine Krankenschwester infizierte sich über ihr Hautekzem; seither gelten neue Richtlinien.[113] Und dieses Risiko wird nicht geringer. «Wenn die epidemiologischen Hochrechnungen stimmen», – so die «Münchener Medizinische Wochenschrift» – «wird bald jeder Arzt in der Bundesrepublik . . . zwei AIDS-Patienten zu betreuen haben.»[114] Daher sind weitere Sicherheitsmaßnahmen erforderlich. Sie sind im wesentlichen:

● Vermeiden von Haut- und Schleimhautkontakt mit Blut, bluthaltigen Produkten, Körperflüssigkeiten und Gewebsproben.

● Beim Umgang mit HIV-haltigem Blut oder Körperflüssigkeiten sind Handschuhe zu tragen. Falls die Möglichkeit besteht, daß Körperflüssigkeiten verspritzt oder sich Aerosole bilden könnten, müssen außerdem Mundschutz und Schutzbrille benutzt werden.

● Besondere Vorsicht ist bei blutenden Eingriffen und beim Umgang mit spitzen und scharfen Instrumenten (Kanülen, Spritzen, Skalpellen usw.) angebracht. Alle scharfen Instrumente sollten in stabilen Behältern, nicht zum Beispiel in Müllsäcken entfernt werden. Um Nadelstichverletzungen zu vermeiden, sollten Kanülen nach Gebrauch niemals in die Schutzkappe zurückgesteckt werden (dabei passieren 75 Prozent aller Nadelstiche).

● Keine Mund-zu-Mundbeatmung. Desinfizierbare oder Einweg-Mundstücke, Beatmungsbeutel oder Intubationsbestecke zur Beatmung verwenden.

● Besondere Vorsicht bei Laboruntersuchungen, kein Pipettieren mit dem Mund, Vorsicht vor Spritzern ins Auge.

● Gesonderte Pflege bei AIDS-Patienten mit Durchfällen, bei aggressiven oder verwirrten Patienten.

- Besondere Kennzeichnung von möglicherweise positivem Untersuchungsmaterial.
- Doppelwandige, unzerbrechliche Versandbehälter benutzen.
- Angemessene Vorsichtsmaßnahmen bei Obduktionen.
- Desinfektionen bei Verunreinigungen mit Blut, Körperflüssigkeiten oder Untersuchungsmaterial.[115,116,117,118,119,120,121] Wenn Geräte eingesetzt wurden, die zuvor bei einem HIV-Infizierten verwandt wurden, so müssen diese desinfiziert werden. Direkt mit der Augenoberfläche in Berührung kommende Instrumente sollten gereinigt und desinfiziert werden.[122,123,124,125]

Eine besonders gefährdete Gruppe sind Zahnärzte. Professor Meinrad Koch, Leiter der Virologie im Bundesgesundheitsamt, hatte bereits 1984 gefordert: «Die Zahnärzte sollten bei der Arbeit unbedingt ab sofort Gummihandschuhe, einen Mundschutz und eine Brille tragen.»[126] In Großbritannien wurde diese Forderung Vorschrift. Wer gegen sie verstößt, riskiert Bestrafung.[127] Die Interministerielle Arbeitsgruppe AIDS aus Bayern fordert: «Zahnärztliches Instrumentarium muß nach jedem Gebrauch desinfiziert oder sterilisiert werden. Speichel und Blut, die an Abdrucken haften, sind gründlich abzuspülen.»[115]

Im November 1985 und im April 1986 gab die amerikanische Gesundheitsbehörde CDC und im April 1986 die Arzneimittelkommission der amerikanischen Zahnärzteschaft Infektionsverhütungsmaßnahmen heraus:
- Zum Schutz von Personal und Patienten müßten grundsätzlich Handschuhe getragen werden, wenn Blut, Speichel oder Schleimhäute direkt berührt werden. Handschuhe sollen auch von zahnärztlichem Hilfspersonal getragen werden, wenn blutverschmierte Gegenstände, Körperflüssigkeiten oder Sekrete oder entsprechend kontaminierte Oberflächen berührt werden. Handschuhe müssen auch bei der Untersuchung aller Schleimhautveränderungen der Mundhöhle getragen werden.
- Mundschutz und Schutzbrillen oder kinnlange Plastik-Gesichtsschilde müssen getragen werden, wenn Blut oder andere Körperflüssigkeiten verspritzt oder versprüht werden.
- Die Hände müssen (nach Entfernen der Handschuhe) nach Behandlung eines jeden Patienten gewaschen werden, ebenso nach Berühren von Gegenständen, die mit Blut oder Speichel anderer

Patienten kontaminiert sein könnten, und schließlich vor Verlassen des Behandlungsbereichs.

● Außerordentlich sorgfältig muß darauf geachtet werden, daß während der Behandlung keine Handverletzungen eintreten. Falls jedoch Handschuhe zerrissen, zerschnitten oder zerstochen werden, sind sie sofort auszuziehen, die Hände sorgfältig zu waschen und neue Handschuhe anzuziehen.

● Scharfe Gegenstände (Injektionsnadeln, Skalpellklingen, andere scharfe Instrumente) sollen nach Benutzung als potentiell infektiös betrachtet und deshalb mit außerordentlicher Sorgfalt behandelt werden, um versehentliche Verletzungen zu vermeiden.

● Beim Wiederaufsetzen einer Schutzkappe auf eine Injektionskanüle besteht ein erhöhtes Risiko für einen versehentlichen Nadelstich. Bei wiederverwendbaren Aspirationsspritzen kann man wie üblich verfahren, da sie leicht zu sterilisieren sind.

● Nach Gebrauch soll das Handstück des Bohrers abgespült werden. Anschließend soll mit Wasser und Detergens das noch anhaftende Material entfernt werden. Er sollte danach gründlich mit einem feuchten Tuch abgerieben werden, das mit einem zugelassenen, in Gebrauchsverdünnung mykobakterizid wirkenden medizinischen Desinfektionsmittel getränkt ist.

● Da die Rückschlagventile an der Behandlungseinheit infektiöses Material rückwärts in das Spraysystem und in den Wasserkreislauf durchlassen könnten, sollen Sicherheitsventile installiert werden, um das Übertragungsrisiko zu vermindern.

● Man tut gut daran, wassergekühlte Handstücke am Ende der Behandlung 20 bis 30 Minuten über einem Abfluß weiterlaufen zu lassen, damit Wasser aus dem System abfließen kann, das möglicherweise mit aspiriertem Patientenmaterial kontaminiert ist. Entsprechend kann man über Nacht im Kühlwassersystem nachgewachsene Bakterien gut entfernen, wenn man das wassergekühlte Handstück am Beginn des Arbeitstages einige Minuten über dem Abfluß laufen läßt.[128]

● Bei der Hände- oder Handschuhdesinfektion sollte immer mit einem Dosierspender gearbeitet und die vorgeschriebenen Zeiten müssen eingehalten werden. Diese Maßnahmen sind natürlich auch für die Sterilisation in bezug auf Temperatur und Zeitwahl erforderlich.

● Eine Wischdesinfektion ist an den Stellen, an denen sie durchführbar ist, immer einer Sprühdesinfektion vorzuziehen. Auch hier sollte auf die Einwirkzeiten des entsprechenden Mittels geachtet werden.

● Der Zahntechniker sollte in jedem Fall mit der Problematik, daß er eventuell mit hochinfektiösem Material arbeitet, vertraut sein. Der Zahnarzt seinerseits sollte es zur Routine werden lassen, jeden Zahnersatz vor dem Einsetzen in Alkohol zu tauchen, um die HIV-Viren zu zerstören.[129]

Es besteht für jeden Zahnarzt grundsätzlich eine Behandlungspflicht, auch bei bereits ausgebrochenen AIDS-Erkrankungen. Von daher müßte sich der Patient seinem Zahnarzt anvertrauen und ihm seine Erkrankung mitteilen. Der Zahnarzt wiederum ist seinem Personal gegenüber aufklärungspflichtig, und er unterliegt der Schadensersatzpflicht, wenn er seine Helfer nicht über Schutzmaßnahmen vor einer möglichen Infektion aufgeklärt hat.

Die Einführung und Durchführung all dieser vorbeugenden Maßnahmen erfordert eine Änderung im Verhalten des Zahnarztes, denn wenn die nötigen Hygiene-Sicherheitsmaßnahmen eingehalten werden sollen, so müssen sowohl das Hilfspersonal und der Zahnarzt selbst die nötige Motivation dafür aufbringen.[129] Von daher ist man als Patient gut beraten, seinen Zahnarzt nach seinen hygienischen Maßnahmen zu fragen und zu beobachten, ob diese auch durchgeführt werden.

Literatur

1 G. Hunsmann, «Man könnte dem AIDS-Virus die Hände binden oder es blind machen», Arzt heute, 18. Februar 1986, S. 4, 5
2 J. Gulden, «Wie man den Seuchenzug von HTLV-III stoppen könnte», Ärztliche Praxis, Nr. 100, 15. Dezember 1984, S. 3097, 3098
3 «Aids: Es geht alles so schön schnell», Der Spiegel, Nr. 18, 28. April 1986, S. 234
4 R. Kusserow, «Hoffnung aus dem Affenkäfig», Der Stern, Nr. 12, 13. März 1986, S. 227
5 F.-D. Goebel, J. Link, «Zur Pathophysiologie und Klinik des erworbe-

nen Immundefektsyndroms (AIDS)», Tempo Medical, Dezember 1985,
S. 12

6 J. Lawrence, «Der Immundefekt bei Aids», Spektrum der Wissenschaft,
Februar 1986, S. 64

7 «Stoppt Ribavirin das LAS-Stadium?», Ärzte-Zeitung, 14. Januar 1987,
S. 1

8 «AIDS: Kritik an Pharma-Firma», Fortschritte in der Medizin, Nr. 8,
20. März 1987, S. 16

9 «Jagd im Labyrinth», Der Spiegel, Nr. 38, 16. September 1985, S. 276

10 E. Reimund, «Envelope Pertubation and AIDS», The Lancet, Nr. 8516,
15. November 1986, S. 1159

11 «Aids: Neuer Virus-Hemmer», Der Spiegel, Nr. 49, 2. 12. 85, S. 247

12 «Replikation durch Penicillamin gehemmt», Selecta, Nr. 33, 18. August
1986, S. 2433

13 «Wird es in Amerika zwei Mittel gegen AIDS geben?», Arzt heute,
17. Oktober 1985

14 «Isoprinosin-Studie sehr umstritten», Ärzte-Zeitung, Nr. 199,
11. November 1986

15 E. B. Wahler, «Die Therapiemöglichkeit der frühen HIV-Infektion ist
jetzt die Hoffnung», Ärzte-Zeitung, 18. Dezember 1986

16 «Azido-Thymidin (AZT) läßt AIDS-Infizierte wieder hoffen», Ärzte-
Zeitung, Nr. 4, 12. Januar 1987, S. 20

17 «AIDS-Patienten Lymphozyten-Anstieg durch Virusblocker», Ärztliche Praxis, 12. April 1986

18 J. L. Marx, «AIDS Drug shows Promise in preliminary Clinical Trial»,
Science, Nr. 4745, 28. März 1986, S. 1504, 1505

19 D. M. Barnes, «Senate Votes to Expand Anti-AIDS Drug Trials»,
Science, Nr. 4771, 26. September 1986, S. 1382

20 K. Wright, «First tentative signs of therapeutic Promise», Nature,
Nr. 6086, 25. September 1986, S. 283

21 «Es vergehen noch Jahre», Der Spiegel, Nr. 7, 9. Februar 1987, S. 35

22 C. Joyce, «New Drug joins front line against AIDS», New Scientist,
Nr. 1527, 25. September 1986, S. 16

23 «Neue Hoffnung», Der Spiegel, Nr. 40, 29. September 1986, S. 266

24 R. Gallo, «2. Generation der AIDS-Mittel ist bereits im Test», Ärzte-
Zeitung, 18. Dezember 1986, S. 1, 2, 7

25 «Gallo setzt auf die Chemotherapie», Ärzte-Zeitung, 21. Januar 1987,
S. 4

26 H. Mitsuya, S. Broder, «Strategies for antiviral therapy in AIDS»,
Nature, Nr. 6107, 26. Februar 1987, S. 773–778

27 R. Yarchoan, et al., «Response of Human-Immunodeficiency-Virus-

Associated Neurological Disease to 3′-Azido-3′-Deoxythymidine», The Lancet, Nr. 8525, 17. Januar 1987, S. 132–135

28 G. Kolota, «Marrow Suppression Hampers AZT Use in AIDS Victims», Science, Nr. 4795, 20. März 1987, S. 1463

29 «Azidothymidin (AZT) läßt AIDS-Kranke hoffen», Praxis-Kurier, Nr. 1/2, 10. Januar 1987, S. 6

30 «Azidothymidine Neurotoxicity», The Lancet, Nr. 8520, 13. Dezember 1986, S. 1392

31 «Zwei Anti-AIDS-Mittel beflügeln die Börse», Ärzte-Zeitung, Nr. 8, 16. Januar 1987, S. 19

32 D. M. Barnes, «Promising Results Halt Trial of Anti-AIDS Drug», Science, Nr. 4772, 3. Oktober 1986, S. 15, 16

33 I. Ildris, «AIDS – eine Art Triage?», Selecta, Nr. 31, 31. Aug. 1986, S. 2288

34 G. Frösner, «Kann ich den Ausbruch bremsen?», Medical Tribune, Nr. 5, 30. Januar 1987, S. 10

35 C. Ezzell, «AZT given the green Light for clinical Treatment of AIDS», Nature, Nr. 6112, 2. April 1987, S. 430

36 «AIDS Drug approved», New Scientist, Nr. 1553, 26. März 1987, S. 21

37 P. Newmark, «Wellcome gears up Production of AIDS Drug», Nature, Nr. 6105, 12. Februar 1987, S. 564

38 «Therapie», Münchener Medizinische Wochenschrift, Nr. 51/52, 19. Dezember 1986, S. 14

39 «AIDS-Medikament AZT in den USA zugelassen», Der Praktische Arzt, Nr. 7, 21. April 1987, S. 15

40 «Schnell-Zulassung für AIDS-Medikamente», Die Neue Ärztliche, 14. März 1987

41 «Retrovir jetzt vom BGA zugelassen», Der Praktische Arzt, Nr. 9, 20. Mai 1987, S. 19

42 «Aus dem Waisenhaus heraus adoptiert», Praxis-Kurier, Nr. 6, 11. Februar 1987, S. 6

43 «Wie HIV-Vermehrung hemmen?», Die Neue Ärztliche, 4. April 1987

44 H. Luczak, «Suche nach dem richtigen Cocktail», Süddeutsche Zeitung, Nr. 42, 20. Februar 1987, S. 10

45 «Ein weiteres AIDS-Mittel wird bald verfügbar», Praxis-Kurier, Nr. 6, 11. Februar 1987, S. 6, 7

46 D. M. Barnes, «New Funds for AIDS Drug Centers», Science, Nr. 4762, 25. Juli 1986, S. 414

47 J. Palca, «New Centers for Clinical Trials», Nature, Nr. 6075, 10. Juli 1986, S. 100

48 D. M. Barnes, «In Search of the best Drugs against AIDS», Science, Nr. 4762, 25. Juli 1986, S. 419

49 J. J. Temple, W. A. Andes, «AIDS and Hodgkin's Disease», The Lancet, Nr. 8504, 23. August 1986, S. 454, 455

50 «Antagonism between Drugs», New Scientist, Nr. 1552, 19. März 1987, S. 21

51 M. C. Bach, «Possible Drug Interaction during Therapy with Azidothymidine and Acyclovir for AIDS», The New England Journal of Medicine, Nr. 9, 26. Februar 1987, S. 547

52 H. Hartmann, et al., «Inhibition of HIV-Induced Cytopathogenicity in vitro by 3'-Azido-2',3'-Dideoxyguanosine», The Lancet, Nr. 8523, 3. Januar 1987, S. 40

53 G. Kolota, «Imminent Marketing of AZT Raises Problems», Science, Nr. 4795, 20. März 1987, S. 1462, 1463

54 «AIDS-Manifestation erst nach T-Zell-Stimulierung?», Ärztliche Praxis, Nr. 12, 1986, S. 291

55 «Neuer Pfad», Der Spiegel, Nr. 30, 21. Juli 1986, S. 148

56 R. Margreiter, et al., «HIV Infection in renal allograft Recipients», The Lancet, Nr. 8503, 16. August 1986, S. 398

57 A. Hausen, et al., «Immunosuppressants in Patients with AIDS», Nature, Nr. 6058, 13. März 1986, S. 114

58 «Spezifische Proteasen gegen HIV-Viren», Die Neue Ärztliche, 16. Februar 1987

59 H. F. Sewell, F. Walker, «Serotherapy for AIDS and pre-AIDS Syndrome», Nature, Nr. 6058, 13. März 1986, S. 113, 114

60 F. Deinhardt, J. Abb, «Weltweit Kampf gegen AIDS», Deutsches Ärzteblatt, Nr. 17, 25. April 1986, S. 1203

61 J. Remien, «Eine spezifische Therapie ist noch nicht in Sicht», Selecta, Nr. 52, 29. Dezember 1986, S. 3674

62 «Von AIDS über Atemnot bis hin zur Reisediarrhoe», Ärzte-Zeitung, 2. Dezember 1986, S. 14

63 «AIDS als Morbus Crohn verkannt», Selecta, Nr. 51, 22. Dezember 1986, S. 3641

64 W. Kornaszewski, et al., «Prophylaktische HIV-seropositive Behandlungsversuche mit Thymusextrakten in Afrika», Abstracts zur III. International Conference on AIDS in Washington DC, 1.–5. Juni 1987

65 «Immunotherapie: Hoffnungsschimmer bei AIDS», Heilpraxis-Magazin, Nr. 12, Dezember 1985, S. 38

66 H.-J. Rogozinski, «AIDS: Vielleicht helfen Thymusextrakte», Ärztliche Praxis, Nr. 83, 15. Oktober 1985, S. 3259

67 K. E. Theurer, «Lösung des AIDS-Problems?», Therapiewoche, Nr. 26A, 1986, S. 82–84

68 A. Rubinstein, et al., «Circulating thymulin and thymosin-activity in

pediatric acquired immune deficiency syndrome: In vivo and in vitro studies», The Journal of Pediatrics, St.Jouis, Jg. 109, Nr. 3, S. 422–427, September 1986

69 J. M. Lang, et al., «M.22 Immunomodulation with sodium diethyldithocarbamate (DTC) (Imuthiol) in patients with HIV-related illness», Immunobiology, Stuttgart, Nr. 2–5, S. 412, 413, 1986

70 «Thymus-Protein als AIDS-Vakzine?», Die Neue Ärztliche, 26. 6. 86

71 H. Mastall, «Interview zum Einsatz von Thymusextrakten an AIDS-Patienten», Schwerpunkt Medizin, Nr. 3/4, 1985, S. 51–54

72 L. Gürtler, «Aktuelles zu AIDS», Fortschritte in der Medizin, Nr. 31–32, 28. August 1986, S. 12, 13

73 H. F. Oettgen, S. E. Krown, «Krebsbehandlung mit Interferonen», Deutsches Ärzteblatt, Nr. 34/35, 25. August 1986, S. 2285–2288

74 M. G. Ikossi-O'Connor, et al., «Interferon Inactivator(s) in Patients with AIDS and AIDS-Unrelated Kaposi's Sarcoma», The American Journal of Medicine, Nr. 5, November 1986, S. 783–785

75 «Beginnt die Forschung, sich endlich auszuzahlen?», Praxis-Kurier, Nr. 35, 27. August 1986, S. 4

76 I. Domke, H. Kirchner, «Interferone: Biologische Grundlagen der klinischen Anwendung», Deutsches Ärzteblatt, Nr. 37, 13. September 1985, S. 2636–2641

77 «Interferon hilft nur in AIDS-Frühstadien», Ärztliche Praxis, Nr. 99, 13. Dezember 1986

78 «AIDS: Gamma-Interferon theoretisch berechtigt», Praxis-Kurier, Nr. 45, 7. November 1984, S. 21

79 P. C. Creemers, et al., «Increased Interleukin-2 Receptor expression after Mitogen Stimulation on CD4- and CD8-positive Lymphocytes and decreased Interleukin-2 Production in HTLV-III Antibody-positive symptomatic Individuals», Immunology, Nr. 4, Dezember 1986, S. 627–629

80 S. Levy, et al., «Study of NK Cell Function in Patients at high Risk for AIDS and its Correlation with clinical Stages and other Parameters», Immunobiology, Nr. 2–5, 1986, S. 413, 414

81 A. Preuß, «AIDS kann mit Ozon ambulant geheilt werden», Ärzte-Zeitung, 7./8. November 1986

82 «Immunstatus von AIDS-Patienten durch Ozon verbessert?», Die Neue Ärztliche, Nr. 31, 16. Februar 1987

83 H. Jäger, «Über den Kampf gegen AIDS», Persikop 87, Nr. 3, 6. Februar 1987

84 H. Bonnan, «Wirklich fünf AIDS-Kranke geheilt?», Ärztliche Praxis, Nr. 41, 24. Mai 1986, S. 1425

85 H. T. Brüster, et al., «Die Behandlung von AIDS- und ARC-Patienten mit einer lymphozytären Autovakzine», Deutsches Ärzteblatt, Nr.13, 26. März 1987, S. B-614–617

86 F. D. Pien, «HTLV-III Infection», Postgraduate Medicine, Nr.4, 5. September 1986, S.135–142

87 L. D. Kaplan, et al., «Treatment of Patients with AIDS and Associated Manifestations», The Journal of the American Medical Association, Nr.10, 13. März 1987, S. 1367–1374

88 U. Lagler, E. Russi, «Lungenerkrankungen beim erworbenen Immunmangelsyndrom (AIDS)», Praxis und Klinik der Pneumologie, Nr.4, April 1986, S. 119–122

89 «Sulfonamid-Allergien sind bei AIDS häufig», Arzt heute, 17. Oktober 1985

90 F. A. Shepherd, et al., «A Guide to the Investigation and Treatment of Patients with AIDS and AIDS-related Disorders», Canadian Medical Association Journal, Nr.9, 1. Mai 1986, S. 999–1008

91 «AIDS: Silberstreifen einer Therapie am Horizont», Praxis-Kurier, Nr.35, 27. August 1986, S.4, 5

92 J. Ramirez, et al., «Indomathacin in the Relief of AIDS Symptoms», The Lancet, Nr.8506, 6. September 1986, S.570

93 R. S. Klein, «More in AIDS in Patients on Dialysis», The New England Journal of Medicine, Nr.21, 22. Mai 1986, S.1386

94 R. Biniek, et al., «Anti-Rh(D) Immunoglobulin for AIDS-related Thrombocytopenia», The Lancet, Nr. 8507, 13. September 1986, S.627

95 D. Greenspan, et al., «AIDS: Pilzinfektionen im Mundraum», Zahnärztliche Mitteilungen, Nr.24, 16. Dezember 1986, S. 2865, 2866

96 J. Goudsmit, et al., «Use of Ganciclovir to Treat Serious Cytomegalovirus in Patients with AIDS», The Journal of Infectious Diseases, Nr.2, Februar 1987, S. 323–331

97 «Die AIDS-Lawine rollt», Praxis Kurier, Nr.4, 28. Januar 1987, S.22

98 W. Stille, «Zusammenfassung der Behandlungsmöglichkeiten opportunistischer Infektionen bei AIDS», AIDS-II, W. Zuckdrschwerdt Verlag, 1986, S. 221, 222

99 M. Stauber, et al., «Das AIDS-Problem bei schwangeren Frauen – eine Herausforderung für den Geburtshelfer», Geburts- und Frauenheilkunde, Nr.4, April 1986, S. 201–205

100 F. Deinhardt, G. Maass, «Gefahren durch eine HIV-Infektion für Mutter und Kind», Deutsches Ärzteblatt, Nr.7, 11. Februar 1987, S. B-276

101 A. Quaggin, «AIDS: Get prepared for more Cases of AIDS during Pregnancy», Canadian Medical Association Journal, Nr.2, 15. Januar 1987, S.192, 193

102 N. A. Halsey, D. A. Henderson, «HIV Infection and Immunization against other Agents», The New England Journal of Medicine, Nr.11, 12. März 1987, S.683–685

103 R. R. Redfield, et al., «Disseminated Vaccinia in a military Recruit with Human Immunodeficiency Virus (HIV) Disease», The New England Journal of Medicine, Nr.11, 12. März 1987, S. 673–676

104 «Kontrollen für Blutprodukte», Ärztliche Praxis, 6. Oktober 1986, S.2868

105 F. Deinhardt, J. Abb, «AIDS und die Sicherheit von Blut und Blutprodukten», Deutsches Ärzteblatt, Nr. 31/32, 4. August 1986, S.2157

106 A. Arndt-Hanser, et al., «Die Anti-HIV (Anti-LAV/HTLV III)-Diagnostik bei Blutspendern», Deutsches Ärzteblatt, Nr.49, 3. Dezember 1986, S.3467, 3468

107 S. Borelli, R. Engst, «AIDS und Meldepflicht aus bayerischer Sicht», Deutsches Ärzteblatt, Nr.17, 23. April 1987, S. B-800–802

108 B. Das, et al., «Risk of AIDS to health care Workers», British Medical Association, Nr. 6524, 29. März 1986, S.898

109 F.-D. Goebel, «AIDS-Gefährdung», Deutsches Ärzteblatt, Nr.16, 16. April 1987, S. B-763–766

110 F. Daschner, «AIDS: Gefährdung des medizinischen Personals?», Münchener Medizinische Wochenschrift, Nr. 10, 6. März 1987, S.20

111 L. A. Kay, «Screening for Anti-HIV», The Lancet, Nr.8533, S.632

112 T. E. E. Goodacre, «Health Professionals Attitudes to AIDS and occupational Risk», The Lancet, 21. Februar 1987, S.447

113 H.-H. Vogt, «AIDS: Tragödie der Irrungen», Ärztliche Praxis, Nr.25, 28. März 1987, S.813

114 «Wir werden uns umstellen müssen», Münchener Medizinische Wochenschrift, Nr.13, 27. März 1987, S.20, 21

115 Interministerielle Arbeitsgruppe AIDS, «Bericht», Bayerisches Staatsministerium des Innern, 8. April 1986, S.26, 27, 28, 29, 30

116 «Hamburger AIDS-Seminar», Hamburger Ärzteblatt, Nr.12, Dezember 1985, S. 413–416

117 G. R. Kinghorn, «HTLV-III: Should testing ever be Routine?», British Medical Journal, Nr. 6529, 3. Mai 1986, S. 1202

118 F.-D. Goebel, J. Link, «Zur Pathophysiologie und Klinik des erworbenen Immundefektsyndroms (AIDS)», Tempo Medical, Dezember 1985, S.12, 13

119 US-Public Health Service Centers for Disease Control, «Guidelines for the Protection of health care Workers in caring for Persons who have some form of HTLV-III/LAV Infection», New York State Journal of Medicine, Nr. 11, November 1986, S. 587–591

[120] R. Laufs, et al., «AIDS: Übertragungswege und serologische Diagnostik», Hamburger Ärzteblatt, Nr. 9, Oktober 1985, S. 290–292

[121] «AIDS – weder Impfung noch wirksame Therapie in Sicht», Gastro-Entero-Hepatologie, Nr. 4, 1986, S. 16

[122] «Desinfektion schützt vor AIDS durch Tränenflüssigkeit», Ärzte-Zeitung, Nr. 164, 23. September 1985, S. 21

[123] «Endoskopie bei AIDS-Kranken: Was ist zu beachten», Medical Tribune, Nr. 32, 8. August 1986, S. 11

[124] H. Zeichhardt, «Der AIDS-Erreger – ein sensibler Geselle», Ärztliche Praxis, 20. Januar 1987, S. 85

[125] F. Daschner, «AIDS-Viren: Ist Urin ansteckend?», Medical Tribune, Nr. 36, 5. September 1986

[126] M. Koch, «Das ist für einen Arzt schlimm zu erleben», Der Spiegel, Nr. 45, 5. November 1984, S. 104, 105

[127] «Dentists to tighten up», New Scientist, Nr. 1550, 5. März 1987, S. 23

[128] D. Greenspan, et al., «Infektionsprophylaxe für die zahnärztliche Praxis», Zahnärztliche Mitteilungen, Nr. 24, 16. Dezember 1986, S. 2867

[129] S. Priehn, «AIDS: Der Zahnarzt kann die Frühdiagnose stellen», Zahnärztliche Mitteilungen, Nr. 11, 1. Juni 1986, S. 1263, 1264

Die Abwehr

Wie an der Bekämpfung des AIDS-Virus gearbeitet wird

Aufbau der natürlichen Abwehr – Impfstoffe – das
Vakzinia-Virus – Impfcocktails – Erfahrungen mit
Glykoproteinen – Peptid T – monoklonale Antikörper –
Eingriffe in die Erbsubstanz des Virus –
Unterdrückersubstanzen für tat, pol, art/trs – Störung
zellinterner Abläufe oder intrazellulärer Mechanismen –
Thymosin – Anti-Sense-Technik – die ersten
Impfversuche an Menschen – die Vakzine-Forschung –
Gefahren durch die Genmanipulation

Man muß die Lebensgewohnheiten des AIDS-Virus kennen, um es
erfolgreich bekämpfen zu können. Das Virus folgt biologischen
Zwängen, auch wenn diese seinen Tod bedeuten. Auf diesen
Erkenntnissen beruhen alle Möglichkeiten zu seiner Bekämpfung.
Amerikanische Forscher haben für diesen Zweck Datenbänke aufgebaut, die die Protein-Sequenzen im genetischen Code und Regionen
des HIV erfassen, die auf Impfstoffe ansprechen.[1] So versuchen Wissenschaftler jene Schwachstellen zu finden, wo sie dem Virus den
Garaus machen können. Vorrang hat dabei, das bösartige Virus am
liebsten im Vorfeld und auf natürliche Weise unmittelbar nach seinem Eindringen in den Körper zu erledigen. In der folgenden Aufli-
stung sind einige Ansatzpunkte zur Bekämpfung des Virus aufge-
führt:[2,3]
● Aufbau der natürlichen Abwehr, beispielsweise mit löslichen Substanzen der T8-Suppressorzellen.
● Neutralisierende Antikörper wie gp 120 oder Zellrezeptoren, die
das Virus blockieren.
● Substanzen, die die möglichen Anlagestellen des Virus an der
Zelle sperren.
● Arzneien, die das Eindringen des Virus in die Zelle verhindern.

- Hemmstoffe, die die reverse Transkriptase, das Umschreiben von viraler RNS in DNS, blockieren.
- Pol-Gen-hemmende Substanzen, die den Einbau des Provirus in die zelluläre DNS möglicherweise verhindern könnten.
- Die Abschaltung der für die Nachkommenschaft wichtigen Erbsubstanz des Virus kann durch «Anti-Sense-Technik» oder durch tat-III- oder art/trs-Gen-hemmende Substanzen blockiert werden.
- Die Reifung der RNS für Virusnachkommen könnte verhindert werden.
- Das korrekte Zerschneiden der Virus-Proteine aus größeren Vorläufermolekülen könnte durch blockierende Wirkstoffe verhindert werden.
- Das Ausschleusen der Virusnachkommen durch den Knospungsprozeß könnte beispielsweise mit Interferonen unmöglich gemacht werden.
- Bei Ausschleusung des HIV greift das Immunsystem die Zelle an und tötet sie. Somit fällt der Hersteller des Virus aus.

Dabei steht im Vordergrund, ob der Körper eine natürliche Abwehr gegen das HIV aufbauen kann. Der Mensch besitzt möglicherweise selbst ein Mittel, um eine HIV-Infektion zu bekämpfen. Es sind seltene Fälle bekanntgeworden, bei denen HIV-positive Menschen später negativ wurden und im Blutserum das Virus nicht mehr nachweisbar war.[4,5] Wie dies geschehen konnte, ist noch nicht geklärt. Wissenschaftler der Universität San Francisco vermuten, daß die T8-Suppressorzellen eine lösliche Substanz ausscheiden, die die Vermehrung der HIV-Viren unterdrückt. Dieser Mechanismus scheint aber nur einen geringen Teil der HIV-Positiven zu schützen. «Es gilt daher», so schreibt die Fachzeitschrift *Fortschritte in der Medizin*, «den unzureichenden natürlichen Schutz gegen die HIV-Viren zu verstärken.»[6]

Zur Zeit richten sich fast alle Bemühungen auf das Bestreben, einen Impfstoff zu entwickeln, der möglichst viele der vorher genannten Ansatzpunkte erfüllt. Für die Impfung bestehen verschiedene Möglichkeiten[7] mit:
- ungefährlichen Virus-Varianten,
- abgetöteten Viren (Tod-Impfstoff),
- Teilen des Virus,
- genetisch hergestellten Protein-Untereinheiten des Virus,

- synthetischen Peptiden,
- infektiösen rekombinierten Viren,
- Anti–Sense–Technik.

Im allgemeinen schwören Virologen auf «Lebend-Impfstoff». Hierbei werden gesunden Patienten abgeschwächte Krankheitserreger injiziert. Das setzt die Antikörperbildung in Gang, und der Körper wappnet sich erfolgreich für den Tag, an dem er angesteckt wird. Mit Lebend-Impfstoffen wurden weltweit die Pocken ausgerottet und die meisten Kinderkrankheiten zurückgedrängt. Aber im Falle von AIDS wäre dies zu gefährlich. Denn selbst ein abgeschwächter AIDS-Erreger ist immer noch ein AIDS-Erreger. Und vielleicht wäre er Jahre später, wenn der Mensch gerade abwehrschwach ist, durchaus in der Lage, AIDS auszulösen.[8]

Aus dem gleichen Grunde schreckt man vor getöteten Viren und Teilen des Virus zurück. Da auch keine ungefährlichen AIDS-Varianten bekannt sind, konzentriert sich die Forschung auf genetisch hergestellte Proteine von Untereinheiten des Virus. Mit ihnen möchte man den Körper zwingen, Antikörper gegen das Virus zu produzieren. Zwar bilden AIDS-Kranke in ihrem Blut auch Antikörper, allerdings nicht genug, um alle Viren zu töten.[9]

Außerdem sind die Antikörper weitgehend gegen die inneren Strukturen des Virus gerichtet. Die biologische Voraussetzung für die Vernichtung des AIDS-Erregers wären aber Antikörper, die gegen die Hülle des Virus gerichtet wären. Daher läßt sich das AIDS-Virus überhaupt nicht daran hindern, in gesunde Körperzellen einzudringen.[10] Und an die Erreger, die in den Zellen schlummern, kommen die Antikörper auch nicht heran.

Wenn man einem Menschen vor einer AIDS-Infektion Teile der Hülle des Virus spritzt, so könnten sie das Immunsystem stimulieren, gegen den Eindringling Antikörper herzustellen. Wird dann der Geimpfte später vom AIDS-Virus befallen, so können sich die Antikörper an der Hülle festsetzen und damit verhindern, daß die Zellen befallen werden.[11] Daher versucht man, Antigene – also Proteine aus der Virushülle – zu isolieren, gegen die der Körper Antikörper bildet. Diese Antigene könnten dann die Basis eines Impfstoffes bilden.

Die Hülle des AIDS-Virus wird durch die genetische Struktur des HIV im Bereich «env» (envelope = Hülle) festgelegt. Es bestimmt die Struktur der einzelnen Proteine aus rund 860 Aminosäuren. Entsprechend ihrer Molekulargewichte von 40 000 bis 200 000 Dalton bezeichnet man die einzelnen Glykoproteine der Virus-Hülle. Doch nicht alle von ihnen regen die Bildung von Antikörpern an. Nach vielen Tests haben Wissenschaftler ermittelt, daß die Auseinandersetzung des Körpers mit dem AIDS-Virus hauptsächlich über zwei Hüllproteine stattfindet. Es sind die Glykoproteine gp 41 und gp 120. Man glaubt, daß hauptsächlich gp 120 die Antikörperbildung stimuliert.[12,13]

Mit Hilfe von «Peptid-Synthesizern» kann man die Eiweißstrukturen der Glykoproteine in jeder gewünschten Reihenfolge fast vollautomatisch zusammenfügen. Das Glykoprotein gp 120 scheint für einen Impfstoff am geeignetsten zu sein. Sein genetisches Material, in Hefezellen eingebaut, schön warm und immer gut mit Nährstoffen versorgt, produziert ohne Unterlaß große Mengen an gp 120. Diese werden dann zu Vakzinen verarbeitet, die dem Menschen eingespritzt werden und die Immunantwort des Körpers hervorrufen. Im Blut kreisen dann in großer Zahl die Antikörper, die einem eindringenden AIDS-Virus sofort den Garaus machen sollen.

Als Antigen-Vehikel soll sich das Vakziniavirus eignen, das bereits als Pockenimpfstoff bekannt ist. Zwei Wissenschaftlerteams war es gelungen, ein zuständiges Gen, das für die Bildung von Hüll-Proteinen verantwortlich ist, in einen «remodellierten» Stamm des Vakziniavirus einzuschleusen. So bekam das rekombinierte Vakziniavirus die Fähigkeit, ein AIDS-spezifisches Antigen zu produzieren. Der Versuch glückte: Das Hüll-Gen wurde nicht nur erfolgreich verpflanzt, sondern es produzierte auch noch nebenbei gp 120, gp 160, gp 41 und ein viertes Glykoprotein gp 80.[14]

Eine größere Spannbreite, ein sogenannter «Impfcocktail», ist sogar gewünscht, denn Vakzine, die nur einen oder zwei gereinigte Hüllproteine enthalten, verursachen eventuell nur eine ungenügende Immunantwort. Vermutlich müssen mehrere Antigene kombiniert werden, um eine vollkommen sichere Immunantwort zu erhalten, denn die Oberflächenhülle des AIDS-Virus verändert sich ständig durch Mutationen. Hinzu kommen die verschiedenen Varianten, die sich genetisch so stark unterscheiden, daß sie jeweils auch ganz unterschiedliche Impfstoffe benötigen.[15,16]

Aber nicht nur, daß es grundsätzlich unterschiedliche HIV-Viren gibt, auch jede Untergruppe hat wieder viele Hunderte unterschiedlicher AIDS-Erreger. Denn die AIDS-Viren besitzen die Fähigkeit, ihr genetisches Make-up unablässig zu ändern. Jede neue Generation dieser biologischen Verwandlungskünstler erscheint mit einem geänderten Gen-Programm, auf das sich die hochspezialisierten Antikörper des Immunsystems erst wieder einstellen müssen.

Nur etwa 30 Prozent der HIV-Gene sind stabil, das heißt nur dieser Teil kann zur Herstellung eines Impfstoffes verwendet werden. Ob das jedoch gelingt, ist zweifelhaft.[17] Und wenn man Pech hat, schützt der entwickelte Tot-Impfstoff gegen ein AIDS-Virus, das schon lange nicht mehr im Verkehr ist.[18] Daher müssen auch die Vakzine ständig variiert werden. Nur dann lassen sich wirksame Spiegel von neutralisierenden Antikörpern erreichen.[19]

Um dieses breite Spektrum von Virustypen zu erfassen, produzierte beispielsweise die Firma Gentech mit Hilfe von Genmanipulation auch einen gp 130, nachdem anhand von Tierversuchen festgestellt worden war, daß sich nach Impfung mit einem gp 130 viele Antikörper gegen das AIDS-Virus gebildet hatten.[20] Gleichzeitig versucht man, diese Glykoproteine als immunstimulierende Komplexe, also verbunden mit Hilfsmolekülen, anzubieten, um eine zuverlässige Produktion von schützenden Antikörpern sicherzustellen.[21] Zwar wurden einige Erfolge mit Glykoproteinen bei Versuchstieren erzielt, aber sind diese Ergebnisse auf den Menschen übertragbar? Mit dem Glykoprotein gp 120 wurden Ziegen und Affen geimpft. Mit einem weiteren Protein p 17 wurden Kaninchen und mit dem rekombinierten gp 130 und gp 160 wurden ebenfalls Versuchstiere geimpft. Bei all diesen Versuchen wurden jedoch ungenügende Mengen von Antikörpern gebildet.[22,23,24,25,26] Auch mit dem Hüllprotein gp 41 konnten bei Versuchstieren einige Antikörper erzeugt werden. Das Serum von Mäusen, die mit dem Hüllen-Gen v-env5 immunisiert waren, reagierte sogar auf weitere Glykoproteine wie gp 150 und gp 110.[14] Affen wurden mit den gp 41 und gp 110 geimpft und produzierten daraufhin nicht nur Antikörper, sondern auch verstärkt Interleukin-2 und T-Zellen.[27,28] Aber ob die Impfstoffe eine ähnliche Reaktion beim Menschen hervorrufen werden, ist fraglich.

Aber neben diesen Problemen und denen der starken Variabilität des Virus bestehen noch weitere. Der Mikrobiologe Hans Gelderblum hat mit Hilfe der Elektronenmikroskopie die Glykoproteine dargestellt und differenziert. Dabei hat sich ergeben, daß die reifen Virushüllen einen Teil dieser Glykoproteine abstoßen und somit einen zusätzlichen schädigenden Einfluß auf das menschliche Immunsystem haben.[29] Vielleicht erklärt das auch, warum sich die natürlichen Antikörper hauptsächlich gegen Substanzen aus dem Innern des Virus richten.[30] Daher meinen einige Wissenschaftler, daß sich Kernproteine des Virus als Antigene für eine Impfung besser eignen. Außerdem sind sie nicht so variabel wie die Hüllproteine.[31,32] Und letztlich kommt noch hinzu, daß das AIDS-Virus körpereigene Oberflächenmarker nachahmen und somit immunologisch nur schwer von den eigenen Zellen unterschieden werden kann.

Wissenschaftler wie William Haseltine und Max Essex bezweifeln, ob Vakzine mit Hüllproteinen überhaupt funktionieren werden. Sie weisen darauf hin, daß mit AIDS infizierte Menschen ebenfalls Antikörper gegen diese Hüllproteine entwickeln und dennoch an AIDS erkranken. Warum sollte daher ein künstliches Glykoprotein, das eine ähnliche Antikörper-Bildung auslöst wie die in den erkrankten Patienten, vor AIDS schützen?[33]

Eine der wirksamsten Strategien, das Virus zu bekämpfen, bestünde darin, zu verhindern, daß es die T-4-Helferzellen oder andere Zellen infiziert. Alle diese Zellen haben denselben «Rezeptor», der es dem Virus ermöglicht, sich einzuklinken. Dieser Mechanismus ist mit einem Schloß und dem dazu passenden Schlüssel vergleichbar. Denn wie ein Schlüssel zum Schloß paßt die Virushülle auf den Rezeptor der Zelle. So kann das Virus die Zelle öffnen und den Viruskern in die Zelle einschleusen. Dieser Haftmechanismus vom Virus zur Zelle könnte zum Ansatzpunkt von vorbeugenden Maßnahmen genutzt werden. Bei Versuchen wurde entdeckt, daß monoklonale Anti-T4(+)-Antikörper die Virusinfektion stark hemmen, da sie die Rezeptoren der Zellen blockieren. (Unter monoklonalen Antikörpern versteht man Antikörper, die von genetisch völlig identischen geklonten Zellfamilien produziert werden.) Hierbei handelt es sich besonders um einige stabile Bereiche des ansonsten sehr variablen Glykoproteins gp110. So ließe sich eine Virusinfektion eindämmen oder verhindern, vorausgesetzt, daß das HIV sich nicht eines anderen Rezeptors bemächtigen würde.[34,35,36] Eine weitere Behandlungsmethode wurde kürzlich in «Nature» vorgestellt.

Durch das Vermindern von CD4-Zellen, die dem Virus eine gute Verbreitungsmöglichkeit bieten, könne auch AIDS eingedämmt werden, und zwar beispielsweise durch monoklonale Antikörper oder andere Substanzen, die die Aktivierung der CD4-Zellen blockieren.[37] Amerikanische Wissenschaftler glauben, diese Substanz in einem Protein mit acht Aminosäuren, «Peptid T» genannt, gefunden zu haben. Kürzlich durchgeführte Experimente haben den Nachweis erbracht, daß diese harmlose Substanz die Rezeptoren auf den Zellmembranen blockiert, die sonst von AIDS-Viren angelaufen werden. Wenn Gehirn- und Immunzellen mit T4-Antigenen nur geringen Konzentrationen des Peptid T ausgesetzt werden, widerstehen sie einer Invasion des AIDS-Virus.[38,39]

Somit könnte man einen «Cocktail» verschiedener Peptide herstellen, der der ausgeprägten Variabilität des gp 120 Rechnung trüge und Immunität gegen verschiedene Virusstämme verleiht.[40] Diese Möglichkeit wird bereits in mehreren Ländern verfolgt. In Schweden hatte man AIDS-Kranke, die sich in einem desolaten Zustand befanden, mit einem Oktapeptid – einem stabilen Kurz-Zitat des gp 120 – behandelt. Es blockierte nicht nur die Rezeptoren wesentlicher Zellen, sondern bewirkte auch eine schnellere Besserung bei den Patienten – alles ohne Nebenwirkungen.[41,42,43] Auch Wissenschaftler der Ost-Berliner Humboldt-Universität und der sowjetischen Akademie der Medizinischen Wissenschaften setzen auf monoklonale Antikörper und synthetische Peptide.[44,45,46]

Nach Auffassung von Wissenschaftlern wäre dies das erste Anzeichen, daß der Körper über gewisse Abwehrmechanismen gegen das AIDS-Virus verfügt. Dieser Vorgang mag auch erklären, warum einige Menschen nicht vom Virus infiziert werden oder nur milde Symptome der Erkrankung aufweisen. Vermutlich produzieren die Zellen, die dieses Protein tragen, einige noch nicht identifizierbare Substanzen (Interleukin-2 oder Interferone), die die Vermehrung in infizierten Zellen behindern. Das Virus wird zwar nicht getötet, aber vom Körper kontrolliert.[47]

Zukünftige Überlegungen zielen darauf ab, passive Schutzmechanismen wie monoklonale Antikörper und Hyperimmunoglobuline zu entwickeln, um die Abwehrsysteme des Körpers zu unterstützen. Das Abwehrsystem des menschlichen Körpers gilt als ein unendlich dicht geknüpftes Netzwerk von verschiedenen Molekülen, die sich gegenseitig erkennen. Bis zu hundert Millionen verschiedenartiger Antikörpertypen vermag der menschliche Körper zu mobilisieren. Eine Art Polizeiarmee, die aus lauter hochspezialisierten Detektiven besteht. Diese biochemischen Fahnder schwärmen aus, sobald Fremdkörper wie Bakterien, Krebszellen oder Viren im Körper auftauchen. Jeder Antikörpertyp macht dabei Jagd auf nur einen einzigen Intimfeind, den er unter Millionen anderer Moleküle treffsicher aufspürt und vernichtet.[48] Diese natürliche Arbeit des Körpers kann durch monoklonale Antikörper unterstützt werden. Wenn diese mit Arzneimittel-Wirkstoffen gekoppelt würden, könnten Medikamente, die sonst den ganzen Körper belasten, direkt in den Krankheitsherd transportiert werden. Sie wären als Suchtrupps geeignet, winzige Krebsnester oder AIDS-infizierte Zellen zuverlässig aufzuspüren.[48]

Neben diesen Behandlungsmethoden erwägen Wissenschaftler direkte Eingriffe in die für die Nachkommenschaft wichtigen Erbsubstanzen des Virus. Über monoklonale Antikörper können über die Rezeptoren der infizierten Zellen Giftstoffe in das Virus eingeschleust werden, die den «Protein-synthetisierenden-Mechanismus» ausschalten.[49] Ähnliches haben Wissenschaftler mit dem «tat»-Gen vor. Dieser genetische Abschnitt des AIDS-Virus fördert die reverse Transkriptase – die Umschreibung der Erbsubstanz des Virus von RNS in DNS – und sorgt somit für eine erhöhte Vermehrung des AIDS-Virus. Unter seinem Einfluß wird die Synthese der Virusbestandteile in der infizierten Zelle um ein Tausendfaches gesteigert, so daß sie zugrunde geht. Wer also «tat» das Handwerk legt oder irgendeinem anderen Gen, das nur dem Retrovirus eigen ist, könnte eine Gesundung der Infizierten möglich machen.[50,51,52]

Robert Gallo und seine Experten des Nationalen Krebs-Institutes in den USA entwickelten in «*Nature*» die These von einer Unterdrückersubstanz, die die Aktivität von «tat» lahmlegen soll.[53] Wenn man dem AIDS-Virus die «tat»-Sequenz oder den Abschnitt, mit dem das «tat»-Protein reagiert, entfernen könnte, so wäre die Entwicklung eines sicheren Impfstoffes erreichbar, der eine Immunantwort hervorruft, die eine spätere Infektion mit dem Virus stoppt. Paul Zamecnik aus der Worcester Stiftung in Massachussetts hat auf diesem Gebiet bereits erste Erfolge erzielt. Er entwickelte synthetische Antigene und infizierte mit ihnen menschliche AIDS-Zellen.

Mit diesen synthetischen Bruchstücken konnte er zwischen zehn und neunzig Prozent der viralen Vermehrung stoppen. Die synthetischen Abschnitte, die die besten Ergebnisse erzielten, glichen dem tat-3-Gen des AIDS-Virus.[54] Ähnliche Versuche wurden vom Krebs-Forschungsinstitut der Universität Kalifornien in San Francisco durchgeführt. Hierbei ergab sich, daß auch zellinterne Abläufe, die die Vermehrung und intrazellulären Mechanismen steuern, so weit gestört werden können, daß dem Virus eine Vermehrung unmöglich gemacht wird.[55]

Statt dieser immunologischen Waffe ließe sich auch eine chemische einsetzen: ein Medikament, das die Synthese des tat-Proteins oder anderer wichtiger Proteine hemmt.[56] Die britische Firma Porton International arbeitet unter strengster Geheimhaltung an einer antiviralen Substanz, die bessere Ergebnisse als alle anderen bisher getesteten Chemikalien ergeben hat. Porton hält alle Einzelheiten geheim, außer daß es eine natürliche Substanz sein soll, die von einem Mikroorganismus gewonnen wird.[57]

Eine amerikanische Forschergruppe um Professor Allan Goldstein von der Washington University hat entdeckt, daß ein Abschnitt des inneren Core des AIDS-Virus fast identisch mit einer natürlich vorkommenden Substanz ist – dem thymuseigenen Protein Thymosin. Bei Versuchen mit Thymosin-Impfstoffen erfolgte ein starker Anstieg von neutralisierenden Antikörpern gegen das AIDS-Virus. Eine Kombination des Serums mit einem Immunglobulin zeigte noch weit bessere Erfolge. Die AIDS-Proteine p 15 und p 24, die die Archillesferse der HIV-Viren darstellen, wurden um achtzig bis neunzig Prozent vermindert. Daraufhin wollen Forscher des Institute for Immunological Disorders in Houston noch 1987 Menschen mit diesem Vakzine impfen.[58,59]

Ein weiterer denkbarer Ansatz für eine Bekämpfung des AIDS-Virus bietet die «Anti-Sense-Technik». Die Erbsubstanz des Virus kann blockiert werden, wenn gentechnisch eine Art «Negativbild» der Virus-RNS-Kette hergestellt wird, das sich mit dem «Positiv», einem Stück Virus-RNS, fest verbindet und dort die Ablesung der Erbinformation verhindert. Der «Lesesinn» des Virus wird blockiert. Das Problem besteht darin, die «Anti-Sense»-Kette in die betroffenen Zellen einzuschleusen – denn anders als die chemotherapeutischen Substanzen dringen diese Ketten nicht von selbst in die

Zellen ein. Ein denkbarer Weg bestünde darin, die «Anti-Sense»-Ketten in einen Virus einzubauen, das den Menschen nicht krank macht. Dabei besteht jedoch die Gefahr unbeabsichtigter Veränderungen.[60] Mittlerweile sind Dutzende verschiedener Methoden im Gespräch, und bei vielen wurde mit Vorbereitungsarbeiten begonnen. Dennoch, die Entwicklung und das Austesten eines neuen Impfstoffs nimmt Zeiträume in Anspruch, die in der Vergangenheit zwischen fünf und zwanzig Jahren lagen. Aufgrund der enormen Bedrohung durch AIDS und dem Anreiz, viel Geld zu verdienen, bemühen sich die Wissenschaftler, diese Zeitspanne zu verkürzen. Am weitesten sind die Forscher des Pariser Pasteur-Instituts. Anfang 1987 verkündeten sie, daß sie noch in diesem Jahr einen Impfstoff gegen AIDS am Menschen ausprobieren wollten. Die Zusammensetzung des Impfstoffes und seine Wirkungsweise galt als geheim. Das hat seinen guten Grund, seit sich das Pasteur-Institut in Paris und das Nationale-Krebs-Institut in Bethesda (USA) um die ersten AIDS-Test-Lizenzen, die die Amerikaner sich mit französischer Forschungshilfe holten, stritten.[61]

Im März 1987 haben zehn Freiwillige aus Zaire und ein französischer Forscher, Daniel Zagury von der Pierre und Marie Curie Universität aus Paris, sich mit dem Glykoprotein gp 160 impfen lassen. Die Hüll-Sequenz von gp 160 beinhaltet sowohl das Hüllprotein gp 120 als auch das Transmembran-Peptid gp 41. Nach der Impfung traten keine Nebenwirkungen auf. 30 Tage später wurden Antikörper gegen gp 41 festgestellt. Die Immunantwort war allerdings nicht sehr effektiv. Man überlegt, an einem späteren Zeitpunkt weitere Schutzimpfungen mit einem mehrfach rekombinierten Impfstoff zu wiederholen, der Antigene gegenüber verschiedenen Glykoproteinen trägt.[61,62,63]

Dieser erste Testschritt sollte klären, ob der menschliche Organismus den Impfstoff überhaupt verträgt. Die französischen Wissenschaftler haben sich zu dem spektakulären Schritt entschlossen, weil es ausgesprochen schwierig ist, einen AIDS-Impfstoff zu testen, denn es gibt kein Tiermodell für AIDS. Nur unsere Vettern, die Schimpansen, lassen sich mit AIDS infizieren, aber sie erkranken nicht an dieser Seuche. Somit können nur Immunisierungsversuche an Schimpansen durchgeführt werden. Einzig der Erreger STLV-III, der dem menschlichen AIDS verwandt ist, löst bei Rhesus-Affen

194

eine dem menschlichen AIDS ähnliche Immunschwäche aus. Dieses ist zur Zeit das einzige Tiermodell, mit dem man Ansätze für die Behandlung von AIDS erarbeiten kann.[64,65]

In Davis, Kalifornien, haben, so berichtete die britische Wissenschaftszeitung «*New Scientist*», Wissenschaftler ein Vakzine entwickelt, das die Affen vor dem sogenannten «Affen-AIDS» schützen soll. Das Vakzine basiert auf einem Tot-Impfstoff unter Verwendung des Virus; somit ist diese Methode auf Menschen nicht anwendbar. In dem gleichen Tierversuchszentrum hat es viele Jahre zuvor eine erste Affen-AIDS-Epidemie gegeben. In Davis sind jedes Jahr zehn junge Rhesusaffen an AIDS gestorben. Daher wurden sie ab Februar 1985 mit dem Vakzine behandelt und ein halbes Jahr später mit AIDS infiziert. Alle vakzinierten Affen haben überlebt, während die einer Kontrollgruppe erkrankten oder starben. Seitdem werden alle neugeborenen Affen geimpft.[66]

Dies war notwendig, da es kaum noch Schimpansen gibt. Auf der gesamten Welt stehen nur 400 Tiere für die AIDS-Forschung zur Verfügung. Pharma-Unternehmen haben bereits die Preise für die einzig möglichen Versuchstiere in die Höhe getrieben. Zahlten sie 1985 10000 Dollar für einen Schimpansen, so kosten sie heute bereits 70000 Dollar. Doch dies ist nicht nur eine finanzielle, sondern auch eine ethische Frage[67]: Sind wir moralisch berechtigt, Schimpansen oder andere Tiere für unsere menschlichen Zwecke – und seien sie noch so gerechtfertigt – zu Tode zu quälen oder einfach auszurotten?

Und selbst wenn ein brauchbares Vakzine zur Verfügung stünde, treten neue Fragen auf. Denn man muß unterstellen, daß eine Virusvermehrung und der Einbau des AIDS-Virus auch in langlebige Nervenzellen erfolgt. Damit erscheint die Vernichtung des Erregers fast aussichtslos, so daß konkret mit der Möglichkeit einer latenten Infektion und aller daraus sich ergebenden Konsequenzen gerechnet werden muß.[68] Ein weiteres Problem: Mit den üblichen ELISA-Tests kann man nach einer erfolgreichen Impfung nicht mehr unterscheiden, ob ein positiver Patient infiziert oder geimpft ist. Unterscheidbar sind Geimpfte und Infizierte erst mit einem aufwendigen Western-blot-Test, der die Peptide nach ihrem Molekulargewicht ordnen kann und außer den typischen Proteinen auch andere, wie zum Beispiel den Impfstoff, nachweisen kann.[69]

Überall in der Welt, aber besonders in den USA werden jetzt

Gelder für die Vakzine-Forschung bereitgestellt[70], die hauptsächlich in die Genmanipulation gepumpt werden. Denn die Krankheit AIDS kann ohne gentechnologische Forschung und Anwendung weder festgestellt noch behandelt werden. Und somit ist sicher, daß das in die AIDS-Bekämpfung gesteckte Geld, auch weiterhin der Gentechnologie dient, einer Technik, die den Menschen zum reproduzierbaren Stoff degradiert.[71] Außerdem besteht durch die Genmanipulation die Gefahr, daß weitere Krankheiten oder ernste Störungen der Gesamtökologie ausgelöst werden.[72]

An der Entwicklung von Vakzinen sind mittlerweile fast ausschließlich Genmanipulations-Firmen wie Gentech, Chiron, Repli-Gen und ähnliche Firmen beteiligt. Dennoch wird die Entwicklung einer gebrauchsfähigen Vakzine viele Jahre dauern. Das amerikanische US-Public Health Service hat Hilfe für die Bereiche Patentsicherung, Auswertung der Ergebnisse, wissenschaftliche Unterstützung, Laborausrüstungen, Versuchstiere und Tests an Versuchstieren, Entwicklung von klinischen Protokollen, Kliniktests und andere Bereiche angeboten. Außerdem ist vorgesehen, eventuelle Schadensersatzansprüche, die durch fehlerhaftes Entwickeln von Vakzinen entstehen könnten, aus Steuergeldern zu begleichen.[73]

Eine weitere Hilfe: Alle Patente, über die die US-Regierung verfügt, sollen den pharmazeutischen Gentech-Firmen zur Nutzung überlassen werden. Die amerikanischen Gesundheitsämter leisten praktisch auf allen Sektoren Subventionen. Und dennoch wird ein AIDS-Vakzine nicht vor Anfang bis Mitte der neunziger Jahre zur Verfügung stehen[74], obgleich auch in den USA für 1987 die ersten Menschenversuche mit AIDS-Impfstoffen geplant sind.[75,76] Die National Academy of Sciences und das Institute of Medicine meinen, daß bestenfalls in fünf Jahren ein Vakzine in Sicht sein könnte.[77] «Günstigenfalls», so schätzt die «Tageszeitung» die Situation ein, sind wir noch mehrere Jahre von einem Impfstoff im Labor-Stadium entfernt. Das wären mindestens zehn Jahre, bis dieser Impfstoff dann getestet, für sicher befunden und zur Herstellung bzw. weltweiten Verteilung bereit wäre. Selbst, wenn wir einen Impfstoff hätten, würde ein solcher für die dann voraussichtlich Millionen oder Hundert-Millionen von HIV-Positiven zu spät kommen.[78]

Hinzu kommt, daß die erstrebte AIDS-Schutzimpfung jeweils nur gegen einen, nicht gegen alle möglichen AIDS-Erreger wirken kann.[79] Und selbst der Optimist Robert Gallo meint, daß es nicht sicher sei, ob es jemals gelänge, einen Impfstoff zu entwickeln, der auch langfristig wirksam ist. Gallo fürchtet, daß in der nächsten Zeit immer wieder – sensationsheischend – Impfstoffe angekündigt werden, die sich als ineffektiv erweisen.[80]

Andere Wissenschaftler befürchten neue Probleme durch die Vakzine. William Haseltine vom Farber Krebs-Institut der Harvard Universität behauptet, daß der AIDS-Erreger tödlich bleibt, selbst wenn man seine Erbmasse (RNS) entfernt. Seine Experimente haben gezeigt, daß die Hüllproteine des Virus ausreichen, um tödliche Viren herzustellen. Wenn Haseltine Recht hat, werden die Vakzine, die auf Glykoproteinen und Hüllproteinen aufbauen, nicht funktionieren.[56] Viele andere Wissenschaftler teilen nicht nur Haseltines Ansichten, sondern fürchten, die genchirurgisch «verkrüppelten» Viren könnten eine größere Ansteckungsgefahr, ein ernsteres Krankheitsbild oder neue tödliche Krankheiten und Krebsarten verursachen.[82]

Literatur

[1] B. Robson, et al., «Prediction of HIV Vaccine», Nature, Nr. 6103, 29. Januar 1987, S. 395

[2] «AIDS: Es geht alles schon schön schnell», Spiegel, Nr. 18, 28. April 1986, S. 220

[3] H. Mitsuya, S. Broder, «Strategies for antiviral Therapy in AIDS», Nature, Nr. 6107, 26. Februar 1987, S. 773–778

[4] B. A. Michaelis, J. A. Levy, «Recovery of Human Immunodeficiency Virus from Serum», The Journal of the American Medical Association, Nr. 10, 13. März 1987, S. 1327

[5] J. A. Levy, et al., «Biologic and Molecular Properties of the AIDS-Associated Retrovirus that affect Antiviral Therapy», Annales de L'Institut Pasteur/Virology, Nr. 1, Januar–März 1987, S. 109

[6] «Ist eine natürliche Abwehr möglich?», Fortschritte in der Medizin, Nr. 6, 28. Februar 1987, S. 15

[7] R. C. Gallo, et al., «Human Retroviruses with Emphasis on HTLV-III/LAV: Now and future Perspectives», Annales de L'Institut Pasteur/Virology, Nr. 1, Januar–März 1987, S. 16

[8] M. Halter, «Wir müssen den steinigen Weg gehen», Spiegel, Nr. 18, 28. April 1986, S. 213–237

[9] L. A. Weymouth, et al., «Isolation of Human Immunodeficiency Virus and Serum neutralising Antibody», The Lancet, Nr. 8516, 5. November 1986, S. 1158, 1159

[10] «Aids: Die Bombe ist gelegt», Der Spiegel, Nr. 45, 5. Nov. 1984, S. 111

[11] H.-H. Klare, «AIDS: Wer killt den Killer?», Der Stern, Nr. 52, 18. Dezember 1986, S. 12–18

[12] V. Erfle, «Wann kommt die Impfung gegen AIDS», Selecta, Nr. 40, 6. Oktober 1986, S. 2920–2925

[13] S. Chakrabarti, et al., «Expression of the HTLV-III Envelope Gene by a recombinant Vaccina Virus», Nature, Nr. 6062, 10. April 1986, S. 535–537

[14] I. Idris, «Das HTLV-III-Gen im remodellierten Vacciniavirus», Selecta, Nr. 20, 19. Mai 1986, S. 1522, 1523

[15] E. B. Wahler, «AIDS in Afrika und die neuen Viren», Ärzte-Zeitung, 8. Januar 1986, S. 2

[16] L. Gürtler, «Aktuelles zu AIDS», Fortschritte in der Medizin, Nr. 31/32, 28. August 1986, S. 12, 13

[17] «Jagd im Labyrinth», Der Spiegel, Nr. 38, 16. September 1985, S. 273, 276

[18] «AIDS – eine Art Triage?», «Jagd nach der Vakzine», Selecta, Nr. 31, 4. August 1986, S. 2288

[19] L. Gürtler, «AIDS – für Säuglinge das Todesurteil?», Selecta, Nr. 20, 19. Mai 1986, S. 1593

[20] D. M. Barnes, «Lethal Actions of the AIDS Virus debated», Science, Nr. 4761, 18. Juli 1986, S. 282, 283

[21] «Wege zum Impfstoff gegen AIDS», Selecta, Nr. 32, 11. August 1986, S. 2379

[22] D. M. Barnes, «Strategies for an AIDS Vaccine», Science, Nr. 4769, 12. September 1986, S. 1149–1153

[23] K. Wright, «AIDS Protein made», Nature, Nr. 6054, 13. Februar 1986, S. 525

[24] «Impfstoff-Etüde mit Super-Plasmid», Selecta, Nr. 33, 18. August 1986, S. 2406

[25] R. C. Kennedy, et al., «Antiserum to a synthetic Peptide recognizes the HTLV-III Envelope Glycoprotein», Science, Nr. 4745, 28. März 1986, S. 1556–1559

[26] L. A. Lasky, et al., «Neutralization of the AIDS Retrovirus by Antibodies to a recombinant Envelope Glycoprotein», Science, Nr. 4760, 11. Juli 1986, S. 209–212

[27] J. M. Zarling, et al., «T-cell responses to human AIDS virus in macaques immunized with recombinant vaccinia viruses», Nature, Nr. 6068, 25. September 1986, S. 344–346

[28] P. Newmark, «Problems with AIDS Vaccines», Nature, Nr. 6095, 27. November 1986, S. 304, 305

[29] «Die Hülle des AIDS-Virus ist variabler als gedacht», Arzt heute, 22. April 1986

[30] M. G. Koch, «Der Erreger ist gefunden: ein Retrovirus», Ärztliche Praxis, Nr. 23, 19. März 1985, S. 952

[31] «Thymosin-Antikörper blockieren AIDS-Erreger», Selecta, Nr. 31, 4. August 1986, S. 2313

[32] J. N. Weber, «Human Immunodeficiency Virus Infection in two Cohorts of homosexual Men: Neutralizing Sera and Association of Anti-gag Antibody with Prognosis», The Lancet, Nr. 8525, 17. Januar 1987, S. 119–121

[33] D. M. Barnes, «Strategies for an AIDS Vaccine», Science, Nr. 4769, 12. September 1986, S. 1149–1153

[34] A. G. Dalgleish, «Antiviral Strategies and Vaccines against HTLV/III/LAV», Journal of the Royal College of Physicians of London, Nr. 4, Oktober 1986, S. 258–267

[35] «T-4-Molekül wird vom HTLV-III/LAV-gp110 erkannt», Ärzte-Zeitung, Nr. 206, 1. Februar 1986, S. 24

[36] J. S. McDougal, et al., «Binding of HTLV-III/LAV to T4+ T Cells by a Complex of the 110K viral Protein and the T4 Molecule», Science, Nr. 4736, 24. Januar 1986, S. 382–385

[37] A. Singer, G. M. Shearer, «AIDS Therapy by blocking CD4+ Cells», Nature, Nr. 6058, 13. März 1986, S. 115

[38] «Can Protein T thwart the AIDS virus?», New Scientist, Nr. 1539, 18. Dezember 1986, S. 7

[39] S. D. Putney, et al., «HTLV-III/LAV-Neutralizing Antibodies to an E. coli-Produced Fragment of the Virus Envelope», Science, Dezember 1986, S. 1392

[40] «Antikörper gegen Hüllprotein verhindert Zellinfektion», Ärztliche Praxis, Nr. 10, 3. Februar 1987

[41] «Neuer Therapie-Weg», Selecta, Nr. 11, 16. März 1987, S. 652

[42] L. Wetterberg, et al., «Peptide T in Treatment of AIDS», The Lancet, Nr. 8525, 17. Januar 1987, S. 159

[43] G. Kolota, «Clinical Trials Planned for new AIDS Drug», Science, Nr. 4793, 6. März 1987, S. 1138, 1139

[44] «Menschliche Antikörper aus der Retorte», Die Neue Ärztliche, 12. März 1987

45 «East German AIDS», Nature, Nr. 6111, 26. März 1987, S. 320

46 V. Rich, «AIDS Arrives in Soviet Union – (Official)», Nature, Nr. 6108, 5. März 1987, S. 3

47 «Or can the body protect itself?», New Scientist, Nr. 1539, 13. Dezember 1986, S. 7

48 «Spürhunde im Labyrinth», Der Spiegel, Nr. 43, 22. Oktober 1984, S. 272, 275

49 A. Surolia, M. P. Ramprasad, «Immunotoxins to combat AIDS», Nature, Nr. 6075, 10. Juli 1986, S. 119, 120

50 C. A. Rosen, et al., «Post-transcriptional regulation accounts for the trans-activation of the Human T-Lymphotropic Virus Type III», Nature, Nr. 6054, 13. Februar 1986, S. 555–559

51 K. A. Jones, et al., «Activation of the AIDS Retrovirus Promoter by the Cellular Transcription Factor, Sp1», Science, Nr. 4751, 9. Mai 1986, S. 755–758

52 J. D. Lifson, et al., «Induction of CD-4-dependent Cell Fusion by the HTLV-III/LAV envelope glycoprotein», Nature, Nr. 6090, 23. Oktober 1986, S. 725–729

53 A. G. Fisher, et al., «The trans-activator gene of HTLV-III is essential for Virus replication», Nature, Nr. 6060, 27. März 1986, S. 367–370

54 J. Green, «Anti-genes attack AIDS virus», New Scientist, Nr. 1523, 28. August 1986, S. 23

55 J. A. Levy, et al., «AIDS Retrovirus (ARV-2) Clone Replicates in Transfectes Human and Animal Fibroblasts», Science, Nr. 4753, 23. Mai 1986, S. 998–1001

56 J. Lawrence, «Der Immundefekt bei AIDS», Spektrum der Wissenschaft, Februar 1986, S. 63, 64

57 P. Newmark, «AIDS Drug Test», Nature, Nr. 6092, 6. November 1986, S. 3

58 «Thymus-Protein als Aids-Vakzine?», Die Neue Ärztliche, 26. Juni 1986

59 B. Hewitt, et al., «In the Laboratories, the Race for a Cure», Newsweek, 19. Januar 1987, S. 12

60 «Wie kann AIDS bekämpft werden?», Der Praktische Arzt, Nr. 7, 21. April 1987, S. 20

61 D. M. Barnes, «Candidate AIDS Vaccine», Science, Nr. 4796, 27. März 1987, S. 1575

62 D. Zagury, et al., «Immunization against AIDS in humans», Nature, Nr. 6110, 19. März 1987, S. 249, 250

63 «Vaccine on trial in Zaire», New Scientist, Nr. 1553, 26. März 1987, S. 26

64 G. Hunsmann, «Man könnte dem AIDS-Virus die Hände binden oder es blind machen», Arzt heute, 18. Februar 1986, S. 4, 5

[65] R. Kusserow, «Hoffnung aus dem Affenkäfig», Der Stern, Nr. 12, 13. März 1986, S. 227, 228

[66] «Slow progress on AIDS vaccines», New Scientist, Nr. 1525, 11. September 1986, S. 17

[67] D. M. Barnes, «The Challenge of Testing potential AIDS Vaccines», Science, Nr. 4769, 12. September 1986, S. 1151

[68] H. Rasokat, «HTLV-III-Infektion und Zentralnervensystem», Zeitschrift für Hautkrebs, 15. April 1986, S. 333, 334

[69] W. Burkat, «AIDS belebt die Virusforschung», Deutsches Ärzteblatt, Nr. 34/35, 25. August 1986, S. 2303

[70] C. Norman, «Congress likely to Halt Shrinkage in AIDS Funds», Science, Nr. 4744, 21. März 1986, S. 1364, 1365

[71] V. Sigusch, «Aids für alle, alle für Aids», Konkret Sexualität, Heft 7, 1986, S. 74

[72] H. Strohm, «Wie unsere Gene bestrahlt, beschädigt und manipuliert werden», Frankfurt/M., September 1986

[73] D. M. Barnes, «Will an AIDS Vaccine Bankrupt the Company that Makes it?», Science, Nr. 4768, 5. September 1986, S. 1035

[74] D. M. Barnes, «PHS Invites Industry Colaboration on AIDS Vaccine», Science, Nr. 4768, 5. September 1986, S. 1034, 1035

[75] D. M. Barnes, «Grim Projections for AIDS Epidemic», Science, Nr. 4758, 27. Juni 1986, S. 1589, 1590

[76] «AIDS Vaccines poised for Trials», New Scientist, Nr. 1554, 2. April 1987, S. 17

[77] «What must be done about AIDS», Nature, Nr. 6092, 6. November 1986, S. 1, 2

[78] R. Paasch, «AIDS weltweit – ein Report», Die Tageszeitung, 28. November 1986, S. 9

[79] «Groteske Täuschung», Der Spiegel, Nr. 5, 26. Januar 1987, S. 177, 179

[80] I. Idris, «AIDS – Die Seuche gerät außer Kontrolle», Selecta, Nr. 3, 19. Januar 1987, S. 110

[81] S. Connor, «Hopes for an AIDS Vaccine are fading fast», New Scientist, Nr. 1515, 3. Juli 1986, S. 28, 29

[82] A. Ellrodt, P. le Bras, «The hidden Dangers of AIDS Vaccination», Nature, Nr. 6107, 26. Februar 1987, S. 765

Die Bedrohung demokratischer Freiheiten

Welche staatlichen Maßnahmen gegen AIDS ergriffen werden

Bagatellisierung der Gefahr – das Bundesseuchengesetz – Sexverbot für Infizierte – Berufsverbot für HIV-infizierte Prostituierte – Wander-Dirnentum – AIDS-Desperados – Meldepflicht – gesetzliche Auflagen für Infizierte – die bayerischen Maßnahmen – der Streit um Zwangsmaßnahmen – Reihenuntersuchungen und Zwangsisolierung – Touristen – Aufklärungskampagnen – Maßnahmen der Bundesländer – AIDS und Schule – Meldepflicht in anderen Ländern – AIDS in der DDR und UdSSR – behördliche Maßnahmen in anderen europäischen Ländern – das Verhalten anderer Länder – Maßnahmen in den USA – dringende Sofortmaßnahmen

Von den zuständigen Stellen wurde AIDS lange überhaupt nicht zur Kenntnis genommen. Solange AIDS als «Schwulenkrebs» galt, ging es ohnehin nur um eine unbeliebte Randgruppe der Gesellschaft. Das *«Deutsche Allgemeine Sonntagsblatt»* kommentiert die damalige Lage so: «1985 lagen gesicherte Erkenntnisse über die Krankheit vor. Nachrichten darüber, daß AIDS das Schwulen- und Drogenghetto verlassen habe, häuften sich, galten aber noch als Sonderfälle. Die bürgerliche Moral weigerte sich, zur Kenntnis zu nehmen, wie eng das sogenannte ‹normale Leben› mit der diffamierten Randgruppe vernetzt ist. Wer an AIDS erkrankte, wurde automatisch den Risikogruppen zugerechnet. Zu jener Zeit warnten Experten bereits vor einer solch engen Sicht der Krankheit. Doch ihre Mahnungen stießen auf taube Ohren, Forschungsgelder flossen spärlich.»[1]

Dann folgte eine Hauswurfsendung des Bundesministeriums für Familie und Gesundheit, in der noch prophezeit wurde, daß nur 5 bis 15 Prozent, höchstens 20 Prozent der Angesteckten AIDS bekomme. «Das Risiko ist bewußt heruntergespielt worden», sagt Professorin Eilke Brigitte Helm. An der Bagatellisierung der Gefahr beteiligten sich auch angesehene Wissenschaftler.[2]

Nachdem jahrelang nichts geschehen ist, versucht man nun, das sträflich Versäumte nachzuholen – teilweise mit Zwangsmaßnahmen. Die katholische Kirche, die das eigentliche Übel in der sexuellen Freiheit sieht, möchte am liebsten die Treue amtlich verordnen. Die CSU möchte die Zwangsregistrierung aller AIDS-Infizierten und ähnliche Maßnahmen. Doch Zwang taugt nicht als Mittel der Gesellschaftspolitik, zumal zu bezweifeln ist, ob gesetzliche Zwangsmaßnahmen gegen AIDS-Erkrankte überhaupt verfassungskonform sind. Eine sinnvolle Strategie hat keiner.

Auch besteht kein Konsens in der Frage, ob das geltende Seuchenrecht auf AIDS anwendbar sei. Der Zweck des Bundesseuchengesetzes ist es, das Auftreten übertragbarer Krankheiten nach Möglichkeit zu verhüten. Obgleich sich nach der Terminologie des Gesetzes die AIDS-Erkrankten leicht als «krank», «krankheitsverdächtig», «ansteckungsverdächtig», «Ausscheider» und «ausscheidungsverdächtig» einordnen lassen, sind AIDS-Kranke nicht verpflichtet, irgend jemandem (auch nicht Ärzten oder Hebammen) Mitteilung von ihrem Zustand zu machen.[3] Für AIDS-Patienten gibt es bisher keinerlei gesetzliche Auflagen. Was sie tun oder lassen, ist ganz in ihr eigenes Ermessen gestellt.

Ähnlich ist es bei den Ärzten. Unterläßt der Arzt die Meldung eines die Behandlung verweigernden Tripperpatienten an das zuständige Gesundheitsamt, so wird er bestraft. Teilt er dem Amtsarzt hingegen den Namen eines AIDS-Kranken mit, macht er sich, wegen des Bruchs der ärztlichen Schweigepflicht, ebenfalls strafbar.[4,5] Wenn ein Arzt das Blut eines Patienten ohne dessen Wissen und Zustimmung heimlich auf AIDS untersuchen läßt, macht er sich wegen Körperverletzung strafbar. Wenn die Patienten nicht vorher umfassend aufgeklärt wurden und in den Bluttest eingewilligt haben, ist der Eingriff rechtswidrig.[6] Das Selbstbestimmungsrecht des Patienten ist, gerade wegen der besonderen Tragweite der Untersuchung, von besonderer Bedeutung. AIDS-Berater fordern daher auch explizit dazu auf, in solchen Fällen Strafanzeige gegen die Ärzte zu erstatten.

Auch infizierte Prostituierte, die ihre Kunden anstecken, machen sich zwar wegen Körperverletzung strafbar, aber es ist kaum vorstellbar, so die Meinung einschlägiger Experten, daß Prostituierte jemals wegen der Infizierung eines Kunden mit AIDS verurteilt werden. Denn das würde den Nachweis voraussetzen, daß die Infizierung des Kunden auf dem Kontakt mit einer bestimmten Prostituierten beruht, was bei einer AIDS-Inkubationszeit, die bis zu zehn Jahre dauern kann, kaum möglich ist.

Auch das Sexverbot für alle Infizierten ist rechtlich umstritten. Zwar gibt es im Geschlechtskrankheiten-Gesetz eine Vorschrift, wonach jeder Kranke enthaltsam bleiben muß, bis seine Krankheit nicht mehr übertragbar ist. Wer dagegen verstößt, kann zu drei Jahren Gefängnis verurteilt werden. Aber auf AIDS ist diese Regelung nicht anwendbar. Das staatliche Gebot, sich der Sexualität zu enthalten, ist nur deshalb zulässig, weil seine Dauer bei den klassischen Geschlechtskrankheiten auf zwei bis drei Monate begrenzbar ist. Wollte man dem AIDS-Infizierten aber lebenslang die Sexualität verbieten, so verstieße dies gegen das Grundgesetz. Gegenüber AIDS, so schreibt der «Spiegel», sind die Mittel des Staates oder des Rechtes nicht anwendbar[7] – eine absurde Situation, wie viele Juristen meinen. Nach ihrer Ansicht fällt AIDS eindeutig unter die im Bundesseuchengesetz erlassenen Richtlinien.[8,9,10] Dort heißt es unter Paragraph eins: «Übertragbare Krankheiten im Sinne dieses Gesetzes sind durch Krankheitserreger verursachte Krankheiten, die unmittelbar oder mittelbar auf den Menschen übertragen werden können.» Aber das Bonner Gesundheitsministerium scheut seine Anwendung und rät auch den Landesbehörden davon ab. Gegen solche gesundheitsrechtlichen Auslegungen streitet der Münchener Rechtsphilosoph Hans-Ullrich Gallwas. Der Staat, so Gallwas, habe die verfassungsrechtliche Pflicht, die Volksgesundheit zu wahren. Da dies auf dem Wege des Appells und der Selbstverantwortung nicht zu leisten sei, müsse der Staat für angemessene Schutzmaßnahmen sorgen. Daraus folgert Gallwas, daß der seuchenrechtlich Verdächtige die erforderlichen Untersuchungen durch die Beauftragten des Gesundheitsamtes zu dulden und den Weisungen des Gesundheitsamtes Folge zu leisten habe.[4]

Die bayerische Interministerielle Arbeitsgruppe AIDS vertritt eine ähnliche Meinung: Im Rahmen der Geschlechtskrankenfürsorge der Gesundheitsämter werden die von der Polizei gemeldeten Prostituierten auch auf Antikörper gegen HIV untersucht. Antikörperpositive Prostituierte dürfen ihre Tätigkeit nicht weiter ausüben. Einzelne Uneinsichtige wurden mit dem Tätigkeitsverbot nach dem Bundesseuchengesetz belegt. Inwieweit ein solches Tätigkeitsverbot eingehalten wird, ist behördlich nur begrenzt zu kontrollieren und hängt deshalb auch von dem Verantwortungsgefühl der Prostituierten ab.[11] Bundesgesundheitsministerin Rita Süssmuth hingegen vertritt die Position: «Aus dem Tatbestand, daß eine Dirne positiv ist, kann man kein Tätigkeitsverbot ableiten», sonst müßten doch alle aidspositiven Jugendlichen, die Promiskuität praktizierten, genauso behandelt werden.[12]

Im allgemeinen verzichten die Behörden gegenüber HIV-infizierten Prostituierten noch auf Zwangsmaßnahmen, besorgen den Aussteigerinnen Sozialwohnungen und schulen sie auf andere Berufe um. Aber es sind auch Fälle bekannt, wo Berufsverbot verfügt wurde, was zur Folge hatte, daß die HIV-kranken Prostituierten einfach untertauchten und vermutlich noch viele weitere Kunden anstecken, bevor sie sterben. Berufsverbote lassen sich in vielen Fällen einfach nicht überwachen. Sie fördern das «Wander-Dirnentum», indem HIV-positive Prostituierte aus Bayern in liberalere Länder überwechseln. Die Landesbehörden greifen dann mit der Rechtfertigung «solange Bonn schläft, müssen wir uns selber helfen» auch mal zu illegalen Maßnahmen. So gaben die Gesundheitsämter in München und Karlsruhe die Daten AIDS-infizierter Prostituierter rechtswidrig an Vollzugsbeamte der Sittenpolizei weiter. Leitende Mitarbeiter des hessischen Landeskriminalamtes speicherten AIDS-Fälle in das Computer-System ein. Die Polizei fordert umfassende Informationen aus Angst vor Ansteckung, denn des öfteren wurden Beamte bei der «Ausübung ihrer Pflicht» schon mal gebissen oder gekratzt.[13,14,15]

Aber all diese Maßnahmen sind wenig erfolgversprechend. Abbremsen läßt sich die Ausbreitung der Seuche nur, wenn auch der Infizierte sich dem Gesunden gegenüber verantwortlich verhält. Das setzt voraus, daß er von seiner Infektion überhaupt weiß. Testen lassen wird er sich aber nur dann, wenn er keine Furcht vor unabsehbaren staatlichen Maßnahmen zu befürchten hat. Eine anonyme Meldepflicht, die geeignet wäre, sowohl die Interessen des Staates als auch der Betroffenen zu wahren, könnte nach den wenig ermutigenden Erfahrungen, wie der Staat mit den Daten seiner Bürger umgeht, am Mißtrauen der Betroffenen scheitern.[7] Da wirke der Ausbund bürokratischer Ausforschungssucht nach, so schreibt die «Zeit», und hier wirkt auch die Erinnerung nach, an Zeiten, als der Homosexuelle und der Jude zusammen in den KZs von den sogenannten Normalen gepeinigt wurde.[16]

Ähnliches Mißtrauen müssen die Bestimmungen des Bundesseuchengesetzes hervorrufen, die «unverzügliche Absonderung», «zwangsweise Unterbringung», «Isolation» usw. fordern. Die Untersuchungspflicht für «möglicherweise Infizierte» gestatten Schleppnetzfahndungen an einschlägigen Treffpunkten und in Szene-Lokalen. Die geplanten sozialmedizinischen Aussonderungsmaßnahmen, so befürchten Homosexuellen-Vereinigungen, böten nahezu freie Hand zu Hatz, speziell auf Homosexuelle. Ein Spießrutenlaufen für Minderheiten sei zu befürchten, mit sozialer Ächtung, Denunziantentum, Bruch des Datenschutzes, Razzien usw.[17]

Auf der anderen Seite gibt es aber auch HIV-Positive, die ihre Partner nicht aufklären und ungeschützt weiter sexuellen Verkehr betreiben.[18] Einige legen es gezielt darauf an, das Virus, welches sie von irgend jemandem empfangen haben, nun auch wieder an irgend jemanden zurückzugeben. Andere empfinden es fast als sportliche Herausforderung, diese Welt nicht allein verlassen zu müssen, sondern möglichst viele Menschen dabei «mitzunehmen». Auch von Desperados ist in der Presse die Rede, die das Virus aus Rache weitergeben. Ob in New York, Wien oder Hamburg: Überall wird von Fällen erzählt, wo jemand mit einem Partner ins Bett ging und am nächsten Morgen entsetzt auf dem Badezimmer-Spiegel liest: «Willkommen im AIDS-Club». Solche Vorkommnisse lassen den Ruf nach Zwangsmaßnahmen, nach Quarantäne, nach Tätowierung in der Nähe des Geschlechtsteils oder einem roten Stempel im Paß immer lauter werden.[19]

Auch die Politiker, denen AIDS bisher gleichgültig war[20], begreifen allmählich, daß mit AIDS die Gefahr einer Veränderung unserer gesamten politischen Kultur droht. Seitdem bei Meinungsumfragen von drei Viertel der Bevölkerung Forderungen nach AIDS-Reihenuntersuchungen erhoben wurden, machen auch immer mehr von ihnen sich für Reihenuntersuchungen, Listen mit Photos der Erkrankten, Zwangsmaßnahmen und ähnliche Aktivitäten stark.

In den Koalitions-Verhandlungen der Regierungsparteien Anfang 1987 spielte das Thema AIDS erstmalig eine größere Rolle. Bundeskanzler Kohl befürchtete eine schlimmere «Hysterie» als bei Tschernobyl, wenn der Bevölkerung die Ausmaße der AIDS-Epidemie erst einmal bewußt würde. Deshalb – so der *Spiegel* – stütze er das Nein von Frau Süssmuth zur Meldepflicht nur so lange, bis sich die Lage nicht wesentlich verschlechtere. Schnelle die Zahl der AIDS-Erkrankten hoch, so Kohl, schwinde die Einsicht der Bürger, daß der Staat sich auf bloßes Aufklären und Beraten beschränken sollte, dann komme auch sicher der Ruf nach der harten Hand. Es stehe zu befürchten, daß eine Partei rechts von der Union kräftigen Auftrieb erhalten könne, die hartes Durchgreifen des Staates gegen AIDS-Kranke auf ihre Fahnen schreibe. Und dann müsse man von Staats wegen auch Maßnahmen ergreifen, die man zwar für unvernünftig halte, die aber «Luft» ablassen.[21]

Die CSU hingegen war der Ansicht, dieser Zeitpunkt sei bereits gekommen. Franz Josef Strauß machte sich für eine allgemeine Meldepflicht von AIDS stark. CSU-Staatssekretär Peter Gauweiler forderte die zwangsweise Reihenuntersuchung der Bundesdeutschen beiderlei Geschlechts. Er wollte infizierten Prostituierten, Strichjungen und Homosexuellen mit Kontrollen und Quarantäne zu Leibe rücken. Die Bestimmung des Bundesseuchengesetzes, daß Prostituierte und Stricher bei Ansteckungsgefahr mit Berufsverbot belegt werden können, sollte in eine «Muß»-Vorschrift umgewandelt werden. Die Touristen, die aus AIDS-gefährdeten Gebieten wie Zentral-Afrika heimkehrten, müßten an der Grenze zwangsweise untersucht werden.[21]

Auch Wissenschaftler setzen sich für eine härtere Gangart ein. Professor Gert Frösner – vom Pettenkofer Institut für Hygiene und Medizinische Mikrobiologie der Universität München – fordert eine regelmäßige Reihenuntersuchung der gesamten erwachsenen Bevölkerung alle sechs Monate.[22] Nach seiner Meinung hätte die amerikanische Bekämpfungsstrategie der Aufklärung und freiwilligen Selbstbeschränkung der Infizierten versagt. Das Virus breite sich sowohl in den Risikogruppen als auch in der allgemeinen Bevölkerung rasant aus.[23] «Namentliche Meldepflicht sowohl von infizierten Gesunden als auch von erkrankten Personen ist unbedingt notwendig, weil es bisher keine Behandlung von AIDS gibt. Anders wie z. B. bei der Syphilis kann die Ausbreitung von AIDS nur durch eine Verhinderung der Infektionsübertragung gestoppt werden. Dabei sagt uns die Meldepflicht, wer die Infektionsquellen sind. Da meist gesunde Personen AIDS übertragen, wird die Meldepflicht erst dann zum wirksamen Instrument, wenn mit ihr regelmäßige serologische AIDS-Tests der erwachsenen Bevölkerung gekoppelt werden und wenn infektiöse Personen gesetzliche Auflagen erhalten... Zum Schutze der Bevölkerung sind deshalb regelmäßige serologische Untersuchungen der gesamten erwachsenen Bevölkerung notwendig. Durch Befragung neu infizierter Personen können infizierte Personen, die sich nicht den gesetzlichen Auflagen unterworfen haben (z.B. Information des Intimpartners, Verwendung von Kondomen), erkannt und mit rechtsstaatlichen Mitteln (Tatbestand der Körperverletzung) kontrolliert werden. Testung ist billiger als die Behandlung verhinderbarer Fälle.»[24,25]

Staatssekretär Peter Gauweiler verlangt die Schließung der «Darkrooms» für die Homosexuellen.[26] Um eine möglichst totale Überwachung zu garantieren, fordert er weitere Maßnahmen. Alle, die in den Verdacht geraten sind, HIV-Viren auszuscheiden, sollen wöchentlich im Gesundheitsamt untersucht werden. Besonders streng wollen die Münchner bei Ausländern sein. Kranke sollen aus dem Land geschafft werden; das soll auch für Touristen gelten. Denn letztlich sei nur die Ausweisung ein dauerhafter Schutz vor der Verbreitung von AIDS im Bundesgebiet.[27] Dies ist zum Teil bereits Brauch. Entwicklungsminister Jürgen Warnke läßt alle einreisenden Stipendiaten seines Ministeriums, zwischen 1500 und 1600 jährlich, auf AIDS untersuchen und bei positivem Bescheid zurückschicken.[28]

Der Bonner CSU-Innenminister Friedrich Zimmermann hält den Schutz der Nichtinfizierten für vorrangig vor der Diskretion der Infizierten. «Gesetzliche Auflagen für Infizierte», so Zimmermanns Parlamentarischer Staatssekretär, Carl-Dieter Spranger, «dürfen kein Tabu sein.» Und andere CSU-Parlamentarier werden noch deutlicher: Es müsse erreicht werden, daß erkrankte und nicht-erkrankte Personen dort abgesondert werden können, wo die infizierten Personen häufig zusammenkommen, zum Beispiel in Fabriken, Schulen und Vereinen.[29]

Der Leiter der städtischen Gesundheitsbehörde in München, Dr. Norbert Kathke, sprach sich für Zwangsuntersuchungen bei männlichen und weiblichen Prostituierten, Fixern, Strafgefangenen, Personen, die angeblich andere mit HIV infiziert haben, HIV-infizierten Personen, die bei einer Auseinandersetzung Staatsdiener verletzt haben, und Asylanten aus. HIV-infizierte Personen dürfen auch nicht in den Staatsdienst übernommen werden. Dies sei auch so im Beamtenrecht geregelt. Im Mittelpunkt der Gesundheitspolitik, so betonte Kathke, dürfe nicht der Schutz der Intimsphäre von HIV-Infizierten, sondern müsse der Schutz von nicht-infizierten Personen stehen.[30]

Ähnlich argumentiert Gauweiler: Es müßten alle Anstrengungen unternommen werden, um die Ausbreitung der Seuche zu verlangsamen. Die Bundesrepublik brauche ein einheitliches Seuchenmelderecht und keine Teillösung. Und solange der Staat nicht zu erkennbaren Schutzmaßnahmen greife und sich stattdessen auf eine läppische Broschürenpolitik beschränke (die schon einige Wochen später wieder korrigiert werden mußte, weil leider alles falsch war), wird dem Schutzanspruch des Bürgers für Leben und körperliche Unversehrtheit nicht entsprochen. Auf Dauer kann sich der Staat dem Schutz der Gesunden nicht verschließen. Er ist verpflichtet, den Gesunden zu schützen, anstatt dem AIDS-Desperado, der andere bewußt ansteckt, lebenslangen Schutz und Anonymität zu garantieren.[31,32,33]

Da außer Bayern kein anderes Bundesland bereit war, ähnliche Maßnahmen zu ergreifen, beschloß der Freistaat im Frühjahr 1987 im Alleingang folgenden Katalog:
- Eine vierteljährliche Untersuchungs- und Nachweispflicht für Risikogruppen wie Prostituierte, Fixer und andere Gefährdete.
- Berufsverbot für HIV-positive männliche und weibliche Prostituierte.
- Bordelle und Homosexuellen-Treffs können geschlossen werden.
- Scharfe Kontrollen von Bordellen und anderen einschlägigen Instituten, inklusive einer Personalienfeststellung der Besucher.
- Jeder Strafgefangene und Untersuchungshäftling muß bei Beginn und Ende seiner Haftzeit einen AIDS-Test machen.

● Infizierte und kranke Personen, bei denen erkennbar ist, daß sie fahrlässig oder vorsätzlich die Infektion weiterverbreiten, sind namentlich zu registrieren.

● Ist der Untersuchungsbefund negativ, gehörte der Betroffene aber den Ansteckungsverdächtigen an, so ist die Untersuchung in vierteljährlichen Abständen zu wiederholen.

● Infizierten ist es untersagt, Blut, Samen, Muttermilch und Organe zu spenden. Sie sind verpflichtet, behandelnde Ärzte, Zahnärzte, Hebammen, Heilpraktiker, anderes ärztliches Personal sowie Intimpartner über ihren Zustand aufzuklären.

● Infizierten Frauen ist es verboten, ihre Kinder zu stillen.

● Für Ausländer wird eine Gesundheitsuntersuchung verlangt, und HIV-positiven wird die Aufenthaltserlaubnis versagt.

● AIDS-infizierte Ausländer dürfen nicht in die Bundesrepublik einreisen.

● Bewerber des öffentlichen Dienstes werden auf AIDS untersucht.

● Verstöße gegen diese und andere Verordnungen sollen mit voller Härte geahndet werden. Polizei und Staatsanwaltschaft sind angewiesen, bewußtes oder fahrlässiges Infizieren als schwere Straftat mit Nachdruck zu verfolgen.[34,35,36,37]

Diese Maßnahmen stießen auf den einhelligen Widerstand in Bonn, in den Bundesländern und ärztlichen Standesorganisationen.[38] Aber der übergroßen Mehrheit der Bundesbürger indes – so der «Spiegel» – geht der bayerische Katalog noch gar nicht weit genug. Bei einer repräsentativen FORSA-Umfrage im Februar 1987 plädierten 74 Prozent für regelmäßige AIDS-Pflichtuntersuchungen der gesamten erwachsenen Bevölkerung.[39] AIDS ist nicht nur ein seuchenpolitisches Problem, sondern auch eine Bedrohung demokratischer Freiheiten.

Dennoch – noch gefährlicher ist es, die Bedrohung durch AIDS zu unterschätzen. AIDS wird durch immer neue Varianten zur tödlichen Bedrohung. Daß der Staat seine Bürger schützen muß und dieser Entwicklung nicht tatenlos zusehen kann, liegt auf der Hand. Daß wissentlich HIV-Infizierte andere Menschen bewußt anstekken, darf auch nicht ohne Sanktionen bleiben. Auch benötigt der Staat statistisches Material, um sich über die Ausbreitung und Art der Verbreitung von AIDS ein genaues Bild machen und die hauptsächlichen Streuquellen der Infektion in der Bevölkerung aufdecken zu können. Ferner muß langfristig der Bedarf an Krankenhausbetten, Spezialkrankenhäusern mit hochqualifiziertem Personal, die Krankenversicherung, Invalidengelder etc. geplant werden. Und wahrscheinlich sind sogar Reihenuntersuchungen notwendig, um die Ausbreitung der Seuche einigermaßen in den Griff zu bekommen.[40,41,42,43]

Fraglich ist allerdings, ob dies mit Zwangsmaßnahmen erreicht werden kann. Wird dadurch nicht gerade das Gegenteil bewirkt? Eine Ausbreitung der Seuche, weil viele Menschen aus Furcht vor unabsehbaren staatlichen Maßnahmen sich jeder Art von Test entziehen? Denn wer ginge schon zu einem AIDS-Test, wenn er fürchten müßte, anschließend massiven Repressalien unterworfen zu werden? Immer mehr Münchner lassen sich vorsichtshalber außerhalb von Bayern testen, teilte der Vorsitzende des Gesundheitsausschusses des Saarländischen Landtags, der SPD-Abgeordnete Armin Land, mit.[44] Und auch die Deutsche AIDS-Hilfe warnt ausdrücklich davor, sich noch in Bayern testen zu lassen.

Solange AIDS nicht heilbar ist, überwiegt die Drohung der lebenslangen Überwachung, und so wird möglicherweise genau das Gegenteil, nämlich eine noch höhere Dunkelziffer, bewirkt. Auch ist die Abneigung gegenüber Randgruppen wohlbekannt. So sagte beispielsweise der Bayerische Schulminister Hans Zehetmair über die Homosexuellen am 19. Februar 1987 im Bayerischen Fernsehen: «Es kann nicht um noch mehr Verständnis für Randgruppen gehen, sondern darum, sie auszudünnen ... Diese Randgruppe muß ausgedünnt werden, weil sie naturwidrig ist.»[34]

Was nötig wäre, sind ein umfassendes Angebot an kostenlosen, freiwilligen Tests, verbunden mit einer anonymen Meldepflicht zu rein statistischen Zwecken. Die «Zeit» schlägt einen Ombudsmann vor, der darüber wacht, daß es bei der Sammlung von Gesundheitsdaten bleibt und deren mißbräuchliche Nutzung ausgeschlossen wird, die für den einzelnen fatale Folgen haben könnte: Entmündigung zu Hause, Ächtung in der Nachbarschaft, Verlust des Arbeitsplatzes und des Versicherungsschutzes.[43] Nach den Bundesplänen soll für AIDS-Labore eine Berichtspflicht über Infektions-, Todes- und Erkrankungsfälle für ein zentrales Register durchgesetzt werden. Auf einem Erhebungsbogen sollen Daten der Infizierten festgehalten werden: über Alter und Geschlecht, die ersten beiden Ziffern

der Postleitzahl des Wohnortes, Anlaß der Untersuchung, Risikogruppe und die klinische Symptomatik.[34]

Aber selbst von solchen Datenerhebungen sollte man nicht allzu-
viel erwarten. Auch der Vorschlag großangelegter Reihenuntersuchungen für die Gesamtbevölkerung hat wenig für sich. Denn mehr
als eine Momentaufnahme käme dabei nicht heraus. Um korrekte
Daten zu bekommen, müßte man die Untersuchungen in kurzen
Abständen wiederholen.[45] Denn durch einen Geschlechtsverkehr
könnte aus einem Uninfizierten ein Infizierter werden. Außerdem
wäre dies ein ungeheurer Aufwand, wenn jährlich 60 Millionen
Menschen jeden Monat durchgetestet werden müßten. Schon ohne
den erforderlichen Bestätigungstest würde ein solches Massenscree-
ning Milliarden kosten.[46] Logisch wäre es dann, auch die in der Bundesrepublik stationierten US-Soldaten, Geschäftsreisende oder
Touristen einem Zwangstest zu unterziehen. Natürlich müßten
dann auch alle Firmen bei Personaleinstellungen ebenfalls Tests
durchführen.[28]

Und wenn wir dann wissen, wer alles AIDS-infiziert ist, was
dann? Wenn sich in wenigen Jahren Millionen von Bundesbürgern
angesteckt haben, was soll mit ihnen geschehen? Wo dürfen sie noch
arbeiten, wo wohnen und leben? Sollen sie von der Polizei überwacht werden? Massentests geben nur einen Sinn, wenn alle, die
test-positiv sind, sofort von der übrigen Bevölkerung isoliert würden. Da Infizierte lebenslang ansteckend sind, müßten sie in ihrem
ganzen weiteren Leben isoliert bleiben. Um ganz sicher zu gehen,
müßten an den Grenzen der Bundesrepublik alle Einreisenden
zwangsgetestet und einige Wochen in Quarantäne gehalten werden,
damit der Test wiederholt werden kann, falls es sich um Frischange-
steckte handelt. Und was ist mit denjenigen, die keine Antikörper
gebildet haben und trotzdem infektiös sind? Eine «sich unmittelbar
bedroht fühlende Gesellschaft», fürchtet der hessische Datenschutz-
beauftragte Spiros Simitis, werde eine «radikale Isolierung der Infizierten» als «einzigen noch gangbaren Ausweg» sehen.[29] Millionen
würden eingekerkert werden. Eine gigantische Überprüfungsma-
schinerie mit einer Überwachung rund um die Uhr müßte in Gang
gesetzt werden, so die «*Zeit*».[47,48] Hinzu kommen weitere Probleme: Frau Süssmuth weist auf die hohe Fehlerquote der Tests hin.
Bei Reihenuntersuchungen aller Deutschen wären Hunderttausende

in Wirklichkeit gesunder Menschen als AIDS-Infizierte ausgewiesen. Frau Süssmuth: «Deshalb würde es bei jeder Reihenuntersuchung zu Panikreaktionen kommen. Die Selbstmordrate würde bei jeder Reihenuntersuchung rapide hochschnellen.»[49] Die Erfahrungen zeigen, daß staatlicher Zwang immer unterlaufen wird. Aus Schweden, wo es eine namentliche Meldepflicht gibt, fahren die Menschen in andere Länder ohne Meldepflicht, um sich testen zu lassen. Auch die freiwilligen Tests gingen zurück. Viele Infizierte gehen aus Angst vor Repressalien nicht zum Arzt, was letztendlich die Ansteckungsgefahr nur erhöht. Durch den bayerischen Alleingang wird das AIDS-Problem in andere Bundesländer exportiert. Homosexuelle, so schreibt der «Spiegel», der Münchener Szene hielten die Zeit für gekommen, um abzuhauen. Ihre Auto-Kennzeichen seien von Zivilbeamten notiert worden. Auch AIDS-Infizierte und -Kranke werden womöglich Zuflucht in anderen Bundesländern suchen. Der «Spiegel»: «Für sie plant Bayern nämlich gesonderte ‹Wohnprojekte›. Aids-Positive und -Kranke sollen, wie schwerkriminelle Serientäter oder Geisteskranke, die als gemeingefährlich gelten, vom Rest der Gesellschaft separiert und, so der CSU-Bundestagsabgeordnete Horst Seehofer, in ‹speziellen Heimen› konzentriert werden. Begründung: Eine Pflege der Aids-Patienten in teuren Krankenhäusern sei auf Dauer gar nicht zu finanzieren. In die Fluchtbewegung könnten sich auch bald jene einreihen, die Arbeit suchen und einen Zwangstest ablehnen. Die vorgeschriebene Einstellungsuntersuchung für Bewerber im öffentlichen Dienst, so fürchtet Frau Süssmuth, führe dazu, daß ‹auch in der privaten Wirtschaft obligatorische Untersuchungen eingeführt werden›. Schon ein Aids-Positiver ... fiele dann in Bayern unter nahezu totales Berufsverbot.»[34]

Obgleich fast drei Viertel der Bevölkerung für eine Meldepflicht sind – die sicherlich seuchenmedizinische Vorteile aufweist –, muß garantiert sein, daß Quarantänestationen für Infizierte ausgeschlossen werden. Rechtsstaatliche Garantien gegen eine Diskriminierung Infizierter sind notwendig. Auf der anderen Seite muß gewährleistet sein, daß auch ein effektiver Schutz der Nicht-Infizierten möglich ist.[50] Auf diese Punkte können sich die meisten einigen, aber wie diese zu realisieren seien – darüber bestehen unterschiedliche Meinungen. Gegen eine Meldepflicht sind u. a. die Arbeitsgruppe AIDS des Bundesgesundheitsamtes[51], des Bundesgesundheitsministeriums[52,53] und die Bundesregierung.[54] Die Gesundheitsminister-Konferenz der Länder hat an die Ärzteschaft appelliert, eine anonymisierte Erfassung zu unterstützen.[55]

Professor Dr. Hans Pohle aus Berlin sieht das Problem mehr von der realistischen Seite: «Eine Geschlechtskrankheit, die nicht behandlungsbedürftig ist, die auf Lebenszeit zur Ansteckungsfähigkeit führt, entzieht sich jeglicher seuchenrechtlicher Reglementierung. Es wird Zeit, daß dies endlich begriffen wird. Und es wird auch Zeit, daß die Kapazitäten des öffentlichen Gesundheitsdienstes, die sich an einer sinnlosen namentlichen Meldepflicht verschleißen würden, freigesetzt werden für Aufklärungs- und Beratungsmaßnahmen in allen Gefährdungsbereichen.»[56]

Die Zeitschrift «Nature» meinte resigniert, AIDS sei wohl nur mit Keuschheitsgürteln beizukommen.[57] Alle wissenschaftlichen Vereinigungen betonen immer wieder, das einzig wirksame Mittel gegen AIDS sei nur die Aufklärung. Alle anderen Mittel hätten in der Vergangenheit schon bei der Bekämpfung anderer Geschlechtskrankheiten versagt. Es sei ein Unglück, AIDS zu bekommen – kein Verbrechen. Und wenn die Opfer wie Kriminelle behandelt werden, würde dem Unglück nur ein weiteres hinzugefügt.[58]

Aber anstatt wirksam tätig zu werden, fallen die Bonner Entscheidungen im Zeitlupentempo, weil jeder Entscheidungsträger so beweglich wie eine Fliege im Mustopf ist. Wissenschaftler warten auf dringend benötigte Gelder. Die personelle Basis für Spitzenforschung auf dem Gebiet der Retrovirologie ist sehr schmal. Doch die Gelder für die Aufstockung des wissenschaftlichen Personals, das erforderlich wäre, werden nicht freigegeben, und daher wandern viele ins Ausland ab.[59,60] Nach einer Reise von San Francisco durch die Bundesrepublik sagte der Sexualwissenschaftler Erwin Haeberle in der «Welt am Sonntag», daß er sich des Versagens der deutschen Wissenschaft schäme, die viel zuwenig gegen diese neue Seuche tue.[61]

Die Grünen forderten im Oktober 1985 ein Sonderprogramm zur Erkennung und Bekämpfung von AIDS von nur 16,5 Millionen DM, und selbst das wurde abgelehnt.[62] Immerhin hat Bonn sich inzwischen bequemt, einen Nationalen AIDS-Beirat zu konstituieren, und für das Jahr 1987 wurden drei Millionen DM für eine intensive Aufklärung der Bevölkerung freigegeben.[63] Im Jahr zuvor waren es 1,5 Millionen DM,[64] die zur großangelegten Aufklärungskampagne hochstilisiert wurden, um «breiteste Kreise der Bevölkerung gegenüber AIDS zu sensibilisieren».[64,65] Mit diesen Geldern werden dann Sprüche wie «An AIDS zu sterben ist entsetzlich – Kondome sind unersetzlich», «Kondome sind für Männer Pflicht – an AIDS zu sterben braucht man nicht» und «Am Aschermittwoch ist alles vorbei – AIDS nicht» unter das Volk gebracht.[29,66]

Die «Maßnahmen», die die Bundesregierung ergriff, waren einzelnen Bundesländern zu wenig. Die Düsseldorfer Landesregierung stellte 1987 außerplanmäßig 4,25 Millionen DM zur Verfügung. Mit diesen Mitteln sollen insbesondere die Beratung und die außerklinische Versorgung der HIV-Infizierten und AIDS-Erkrankten verbessert werden. In Köln und Düsseldorf werden mobile Betreuungs-Einrichtungen erprobt. Sie sollen dem Patienten pflegerische Hilfe zu Hause anbieten.[67] In Berlin wurden im Rahmen eines auf zwei Jahre befristeten Modellversuches vier Mitarbeiter der Berliner Gesundheitsverwaltung für die AIDS-Beratung freigestellt.[68] Die Hauptarbeit wird in der Bundesrepublik von der «AIDS-Hilfe», mit ihren Dutzenden regionalen Einrichtungen verrichtet, die sich als Opfer der Bürokratie sehen: Die Behörden zahlten Gelder nur zögernd und blockierten schnelle Reaktionen zugunsten der Betroffenen.[69]

Im Vergleich mit dem, was die Amerikaner bereits gegen AIDS unternehmen, wirken die bundesdeutschen Maßnahmen lächerlich. Die Amerikaner haben für Erziehungskampagnen eine Milliarde Dollar und für die Forschung eine weitere Milliarde Dollar freigegeben. Die National Academy of Sciences und das Institute of Medicine erklärten, daß selbst diese Aufwendungen vollkommen ungenügend seien, schließlich ginge es in dieser Frage um das Überleben der Menschheit. Und auch der ranghöchste Mediziner in den USA, Surgeon General C. Everett Koop, fordert effektive Erziehungsprogramme und warnt vor weiterer Untätigkeit. Sonst käme eine AIDS-Lawine auf die Menschheit zu, die keiner mehr stoppen könne.[70]

In der Bundesrepublik wird das Thema AIDS noch immer aus vielen Schulen herausgehalten, obgleich immer mehr Schüler an dieser Krankheit erkranken. Die Schulbehörden haben den Eltern AIDS-kranker Kinder Einzelunterricht angeboten.[71] Wie viele

Schüler aber wirklich die Keime des Todes in sich tragen, weiß niemand. Minister und Bürokraten scheinen es auch gar nicht wissen zu wollen. Ihre Hauptsorge gilt, so der «*Spiegel*», der Vertuschung der Fälle und der Verniedlichung der Gefahr. «Bei uns», beklagt Bildungssenator Horst-Werner Franke aus Bremen, «wird AIDS noch immer wie Schnupfen behandelt.»[72] «*Der Kassenarzt*» berichtet, daß ein Schulverweis AIDS-erkrankter Kinder in der Diskussion sei. Der Deutsche Philologenverband forderte eine Zwangsuntersuchung auf AIDS für alle Schüler. Diese Kinder sollen dann Einzelunterricht erhalten. Das Bundesgesundheitsamt ist jedoch der Meinung: «Wir müssen alles tun, um die betroffenen Schüler in den Schulen zu lassen.» Man weist darauf hin, daß ein Schulverbot und die damit verbundene Isolierung von den Schulkameraden die Betroffenen dazu veranlassen könnte, ihre Krankheit zu verheimlichen.[73] Wenn jedoch infizierte Kinder das Schulalter erreichen und ihr Zustand nicht verheimlicht werden braucht, können Schüler von sich aus darauf achten, daß sie die Infektion nicht weitergeben und daß Infektionen beim Sport und verletzungsträchtige Aktivitäten verhindert werden.[74]

Die Hilflosigkeit, die man in der Bundesrepublik bei Behörden verspürt, herrscht auch in anderen Ländern. In vielen von ihnen gibt es eine Meldepflicht – zum Teil sogar namentlich. Meldepflicht besteht in Australien, Costa Rica, DDR, El Salvador, Griechenland, Honduras, Irland, Israel, Italien, Jugoslawien, Kanada, Katar, Luxemburg, Malta, Neuseeland, Norwegen, Österreich, Rumänien, Schweden, Singapur, Türkei, Ungarn, Uruguay, USA (acht Staaten), Venezuela.[75,76] In der DDR gibt es «Konsultationszentren», und in Ost-Berlin sind vorsorglich Betten für eine Isolierstation bereitgestellt worden. Es besteht eine namentliche Meldepflicht für alle Verdachts-, Erkrankungen und AIDS-Todesfälle. Ost-Berliner Ärzte haben in Blutproben afrikanischer Studenten, allerdings ohne Wissen der Getesteten, Antikörper entdeckt. Ab Mai 1986 werden Blutkonserven in der DDR auf Antikörper getestet.[77,78] Die Zielgruppe der Homosexuellen durfte ausreisen. Rund 10000 der Männerfreunde machten – nach Angaben des «*Spiegel*» – von diesem Angebot Gebrauch. Die Homosexuellen wurden gewarnt, sich mit Westbesuchern einzulassen. Quarantäne bis zum Lebensende sei den Infizierten sicher. An den Treffpunkten patrouillieren Doppelstreifen und ziehen Verdächtige zwecks AIDS-Test und nachdrücklicher Belehrung aus dem Verkehr. Zugleich erlaubt und fördert die DDR-Staatsmacht homosexuelle Wünsche nach eigenen Kulturzentren und Begegnungsstätten. Die Bürger werden zu mehr Toleranz aufgefordert. Die Anti-AIDS-Strategie der DDR scheint effektiv.[79] Aber die Behauptung, in der DDR gäbe es bisher keine Erkrankung, darf wohl nicht ganz ernst genommen werden.[80]

Die Sowjetunion hat drei Zentren aufgebaut, in denen entweder an AIDS erkrankte Afrikaner oder sowjetische Soldaten behandelt werden, die aus Afrika zurückgekehrt sind. Mit Großbritannien und der Bundesrepublik hat die Sowjetunion einen Kooperationsvertrag zur Erforschung von AIDS abgeschlossen. Ab 1987 sollen alle Blutkonserven überprüft werden.[81,82,83] Ansonsten meinen die Sowjets, daß sie erst am Anfang des Ausbruches der Seuche stehen, und hoffen, daß sie eingedämmt werden kann.

Auch Westeuropa sucht Schutz vor der tödlichen Seuche. Die Schweiz zeigte in der Tagesschau, wie ein Präservativ benutzt wird, Auftakt zu einer beispiellosen Aufklärungskampagne in Sachen AIDS. Mit lockeren Sprüchen und schonungsloser Offenheit schockten die Schweizer Behörden so manchen Moralapostel. Die Mehrheit der Schweizer (74 Prozent) begrüßte den unkonventionellen AIDS-Feldzug. Nirgendwo sonst in Europa sind bisher, im Verhältnis zur Gesamtbevölkerung, so viele Menschen an AIDS gestorben wie in der Schweiz.[84]

Auch Großbritannien setzt auf massive Aufklärung. Für täglich ausgestrahlte Fernsehsendungen, dazu 2000 im ganzen Land aufgestellte Plakatwände und 23 Millionen Postwurfsendungen wurden 20 Millionen Pfund bewilligt.[84,85,86,87,88,89] Obgleich 94 bis 95 Prozent der britischen Bevölkerung diese Kampagne begrüßen[88,90], fühlen sich Konservative mit ihren viktorianischen Werten durch den Sprachgebrauch verletzt.[91] Englands Blutkonserven werden mittlerweile ebenfalls überprüft, obgleich die Konservativen lange Zeit dagegen waren.[92] Auch in Großbritannien ist eine Diskussion über Zwangstests ausgebrochen. Die Mehrheit der Briten vertritt die Auffassung, daß Zwangstests zwar einige Vorteile haben, aber nicht die Nachteile aufwiegen: die Verluste demokratischer Rechte. Daher plädiert man für anonyme Tests unter Risikogruppen.[93,94,95] Das britische Medical Research Council ist ebenfalls gegen Zwangstests[96] und plädiert für mehr Forschung.[97] Die Lehrer-Gewerkschaft – the National Union of Teachers – setzt auf eine AIDS-Erziehung.[98] Auch Universitäten und Industrie haben sich auf die Aussage geeinigt: «Die Erziehung ist das einzige Mittel gegen AIDS.»[99]

Auch Englands Sportvereine wurden aktiv. Bei verletzungsträchtigen Sportarten wie Boxen wird ein amtsärztlicher Nachweis gefordert, daß die Sportler AIDS-frei sind.[100] Beamte der britischen Botschaft und Englands Massen-Presse verlangten Zwangstests für Reisende aus afrikanischen Ländern, die besonders AIDS-betroffen sind.[101,102] Kräfte innerhalb der Regierung möchten AIDS-Kranken die Einreise nach Großbritannien verweigern, es sei denn, sie verfügen über genügend Geld für Behandlungen.[103]

Frankreich, das in der AIDS-Forschung international führend ist, setzt weiter auf die Wissenschaften. Das Pasteur-Institut wird erweitert, und Luc Montagnier bekommt ein neues Labor, Ausrüstungen und zusätzliche Geldmittel. Weitere Maßnahmen sind: der freie Verkauf von Einwegspritzen und Kondomen und eine Propaganda-Kampagne gegen AIDS im französischen Fernsehen.[104,105]

Holland geht einen anderen Weg. Man vertraut auf persönliche Beratungsgespräche in kleinen Gruppen und auf umfassende soziale Betreuung. Die Änderung der Sexualgewohnheiten sei ein mühsamer Prozeß, der nur Schritt für Schritt erkämpft werden könne. Man bemüht sich, AIDS-Kranke möglichst lange in ihrer vertrauten Umgebung zu belassen. Wer krankengerechte Wohnungen sucht, wird bevorzugt behandelt. In Amsterdam werden Hotels für AIDS-Kranke eröffnet, deren Adressen geheimgehalten werden. Die Patienten sollen ungestört bleiben.[84]

Skandinavien hingegen geht sehr direkt vor. Kurz vor Weihnachten 1986 brachte das staatliche dänische Gesundheitsamt in allen großen Zeitungen ganzseitige Annoncen, die das Kopenhagener Strichviertel Vesterbro zeigten. Der deutliche Text dazu lautete: Hier kann man mehr bekommen als einen Schnellfick.[84] Dänemark und die anderen skandinavischen Länder neigen auch mehr und mehr zur Einführung der Meldepflicht.[106]

Das in Skandinavien als besonders sittenstreng geltende Norwegen veröffentlichte in fast allen Zeitungen Werbetexte gegen AIDS, die ebenfalls sehr direkt waren. Ein erigierter Penis mit vorgestreckten Armen, als sei er auf dem Sprung, verkündet: Denk nach, bevor

Du Dich ins Vergnügen stürzt. In Finnland will die Regierung Kondome subventionieren, damit auch Schüler sie sich leisten können. An finnische Rekruten, Schüler ab 15, Studienanfänger werden Aufklärungsfibeln und Gratis-Kondome verteilt.[84]

In Schweden wird so etwas bereits seit Jahren praktiziert, vorher im Kampf gegen Geschlechtskrankheiten, heute gegen AIDS. Schweden ist eines der Länder, das am radikalsten gegen AIDS vorgeht. Seit September 1985 sind schwedische Ärzte verpflichtet, schon bei bloßem Verdacht auf AIDS zu testen. AIDS-Kranke erhalten bestimmte Auflagen und dürfen kein Blut, Sperma, Muttermilch und Organe spenden. Hält sich der Betreffende nicht an die Auflagen, wird die Polizei eingeschaltet und die zwangsweise Einweisung in eine geschlossene Anstalt durchgesetzt.[4,84]

In Italien, das die Seuche sehr verspätet zur Kenntnis genommen hat, erklärte Gesundheitsminister Carlo Donat Cattin: «Wir dürfen keine Zeit im Kampf gegen AIDS verlieren.» Ab Dezember 1986 ist die Krankheit im Lande meldepflichtig. Darüber hinaus stellte der Staat ab Januar 1987 70 Millionen DM zur Verfügung.[107] An die 385000 Soldaten der italienischen Streitkräfte wurden kostenlos Kondome verteilt. Das rief Radio Vatikan auf den Plan: «Nicht Präservative, sondern die Keuschheit ist das wahre Mittel gegen AIDS.»[84]

In Griechenland werden alle jungen Männer bei der Musterung auf AIDS getestet. Einen allgemeinen Zwangstest lehnen die Experten jedoch ab. Denn griechische Versicherungsfirmen weigern sich bereits jetzt, Personen zu versichern, die Risikogruppen angehören. Verheimlicht ein Versicherter, daß er homosexuell oder drogenabhängig ist, werden weder Krankheitskosten noch Rente bezahlt. Österreich hat ebenfalls die Meldepflicht für AIDS-Kranke – wenn auch anonym – eingeführt. Allerdings müssen Bewerber bei Staat und Stadt damit rechnen, daß bei ihnen heimlich Tests durchgeführt werden.[84]

Aber es gibt immer noch Länder, die nicht einmal ihre Blutkonserven testen, geschweige denn sonst irgendwelche Maßnahmen ergreifen. Zu diesen Ländern gehört beispielsweise Brasilien. Zu jedem Karneval fliegen Jumbos voller Bi- und Homosexueller aus San Francisco und New York ein. George Rutherford, für die AIDS-Überwachung in Los Angeles verantwortlich, ist klar: Wenn

Brasilien tatenlos abwartet, wird es bald von einer AIDS-Welle überschwemmt. Aber Brasilien hat weder Geld, um Blutkonserven zu testen, noch für irgendwelche anderen Maßnahmen. Auf die durch den Tourismus hereinfließenden Devisen ist es angewiesen. Bei einer Untersuchung von Transvestiten ergab sich, daß die Hälfte von ihnen das Virus im Blut trägt. Bei durchschnittlich 27 verschiedenen Partnern pro Woche ergeben sich Tausende, die neu angesteckt werden.[108]

Andere Staaten wie Saudi-Arabien hingegen erteilen nur Einreisevisa, wenn ein Gesundheitszeugnis bescheinigt, daß der Antragsteller nicht infiziert ist.[102] Ägypten und Indien weisen sofort alle AIDS-Kranken aus.[109,110] Studenten, die keine Inder sind, erhalten keine Aufenthaltserlaubnis, wenn sie AIDS-infiziert sind.[111,112] Von den 104 AIDS-Fällen in Indien sind 11 ausländische Studenten, 11 Touristen und 76 weibliche Prostituierte.[113] Japan geht noch härter gegen AIDS-Infizierte vor. Infizierte Ausländer werden im Land nicht geduldet.[114,115] Ab November 1986 werden alle Blutspenden getestet. Zwangstest, namentliche Meldepflicht und ein Sexual-Verbot für alle Infizierten gehören zu den Maßnahmen der japanischen Regierung, die folgendermaßen begründet wurden: «Wenn wir die demokratischen Rechte eines AIDS-Infizierten respektieren, nehmen wir hundert anderen Menschen das Recht auf Leben!»

In einigen Bundesstaaten der USA gibt es namentliche oder anonyme Meldepflichten. In der amerikanischen Öffentlichkeit findet die Frage: Zwangstests ja oder nein – viel Beachtung. Über drei Viertel der Bevölkerung fordert Zwangstests.[119] Warum, so fragen sie, bestehen für Syphilis strenge Vorschriften, aber nicht für AIDS?[120] Die Bundesbehörde Center for Disease Control aber lehnt Zwangstests ab.[121,122] Sie wünscht verstärkt freiwillige Tests unter den Risikogruppen.[123] Die AIDS-Infizierten sollten als Gegenleistung für die medizinische und finanzielle Hilfe, den Behörden und Ärzten die dringend benötigten Daten über Kontaktpersonen und Ansteckungsumstände geben.[124]

In vielen amerikanischen Staaten gibt es bereits eine AIDS-Testpflicht, beispielsweise für eine Heiratserlaubnis. Für medizinisches Personal, Lehrer, Betreuer von Kindern, Personen aus dem Gastronomiegewerbe, Armeeangehörige usw. wird in immer mehr Staaten ein Zwangstest gefordert.[125,126,127] Das gesamte militärische Personal in den USA wird getestet. Am Anfang sollten alle Infizierten entlassen werden. Das ist jedoch nicht geschehen. Aber sie dürfen keinen Kriegsdienst ausüben – wegen der Gefahr der Verwundung und da sie an Kriegsschauplätzen nicht als Blutspender in Frage kommen.[128,129]

In San Francisco konnte mit beispielhaften Aufklärungskampagnen die Neuansteckungsquote der Geschlechtskrankheiten gedrückt werden.[130,131] Nirgendwo sonst werden AIDS-Kranke und AIDS-Bedrohte so engagiert behandelt und gewarnt. Wohl deutet die Abnahme von Geschlechtskrankheiten, das Schließen von Badehäusern und die rückläufige Promiskuität auf veränderte Sexualgewohnheiten hin, dennoch trägt die Schwulen-Gemeinde täglich drei AIDS-Tote zu Grabe.[132]

Daher will das Institute of Medicine noch größere Anstrengungen machen. Für Erziehungskampagnen werden jährlich zwei Milliarden Dollar gefordert. Eine effektive Sexualerziehung in den Schulen wird als notwendig bezeichnet, denn AIDS sei eine Frage auf Leben und Tod. Der Surgeon General fordert eine Sexualerziehung auch schon für Schulanfänger. Weitere Milliarden an Dollar werden für neue Forschungsvorhaben gefordert.[133,134]

Der Unterschied in den Reaktionsweisen der Behörden und wissenschaftlichen Organisationen in der Bundesrepublik und den USA ist enorm. Die Amerikaner fordern und bekommen das Hundertfache an Geldmitteln wie in der Bundesrepublik, und sie stellen fest, daß selbst diese Geldmittel viel zu niedrig sind. Engagierte Ärzte wie beispielsweise die Professoren Eilke Brigitte Helm und Wolfgang Stille, AIDS-Experten der Universität Frankfurt, haben immer wieder dringend nötige Sofortmaßnahmen gefordert. Es erfolgte kaum eine Reaktion. Sie fordern, wie andere Forscher auch, eine drastische Aufstockung der Geldmittel und eine intensive Beratung für Frauen und Männer mit häufig wechselnden Geschlechtspartnern.[135,136]

Weitere Forderungen wären:

1. Permanente Aufklärung der Bevölkerung über die Infektionswege unter Einsatz moderner Medien-Techniken (Fernsehen).
2. Intensive Aufklärung aller Ärzte, Pflegeberufe, Drogenberater und Sozialarbeiter. AIDS muß in die Lernzielkataloge dieser Berufsgruppen eingebaut werden, die auch in der Lage sein müssen, HIV-

positive Personen zu betreuen, insbesondere sie über die Infektiosität aufzuklären.

3. Untersuchung von Personen mit einem erhöhten AIDS-Risiko (Homosexuelle, Drogenabhängige, Hämophile, Prostituierte und – falls erreichbar – auch ihre Sexualpartner) mit dem Ziel, durch gezielte Aufklärung die Infektionsgefahr einzudämmen.

4. Aufnahme des HIV-Tests in die Vorsorge für schwangere Frauen.

5. Einschränkung der Beschaffungsprostitution von Drogensüchtigen, gegebenenfalls auch mit dem Aufbau eines streng kontrollierten Methadon-Programms (Ersatzmittel für Heroin) für HIV-Patienten.

6. Verbesserung der Behandlungsangebote für HIV-positive Personen. De facto beinhaltet dies eine großzügige Förderung der klinischen Infektiologie. Ohne spezialisierte Abteilungen an allen großen Kliniken ist eine adäquate Behandlung von AIDS, aber auch von allen anderen modernen komplizierten Infektionen nicht gewährleistet.

7. Verbesserung der Forschungsmöglichkeiten; Vereinfachung des Antragswesens; großzügige Förderung einer Therapieforschung.

8. Abklärung der juristischen Fragen bei AIDS. Das Persönlichkeitsrecht auf Nicht-Infektion kann nicht hinter den Persönlichkeitsrechten des Infizierten zurückstehen.[137,138]

Literatur

[1] P. Lehnert, «Dritte Welle», Deutsches Allgemeines Sonntagsblatt, Nr. 9, 1. März 1987, S. 3

[2] «Traurige Bilanz», Der Spiegel, Nr. 33, 11. August 1986, S. 135, 136

[3] W. Bachmann, «Die LAV/HTLV-III-Infektion im geltenden Seuchenrecht», Deutsches Ärzteblatt, Nr. 49, 5. Dezember 1986, S. 3465, 3466

[4] «Ungleicher Feind», Der Spiegel, Nr. 7, 10. Februar 1986, S. 59, 61, 64

[5] F. Farthmann, «Das ist eine schreckliche Vision», Der Spiegel, Nr. 45, 5. November 1984, S. 117–120

6 «HIV-Test: Vorher den Patienten informieren», Deutsches Ärzteblatt, Nr. 9, 26. Februar 1987, S. B-367

7 H.-W. Sternsdorff, «HIV-positiv – Ausgrenzung der Infizierten?», Der Spiegel, Nr. 7, 9. Februar 1987, S. 53–58

8 «AIDS fällt unter das Bundesseuchengesetz», Deutsches Ärzteblatt, Nr. 14, 2. April 1987, S. C-579

9 H. Krautkrämer, «Bundesseuchengesetz – kein Infektionsschutz», Münchener Medizinische Wochenschrift, Nr. 5, 30. Januar 1987, S. 16

10 W. Bachmann, «AIDS: Seuchenhygiene tut not», Ärztliche Praxis, Nr. 27, 4. April 1987, S. 877

11 «Bericht der Interministeriellen Arbeitsgruppe AIDS», Bayerisches Staatsministerium des Innern, 8. April 1986, S. 23

12 R. Süssmuth, «Ich will klotzen, nicht kleckern», Der Spiegel, Nr. 7, 9. Februar 1987, S. 39, 48, 49, 51

13 «Paß auf dem Nachttisch», Der Spiegel, Nr. 9, 24. Februar 1986, S. 106

14 K.-P. Klingelschmitt, «AIDS-Kranke im Polizei-Computer», Tageszeitung, 8. Dezember 1986, S. 4

15 «AIDS-Kranke im Polizei-Computer», Ärzte-Zeitung, Nr. 217, 8. Dezember 1986

16 M. Goletzka, «Abschied vom koitalen Mann», Die Zeit, Nr. 10, 27. Februar 1987, S. 55, 56

17 «Sprung nach vorn», Der Spiegel, Hamburg, Nr. 47, 19. November 1984, S. 255–261

18 H. Beil, «Erst wenn ihr Töchterchen gefährdet ist?», Medical Tribune, Nr. 2, 9. Januar 1987, S. 2

19 T. Osterkorn, «Ermitteln und aus dem Verkehr ziehen», Der Stern, Nr. 8, 12. Februar 1987, S. 182, 183

20 «AIDS und kein Ende», Deutsches Ärzteblatt, Nr. 38, 20. September 1985, S. 2722

21 «AIDS – Das wird schlimmer als Tschernobyl», Der Spiegel, Nr. 9, 23. Februar 1987, S. 17–21

22 U. Behringer, et al., «Wir haben uns angesteckt», Der Stern, Nr. 9, 19. Februar 1987, S. 18–30

23 J. Westhoff, «Unterricht für die ganze Nation», Süddeutsche Zeitung, Nr. 42, 20. Februar 1987, S. 11

24 «Meldepflicht bei AIDS?», Ärztliche Praxis, Nr. 7, 24. Januar 1987, S. 122

25 G. G. Frösner, «What can be done against the further Spread of AIDS?», Infection, Nr. 1, Januar/Februar 1987, S. 1

26 P. Gauweiler, «AIDS: Sex-Verbot für Zehntausende?», Der Spiegel, Nr. 3, 12. Januar 1987, S. 160–168

27 «AIDS-Kranke ausweisen», Der Spiegel, Nr. 50, 8. Dezember 1986, S. 14

28 «Horror vor Zwang», Der Spiegel, Nr. 49, 2. Dezember 1986, S. 27

29 «Unsere Kinder sind im höchsten Maß bedroht», Der Spiegel, Nr. 7, 9. Februar 1987, S. 30–32

30 «Münchener Amtsleiter will im Einzelfall Zwangstest», Ärzte-Zeitung, Nr. 218, 9. Dezember 1986, S. 7

31 «AIDS: In Bonn flogen die Fetzen», Morgenpost, Nr. 42, 19. Februar 1987, S. 2, 3

32 «Viele Türen», Der Spiegel, Nr. 49, 1. Dezember 1986, S. 243–246

33 «Wir haben Pflichten gegenüber den Gesunden», Morgenpost, Nr. 42, 19. Februar 1987, S. 3

34 «Wollen wir den Aids-Staat?», Der Spiegel, Nr. 10, 2. März 1987, S. 30 f.

35 «Wia geht's, wia steht's, hoam S' AIDS?», Der Spiegel, Nr. 21, 18. Mai 1987, S. 17–19

36 S. Borelli, R. Engst, «AIDS und Meldepflicht – aus bayerischer Sicht», Deutsches Ärzteblatt, Nr. 17, 23. April 1987, S. B-800–802

37 «AIDS-Infizierte können abgesondert werden», Der Spiegel, Nr. 20, 11. Mai 1987, S. 132–136

38 «Meldepflicht in Bayern?», Deutsches Ärzteblatt, Nr. 11, 12. März 1987, S. B-457

39 «Jetzt muaß i allmählich bremsen», Der Spiegel, Nr. 22, 25. Mai 1987, S. 21–24

40 P. Gauweiler, «Dem Aids-Virus ein ideales Biotop», Der Spiegel, Nr. 8, 16. Februar 1987, S. 124, 125

41 «Den Toten können wir nicht helfen», Der Spiegel, Nr. 10, 2. März 1987, S. 35

42 R. Gallo, «Es geht an die Wurzeln der Sexualität», Der Spiegel, Nr. 35, 28. August 1985, S. 170

43 T. Sommer, «Die Angst vor Liebe, Lust und Tod», Die Zeit, Nr. 10, 27. Februar 1987, S. 1

44 K. Kruse, «Parteienstreit um AIDS», Die Tageszeitung, 18. Februar 1987, S. 3

45 J. Palca, «US plan for foundation in trouble with French», Nature, Nr. 6067, 15. Mai 1986, S. 185

46 «AIDS in einem Monat ein Zuwachs von 2000 Fällen», Ärzte-Zeitung, 19. Januar 1987, S. 6

47 E. M. v. Münch, «Die Meldepflicht hilft AIDS», Die Zeit, Nr. 10, 27. Februar 1987, S. 79

48 «Die Meldepflicht schafft unlösbare Probleme», Morgenpost, Nr. 42, 19. Februar 1987, S. 2

49 R. Süssmuth, «Selbstmordrate würde steigen», Der Spiegel, Nr. 9, 23. Februar 1987, S. 18

50 «Hausmitteilung Betr.: AIDS», Der Spiegel, Nr. 7, 9. Februar 1987, S. 3

51 «AIDS – Erinnerung an die Hygiene-Regeln», Deutsches Ärzteblatt, Nr. 50, 13. Dezember 1985, S. 3748

52 «Meldepflicht wird nach wie vor strikt abgelehnt», Ärzte-Zeitung, 17. Dezember 1986, S. 1

53 «Endlich Klartext reden», Ärztliche Praxis, Nr. 95, 29. November 1986, S. 3119

54 «AIDS-Meldepflicht nicht vorgesehen», Deutsches Ärzteblatt, Nr. 28/29, 14. Juli 1986, S. 2005

55 «Ärzte sollen anonymes AIDS-Register unterstützen», Deutsches Ärzteblatt, Nr. 1/2, 2. Januar 1987, S. B-16

56 H. D. Pohle, «AIDS: Die Prävention und nicht die Meldepflicht ist entscheidend», Ärzte-Zeitung, Nr. 218, 9. Dezember 1986

57 «What must be done about AIDS», Nature, Nr. 6092, 6. November 1986, S. 1, 2

58 R. Porter, «History says no to the policeman's response to AIDS», British Medical Journal, Nr. 6562, 27. Dezember 1986, S. 1589, 1590

59 «Aids: Es geht alles schon schön schnell», Der Spiegel, Nr. 18, 28. April 1986, S. 231

60 V. Sigursch, «Aids für alle, alle für Aids», Konkret Sexualität, Heft 7, 1986, S. 74

62 «Aids: Wir müssen die Löcher stopfen», Der Spiegel, Nr. 38, 16. September 1985, S. 19, 20

62 «Grüne beantragen Geld für AIDS-Forschung», Deutsches Ärzteblatt, Nr. 41, 11. Oktober 1985, S. 2954

63 «AIDS-Beirat berät die Bundesregierung», Deutsches Ärzteblatt, Nr. 5, 28. Januar 1987, S. B-159

64 «AIDS-Aufklärung: 1,5 Millionen DM», Deutsches Ärzteblatt, Nr. 39, 26. September 1986, S. 2585

65 «Bevölkerung soll beim Thema AIDS sensibler werden», Ärzte-Zeitung, 6. November 1986

66 «AIDS-Aufklärung im Kino», Deutsches Ärzteblatt, Nr. 50, 12. Dezember 1986, S. 3525

67 «Koordinationsstelle zur AIDS-Bekämpfung», Deutsches Ärzteblatt, Nr. 18, 30. April 1987, S. B-851

68 «Modellversuch: AIDS-Berater», Deutsches Ärzteblatt, Nr. 38, 19. September 1986, S. 2510

69 «AIDS-Hilfe beklagt Bürokratie», Dr. med Mabuse, Nr. 44, Oktober/November 1986, S. 8

70 J. Palca, «Academies demand urgent public education», Nature, Nr. 6092, 6. November 1986, S. 3

71 M. Steinbach, «Wir werden keine Meldepflicht einführen», Der Spiegel, Nr. 39, 23. September 1985, S. 89

72 «Wie Schnupfen», Der Spiegel, Nr. 38, 16. September 1985, S. 271, 272

73 G. Felser, «Moralapostel und Hysteriker schwingen wieder das große Wort», Der Kassenarzt, Nr. 45, 1985, S. 14–24

74 «AIDS – für Säuglinge das Todesurteil?», Selecta, Nr. 20, 19. Mai 1986, S. 1590, 1593

75 P. Gauweiler, «Nach der Lektüre mehr Angst», Der Spiegel, Nr. 21, 18. Mai 1987, S. 67

76 «Safer Sex ist nicht sicher», Der Spiegel, Nr. 22, 25. Mai 1987, S. 25–32

77 E. Wiedemann, «Aids: In Afrika droht eine Apokalypse», Der Spiegel, Nr. 48, 24. November 1986, S. 140–144

78 «AIDS-Test für Blutspender», Rosa Flieder, August/September 1986, S. 41

79 «Gestaffelte Abwehr», Der Spiegel, Nr. 37, 8. September 1986, S. 147, 148

80 «AIDS: In der DDR keine Erkrankung», Medical Tribune, 12. Dezember 1986

81 «US ponders billion-dollar AIDS package», New Scientist, Nr. 1532, 30. Oktober 1986, S. 18

82 «London und Moskau kooperieren in der AIDS-Forschung», Deutsches Ärzteblatt, Heft 9, 26. Februar 1987, S. B-373

83 S. Dickmann, «Moscow and Bonn unite on Environment», Nature, Nr. 6112, 2. April 1987, S. 430

84 «Aids: Wir haben Angst vor der Angst», Der Spiegel, Nr. 8, 16. Februar 1987, S. 144–147

85 «Public Enemy No. 1», Newsweek, Nr. 22, 1. Dezember 1986, S. 45

86 «Millions will be spent fighting AIDS», New Scientist, Nr. 1536, 27. November 1986, S. 21

87 «No help on AIDS», Nature, Nr. 6060, 27. März 1986, S. 298

88 «Public Information Campaign on AIDS», The Lancet, Nr. 8501, 2. August 1986, S. 297

89 B. Johnstone, «AIDS Campaign gets off to a sticky start», Nature, Nr. 6101, 15. Januar 1987, S. 183

90 «AIDS in the UK», The Lancet, Nr. 8530, 21. Februar 1987, S. 460

91 R. Paasch, «Puritanische Probleme mit Safer Sex», Die Tageszeitung, 25. November 1986

92 S. Connor, «AIDS fear prompts recall of blood products», New Scientist, Nr. 1517, 17. Juli 1986, S. 19

93 «AIDS and liberal Measures», Nature, Nr. 6106, 19. Februar 1987, S. 647

94 «Searching for AIDS», New Scientist, Nr. 1553, 26. März 1987, S. 19

95 «Anonymous Testing for HIV Seropositivity», The Lancet, Nr. 8530, 21. Februar 1987, S. 460

96 «MRC pushing for Government funds for AIDS Vaccine Research», Nature, Nr. 6106, 19. Februar 1987, S. 650

97 P. Newmark, «Extra MRC funds earmarked for AIDS Research in Britain», Nature, Nr. 6106, 5. März 1987, S. 4

98 B. Johnstone, «Teacher Union issues AIDS Guidelines», Nature, Nr. 6107, 26. Februar 1987, S. 753

99 «AIDS Education Material», The Lancet, Nr. 8530, 21. Februar 1987, S. 460

100 «AIDS: Gefahr beim Siegeskuß», Der Spiegel, Nr. 8, 16. Februar 1987, S. 202–204

101 A. J. Zuckerman, «Would Screaning prevent the International Spread of AIDS?», The Lancet, Nr. 8517, 22. November 1986, S. 1208, 1209

102 «Ohne Samthandschuhe», Der Spiegel, Nr. 41, 6. Oktober 1986, S. 202–205

103 «Immigration Guidelines set to change», New Scientist, Nr. 1552, 26. März 1987, S. 26

104 D. Dickson, «France, Britain boost AIDS Funds», Science, Nr. 4793, 6. März 1987, S. 1136

105 B. Johnstone, «World Health Organisation plans better AIDS Management», Nature, Nr. 6104, 5. Februar 1987, S. 473

106 «2. Generation der AIDS-Mittel ist bereits im Test», Ärzte-Zeitung, 18. Dezember 1986, S. 1

107 «Meldepflicht und 70 Millionen DM im Kampf gegen AIDS», Ärzte-Zeitung, 16. Dezember 1986

108 «Jumbos voller Gays», Der Spiegel, Nr. 9, 23. Februar 1987, S. 173–176

109 «Ägypten: AIDS-Kranke raus!», Medical Tribune, Nr. 3, 16. Januar 1987, S. 19

110 K. S. Jayaraman, «India screens foreign Students for AIDS», Nature, Nr. 6095, 27. November 1986, S. 294

111 K. S. Jayaraman, «Students in India Object to AIDS Test», Nature, Nr. 6106, 5. März 1987, S. 4

112 «Too much Panic over AIDS?», Nature, Nr. 6109, 12. März 1987, S. 113

113 K. S. Jayaraman, «AIDS Institute for India?», Nature, Nr. 6111, 26. März 1987, S. 322

114 «AIDS: Japan screens donated blood», Nature, Nr. 6055, 20. Februar 1986, S. 610

115 D. Swinbanks, «Test-kit market opens up», Nature, Nr. 6087, 2. Oktober 1986,

116 D. Swinbanks, «AIDS becomes a notifiable Disease in Japan despite Protests», Nature, Nr. 6110, 19. März 1987, S. 232

117 «New Law in Japan», New Scientist, Nr. 1553, 26. März 1987, S. 26

118 D. Swinbanks, «Woman's AIDS Death in Japan produces Shock Waves», Nature, Nr. 6103, 29. Januar 1987, S. 382

119 J. Seligmann, M. Hager, «Mandatory Testing for AIDS?», Newsweek, 16. Februar 1987, S. 31

120 O. H. Alvig, «Mandatory Screening for HIV Antibody», The Journal of the American Medical Association, Nr. 5, 6. Februar 1987, S. 625

121 «American Officials reject compulsory Testing», New Scientist, Nr. 1550, 5. März 1987, S. 23

122 C. Petit, «California to Vote on AIDS Proposition», Science, Nr. 4774, 17. Oktober 1986, S. 277, 278

123 S. Dickman, «AIDS Meeting calls for wider Testing», Nature, Nr. 6106, 5. März 1987, S. 5

124 D. E. Koshland, «Epidemics and Civil Rights», Science, Nr. 4790, 13. Februar 1987, S. 729

125 «Bundes-Behörde ordnete anonyme HIV-Testung an», Ärzte Zeitung, 14. Januar 1987, S. 1

126 «Meldepflicht», Du & Ich, Juli 1986, S. 54

127 N. Fain, «Amerikaner sind niemals hilflos», Konkret Sexualität, Heft 7, 1986, S. 96, 97

128 C. Norman, «Military AIDS Testing Offers Research Bonus», Science, Nr. 4752, 16. Mai 1986, S. 818–820

129 R. R. Redfield, et al., «The Walter Reed Staging Classification for HTLV-III/LAV Infection», The New England Journal of Medicine, Nr. 2, 9. Januar 1986, S. 131, 132

130 «Frisco bei Aufklärung vorbildlich», Ärzte-Zeitung, 21. April 1986

131 «AIDS-Epidemie ist kaum noch aufzuhalten», Praxis-Kurier, Nr. 32/33, 6. August 1986, S. 22, 23

132 «Großer Lehrmeister», Der Spiegel, Nr. 9, 23. Februar 1987, S. 176–182

133 C. Norman, «$2-Billion Program Urged for AIDS», Science, Nr. 4777, 7. November 1986, S. 661, 662

134 C. Norman, «Institute of Medicine launches Assessment of AIDS Programs», Science, Nr. 4745, 28. März 1986, S. 1500

135 «Millionen für die AIDS-Forschung», Deutsches Ärzteblatt, Nr. 43, 25. Oktober 1985, S. 3157

136 «Immunschwäche: Vaginal-Sekret kann HTLV beherbergen», Selecta, Nr. 44, 3. November 1986, S. 3226

137 W. Stille, E. B. Helm, «AIDS: Die derzeitige Bedrohung, Folgerungen und Konsequenzen», Deutsches Ärzteblatt, Nr. 6, 4. Februar 1987, S. B-230, 231
138 E. B. Wahler, «Staat muß die Betroffenen jetzt medizinisch und sozial absichern», Ärzte-Zeitung, Nr. 226, 20. Dezember 1986, S. 21

AIDS wird unser Leben verändern

Verhaltensänderungen – Aufklärung von Kindern und
Jugendlichen – die Hauptübertragungswege – gefährliche
Sexualtechniken – safer sex – was bei der Verwendung
von Kondomen zu beachten ist – Empfehlungen zur
Vermeidung von Infektionen – was bei Reisen zu
beachten ist – die Kosten für das Gesundheitswesen – die
Diskriminierung von AIDS-Positiven – die
Versicherungen – die AIDS-Hilfen – AIDS-Kranke, die
Aussätzigen von heute – die Kirche im AIDS-Konflikt –
illegale Tests in Krankenhäusern – AIDS und wir

In seinem AIDS-Report hat der – als eher konservativ geltende –
Surgeon General C. Everett Koop 1986 gewarnt: Wir können uns
noch nicht alle die umwälzenden Veränderungen vorstellen, die
durch AIDS in der Zukunft verursacht werden. Aber diese Veränderungen werden unsere Formen des sozialen Lebens radikal verändern. Ob wir selber erkranken oder nicht, die Seuche wird unser
Leben beeinflussen, ja prägen, und die Zukunft wird uns eine
enorme Herausforderung aufbürden.[1]
   Wir müssen uns auf diese umfassenden Umwälzungen einstellen
und den Bedarf von morgen planen. Wenn sich die Krankheit in dem
gleichen Tempo wie bisher ausbreitet, werden in weniger als vier
Jahren, nämlich 1991, allein in den USA mindestens 145 000 weitere
AIDS-Patienten zu versorgen sein mit zusätzlichen Kosten von ca.
16 Milliarden Dollar. Jede Ortschaft benötigt Organisationsstäbe,
die den Bedarf an Krankenhäusern, Fachärzten, Sozialarbeitern usw.
steuern. Viele der Betroffenen werden dem sozialen Druck, der
sozialen Isolierung, der Krankheit mit ihren rasenden Schmerzen
und der Angst vor dem Sterben nicht gewachsen sein. Viele Menschen werden lange vor Ausbruch des Vollbildes geistige und psychische Schäden erleiden. Daher müssen jetzt Ausbildungspro-
gramme starten, damit wir morgen über genügend Psychologen,

Neurologen, Sozialarbeiter und Pfleger verfügen. Auch die Klärung von Fragen der ärztlichen Betreuung, Versorgung zu Hause usw. muß angegangen werden.

Die Umwälzungen, auf die Everett Koop in seinem Report anspielt, werden leider erst der Anfang sein. So machte die «*Medical Tribune*» ihre Titelseite mit der Annahme auf, daß Afrika, möglicherweise auch Mittel- und Südamerika, zur Jahrtausendwende weitgehend entvölkert sein könnte, die Bundesrepublik ein Siechenhaus wäre, in dem fast jeder zehnte einem qualvollen Sterben ausgeliefert sein wird.[2,3,4]

Wenn es überhaupt ein Mittel gegen AIDS gibt, so ist es eine Erziehung zu Verhaltensänderungen. Nur so können wir die Weiterverbreitung der Seuche eindämmen.[5] Wissenschaftliche Organisationen und Behörden wie die US-National Academy of Sciences, die öffentlichen Gesundheitsämter (US-Public Health Services) verlangen eine von der Sprache eindeutige AIDS-Aufklärung und Erziehungskampagne,[6,7,8,9,10] denn der weitaus überwiegende Teil der Bevölkerung hätte Verständnisschwierigkeiten bei den amtlichen Aufklärungskampagnen.[11,12]

Es ist fraglich, ob eine gesellschaftlich organisierte Änderung überhaupt eine realistische und durchsetzbare Strategie ist. «Geilheit macht blind», heißt es in einem Faltblatt der Deutschen AIDS-Hilfe, und in der Hitze der Leidenschaften werden oft die besten Absichten vergessen.[13] Denn Triebe haben immer mit Lebendigkeit und Ungeordnetem zu tun, und von daher ist sehr fraglich, ob der Mensch seinen Bedarf an Zärtlichkeit und Sexualität in Schablonen pressen kann.

Der Mensch verdrängt die Gefahr. »Nachlässigkeit und Verdrängung« – so «*Selecta*» – «treiben relativ junge Menschen ins Verderben. Natürlich kennen sie AIDS, wissen, daß man daran stirbt, aber sich selbst wähnen sie irgendwie gefeit.»[14] Jedermann weiß inzwischen, daß AIDS eine Bedrohung ist, die vor niemandem haltmacht. Doch Konsequenzen werden nur zögernd daraus gezogen: Nur eine Minderheit der Befragten (8,3 Prozent) gab an, ihre sexuellen Gewohnheiten geändert zu haben. Zwischen Wissen und Handeln klafft ein tiefer Graben. Für den einzelnen scheint die Bedrohung kaum Bedeutung zu haben. Der «*Spiegel*» berichtet von der großen Verdrängung: «Ich habe keine Angst davor. Mir ist das scheißegal.

Ich denke an die fünf Jahre Inkubationszeit bei AIDS, und dann denke ich, ach, ist ja noch so lange hin», erklärte Britta V., eine 16jährige Schülerin.

«Selbst bei vielen AIDS-Besorgten vertreibt die Aussicht, in zehn Minuten einen Orgasmus zu haben, jeden Gedanken an die nächsten 20 Jahre ihres Lebens», bemerkt eine Expertin. Und Prostituierte schildern, wie Männer sich um den AIDS-Alarm einen Teufel scheren. 2,2 Prozent erklärten bei einer Befragung, sie würden, wenn sie erführen, daß sie sich mit dem AIDS-Virus infiziert haben, an ihrem Liebesleben «bewußt nichts ändern».[15,16]

Menschen, denen alles egal ist oder die sich der Illusion hingeben, die Seuche ginge sie nichts an, wird es immer geben. Aber die Erfahrungen zeigen, daß es auch bisher möglich war, das Sexualverhalten zu ändern. In der Bundesrepublik ist die Zahl der Geschlechtskrankheiten zurückgegangen, und auch das Ausland berichtet über verringerte Ansteckungsraten und ein verändertes Sexualverhalten.[17,18,19,20] Durch gezielte Informationen können vielleicht viele weitere Menschen vor einer Ansteckung bewahrt werden. Der «*Spiegel*» fordert daher: «Beides, die Gefährlichkeit, aber auch die Vermeidbarkeit einer Ansteckung, sollte viel intensiver, drastischer und vor allem präziser allerorten und über sämtliche Medien bis in alle Discos, Toiletten und Schubladen von Hotel-Nachttischen (wo immer nur die Bibel ausliegt) verbreitet werden – je klarer und detaillierter, desto besser. Statt dessen nehmen heute – wo schon mal ein Körbchen mit Präservativen auf der Theke steht – die Revierbeamten von der Sitte erst Anstoß und dann die Gummis weg, weil angeblich ‹die öffentliche Sicherheit und Ordnung› verletzt sei.»[21]

Aber nicht nur Erwachsene müssen informiert werden, sondern vor allem Kinder und Jugendliche.[22] Der amerikanische Surgeon General C. Everett Koop verlangt – um den bislang unaufhaltsamen Vormarsch der Virus-Seuche AIDS wenigstens zu verlangsamen –, der AIDS-Unterricht solle bereits an der untersten Altersgrenze erfolgen. Als sich das US Public Health Service jedoch daran machen wollte, dies in die Tat umzusetzen, brach im Weißen Haus ein Streit aus: Sechs- bis achtjährige Schüler sollten nicht über Analverkehr unterrichtet werden.[23] Fachleute denken da anders: «Wenn Kinder alt genug sind, zu fragen, wo sie herkommen», meinte der

New Yorker Psychiater Richard A. Gardener, «sind sie auch alt genug, etwas über Sex zu erfahren.»[24]

Der Hauptübertragungsweg von AIDS ist der sexuelle Verkehr. Aber nicht alle Arten der Liebe sind gleich riskant. Als gefährlich gilt für Homosexuelle der passive Analverkehr mit häufig wechselnden Partnern. Natürlich vergrößert sich mit jedem Kontakt eines unbekannten Partners die Gefahr einer Infektion. Mit mathematischen Modellen und Computerberechnungen hat man ermittelt, daß bei einer Verringerung der Partner auch die Zuwachsrate von Neuinfektionen spürbar geringer wird.[25]

Als gefährliche Sexualtechniken gelten sado-masochistische Spiele, bei denen Blut fließt – die Deutsche AIDS-Hilfe empfiehlt den Verzicht auf diese Praktik. Als riskant gilt auch der Geschlechtsverkehr. Schon durch kleinste Risse in der Scheide oder Darmschleimhaut kann es zum Austausch von Blut und Sperma kommen. Oralsex (blasen) gilt ebenfalls als gefährlich. Auch anal-oraler Verkehr gilt als unsicher. Selbst Küsse, bei denen Verletzungen auftreten, Zahnfleischbluten herrscht oder Viren über den Speichel ausgetauscht werden, sind gefährlich. Sexspielzeuge sollten immer nur für einen Partner benutzt werden. Bei Verwendung an verschiedenen Partnern sind sie mit körperverträglichen Desinfektionsmitteln gründlich zu reinigen.[26]

Homosexuelle sollten auf anonymen Sex in Saunen, Dunkelräumen, Parks und Klappen verzichten.[27] Durch eine Verringerung der Sexualpartner und «safer sex» wird das Infektionsrisiko verringert. Safer sex heißt: kein Austausch von Speichel, Samen, Blut oder anderen Körperflüssigkeiten.[5] Als sicherer Sex wird das Auftragen von Spermiziden – zur Geburtenkontrolle und gegen Schadstoffe im Sperma – auf den Penis und das Überstreifen eines Kondoms empfohlen. Dann erneutes Auftragen von Spermiziden und Überstreifen eines weiteren Kondoms. Als weiteres raten die Propagandisten des «safer sex» zu rechteckigen Latex-Folien, die über Mund, Venushügel und Scheide ausgebreitet werden, um durch sie hindurch mündliche Liebkosungen vorzunehmen. Zwecks Petting sollten Chirurgenhandschuhe übergestreift werden.[28,29]

Und somit gleicht der Liebesakt mehr einem chirurgischen Eingriff als der Liebe. Solche Maßnahmen würden in den allermeisten Fällen tief in eine Partnerbeziehung eingreifen. Die Mehrheit der

Menschen empfindet Geschlechtsverkehr mit Kondomen nicht als Vereinigung. Nur jeder zehnte ist daher bereit, sich mit Präservativen zu schützen.[15,30] Selbst viele Stammkunden von Prostituierten lehnen den Schutz ab. Sie wollen ihre sexuellen Gewohnheiten nicht verändern. Genau wie die Prostituierten, die ihre Stammkunden halten wollen und das Geld brauchen.[31]

Hinzu kommt, daß Kondome, selbst bei fachmännischer Verwendung, kein absoluter Schutz sind.[32] Bei Tests zeigten Kondome – vor allem in der Spitze – Schwachstellen, winzige Undichtigkeiten wurden entdeckt. Kondome flogen den Prüfern um die Ohren, noch ehe das festgesetzte Berstvolumen erreicht wurde. Durch Randabrisse, Abrutschen, lockeres Sitzen ist so manche ungewollte Schwangerschaft entstanden. Als Verhütungsmittel schneiden Kondome schlecht ab.[33,34,35,36] Bei 2893 schwangeren Frauen, die Pro Familia 1985 betreute, hatte bei nahezu jeder Dritten das Präservativ versagt.[37] Die «Medical Tribune» schrieb im März 1987: «Das Vertrauen auf Kondome, die laut Gesundheitsministerin Rita Süssmuth nahezu hundertprozentig vor AIDS schützen, ist ein lebensgefährlicher Irrtum. Jede dritte Frau wird beim Verkehr mit einem HIV-positiven Mann trotz Kondomschutz innerhalb eines Jahres von der tödlichen Infektion bedroht.»[38]

Aber selbst im besten Zustand eines Kondoms läßt sich anzweifeln, ob es sicheren Schutz gewährt. Kondome sind dazu gemacht, Spermien zu stoppen. Spermien sind aber erheblich größer als Viren. Das Kondom könnte viel zu durchlässig sein, um alle Viren aufzuhalten.[39]

Aber selbst, so «Lancet», wenn Kondome nicht in jedem Fall das AIDS-Virus oder andere Viren und Krankheitskeime zurückhalten, so sind sie doch in vielen Fällen erfolgreich.[40] Auf jeden Fall sind Kondome besser als gar nichts, und sie können sicherlich die eine oder andere Infektion verhindern.[41,42] Das «Deutsche Ärzteblatt» schreibt, daß die Benutzung von Kondomen einen gewissen, wenn auch nicht vollständigen Schutz vor einer Infektion gewährleiste.[43] Auch die Weltgesundheitsorganisation hält Kondome für einen sinnvollen Schutz gegen eine AIDS-Infektion.[44]

Um Kondome populärer zu machen, wird eine offene Sprache in Schulen, Jugendtreffpunkten usw. gefordert, die speziell Jugendliche aufklärt.[45,46] Die Grünen verlangen, daß die Kondome aus dem anrüchigen Bereich der Männer-Toiletten verbannt werden und statt dessen in öffentlichen Einrichtungen, Schulen, Jugendheimen, Altersheimen, Supermärkten usw. vertrieben werden.[47] Um die Akzeptanz von safer sex zu erhöhen, verteilen Gesundheitsbehörden in vielen Ländern Kondome kostenlos an Schüler, Lehrlinge, Studenten und Soldaten.[48]

Weitere Empfehlungen zur Vermeidung von Infektionen sind: Rasierapparate, Rasierklingen, Nagelscheren, Zahnbürsten und Sexspielzeuge wie Dildos, Vibratoren usw. sollten nicht gemeinsam benutzt werden, da es zu Verletzungen und Virusübertragungen kommen kann. Akupunktur, Tätowieren und Ohrlochstechen sollten vermieden werden, wenn eine Übertragung des Virus durch Mißachtung von Hygieneregeln möglich ist. Blutende Verletzungen müssen sofort mit Pflaster und Verband abgedeckt werden.

Besonders beim Sport besteht Verletzungsgefahr. Beim Boxen und Ringen, beim Knäuel von Mann zu Mann, aber auch über die Matte kann bei offenen Wunden das Virus übertragen werden. AIDS kann aber auch durch alle Drüsensekrete übertragen werden. Der englische Fußballverband empfahl daher seinen Mitgliedern, nicht gemeinsam zu baden, Wunden mit sterilisiertem Material zu behandeln und bei der Mund-zu-Mund-Beatmung Mundstücke zu verwenden und keine Siegesküsse mehr zu verteilen. Boxer sollen die Benutzung von Mundschutz und Wasserflasche nicht mehr mit anderen teilen, Betreuern werden Arzthandschuhe empfohlen. Ihnen wird geraten, Wunden und blutende Nasen nur mit antiseptischem Material zu behandeln und dieses anschließend sofort zu vernichten. Englands Boxverband verlangt von allen ausländischen Boxern den Nachweis, daß sie nicht AIDS-infiziert sind.[49]

Mit Blut und Speichel verunreinigte Gegenstände oder Flächen sind mit reichlich Wasser und Reinigungsmitteln zu säubern. Die bayerische Interministerielle Arbeitsgruppe AIDS schreibt: Eine Infektion durch Einbringen ansteckender Tränenflüssigkeit in offene Wunden ist denkbar. Auch Kontaktlinsen und vor allen Dingen Musterlinsen sind zu desinfizieren.[50]

In Entwicklungsländern, besonders in den von AIDS stark betroffenen afrikanischen Ländern, ist von Sexualverkehr mit Einheimischen abzuraten. Besonders Prostituierte sind häufig HIV-Antikörper-positiv und stellen ein erhebliches Ansteckungsrisiko dar. Vor

Antritt einer längeren Reise sollten Sie zum Arzt und Zahnarzt gehen. In vielen Entwicklungsländern werden gelegentlich Spritzen, ärztliche Bestecke und Blutkonserven verwandt, die nicht ausreichend sterilisiert oder HIV-überprüft sind. Nehmen Sie daher Einwegspritzen mit. Falls Sie eine Blutübertragung benötigen, wird es kompliziert. Die beste Chance, HIV-überprüfte Blutkonserven zu bekommen, haben Sie in den Blutbanken großer Kliniken der großen Touristenstädte.[51,52,53] Ferner rät «Der Praktische Arzt», «Tropenaufenthalte mit dubiosen hygienischen Verhältnissen, Genuß von ungewaschenen oder sonstwie kontaminierten Lebensmitteln, (...) Menschenansammlungen und öffentliche Bäder» zu meiden. Außerdem ist die Körperpflege wichtig. Da der Erreger empfindlich für Seifen ist, sollte man sich regelmäßig duschen und waschen.[54,55,56,57]

Ein anderer Bereich, in dem der Staat zu einer gänzlich anderen Einstellung kommen muß, ist der Drogenbereich. Beim gemeinsamen Gebrauch von Spritzen und Nadeln wird das AIDS-Virus weitergegeben. Viele Ärzte haben deshalb wiederholt Einwegspritzen für Drogensüchtige verlangt, damit das Virus über die Beschaffungsprostitution nicht weiter in die Bevölkerung getragen wird. Bayerische und Bundesbehörden lehnen dies jedoch ab, da sie dem Drogenmißbrauch nicht Vorschub leisten wollen. Die Frankfurter Professoren Eilke Brigitte Helm und Wolfgang Stille haben darauf hingewiesen, daß staatliche Zwangsmaßnahmen bei der Suchtbekämpfung weitgehend versagt haben. Der unheilvolle Kreislauf chronisch Drogenkranker zwischen Gefängnis, Entzugsprogramm, Beschaffungskriminalität, Beschaffungsprostitution und Dealerei ist aus der Sicht der AIDS-Bekämpfung ein Teufelskreis; aktive Maßnahmen müssen getroffen werden, um die gemeinsame Benutzung von Spritzen und die Beschaffungsprostitution möglichst zu unterbinden. Einwegspritzen und Ersatzprogramme mit leichteren Opiaten wie Codein und Methadon sind in vielen Fällen der einzige Weg, einen Behandlungszugang zu diesen Personen zu bekommen.

In Amsterdam werden für Drogenabhängige Spritzen und Kanülen ausgegeben. Ein Erwerb des Bestecks ist nur möglich, wenn das benutzte Besteck ausgetauscht wird. Obwohl dieses Verfahren mit einem hohen Aufwand verbunden ist, funktioniert es. Außerdem ist es billiger, alle Drogenabhängigen mit Spritzen und Kanülen und

Ersatzdrogen zu versorgen, als AIDS-Fälle zu behandeln. In den USA, den Niederlanden und der Schweiz hat man Drogenersatz-Programme eingeführt. Die Fixer sind nicht mehr gezwungen, sich ihr Heroin in der Szene zu beschaffen. Sie bekommen Methadon als Ersatz von ihrem Arzt oder Gesundheitsamt. Neben Holland plant auch Schottland die Freigabe der Einwegspritzen für Fixer, und selbst amerikanische Behörden fordern gleiches für die USA. In der Bundesrepublik werden solche Maßnahmen nahezu einmütig abgelehnt.

Eine wesentliche Voraussetzung, andere vor einer AIDS-Infektion zu schützen, ist die Kenntnis, ob man selbst infiziert ist; nur so, meinen die Professoren Stille und Helm, weiß man, ob man das Virus weitergibt.[58] Und nur so kann der Betroffene sich im Sexualleben vorsichtig verhalten. Die amerikanische National Academy of Sciences und das Institute of Medicine fordern: Jeder sollte wissen, ob er oder sein Partner infiziert ist. Die Infizierten sollten Geschlechtsverkehr mit Nicht-Infizierten meiden.[59] Der ehemalige hessische Sozialminister Claus plädierte für anonyme Tests: Jeder solle bei seinem Arzt oder beim Gesundheitsamt sein Blut auf Kosten der Krankenkassen untersuchen lassen können.[60] Die Krankenkassen aber weigern sich, AIDS-Tests zu bezahlen. Der Deutsche Ärztetag sieht dies mit Sorge und forderte die gesetzlichen Krankenversicherungen auf, den HIV-Antikörper-Test auch bei Vorliegen eindeutiger Symptome zu vergüten. Denn nur die Kenntnis eigener Infektiosität sei Voraussetzung für verantwortliches Handeln und AIDS-Vorsorge.[61] Auch die Gesundheitsminister der Länder haben die Krankenkassen beauftragt, die Finanzierungsmöglichkeiten zu prüfen. Bundesarbeitsminister Norbert Blüm meint jedoch, Vorsorgeuntersuchungen sollten von der Allgemeinheit und nicht von den Beitragszahlern finanziert werden.[62] Eine fatale Fehleinschätzung, denn um 40 Mark zu sparen, riskiert man die Krankenkosten von 200 000 DM!

In Städten wie New York und San Francisco zeichnet sich schon ab, wie gravierend das Problem der AIDS-Krankenfürsorge noch werden wird. Jeder akut AIDS-Kranke braucht durchschnittlich drei Pflegekräfte.[63] Wenn man die Kinder und Alten von der Zahl der arbeitsfähigen Menschen abzieht, so ist offensichtlich, daß sich die gesellschaftlichen Kräfte immer mehr auf Krankenpflege und das bloße Überleben konzentrieren werden. Hinzu kommt, daß die meisten AIDS-Kranken zwischen 20 und 40 sind, also im besten arbeitsfähigen Alter. Dadurch ist nicht nur der Generationenvertrag der Rentenpyramide in Gefahr, sondern die gesamte Volkswirtschaft, deren Märkte (Immobilien, Autos und dergleichen) zusammenbrechen werden. Kein Staat kann solch einen Verlust an gesunden, arbeitsfähigen, jungen Menschen verkraften. Und mit zunehmenden AIDS-Erkrankungen wird die Lage einzelner Länder und ihrer Finanzen immer bedrohlicher. Dr. Jonathan Mann, Direktor der Weltgesundheitsorganisation, warnt, daß bereits Mitte der neunziger Jahre einige afrikanische Staaten unter der AIDS-Last zusammenbrechen werden.[64]

Keine Stadt, keine Gemeinde, so schreibt die geachtete amerikanische Fachzeitschrift «Science», wird von AIDS verschont bleiben.[65] Und die britische Ärztezeitschrift «The Lancet» fügt hinzu: AIDS-Kranke werden in Zukunft zu einem schier unlösbaren Problem für viele Länder überall in der Welt.[66] Fachleute prophezeien: «Die Kosten für das Gesundheitswesen werden ins Gigantische wachsen.»[67] Amerikanische Behörden rechnen für das Jahr 1991 mit 16 Milliarden Dollar für die medizinische Behandlung von AIDS-Kranken. Darin sind die Unterbringung und Pflege im eigenen Haus oder die Hilfe durch AIDS-Hilfen und alle weiteren Kosten nicht einmal miteingerechnet. Allein der Staat Kalifornien rechnet für 1990 bereits mit über 3,5 Milliarden Dollar an Krankenhauskosten. Die Kosten pro Patient werden zwischen 30 000 bis 150 000 Dollar veranschlagt.[68,69,70,71,72,73] Hinzu kommt, daß bereits einige Monate später eine neue Hiobsbotschaft in «Science» veröffentlicht wurde. Anhand der Daten von über 6000 Homosexuellen aus San Francisco ergab sich, daß die vom US-Center for Disease Control für 1991 angegebenen 8000 AIDS-Fälle zwei- bis dreifach höher sein werden,[74] als noch einige Monate zuvor angenommen wurde.

Der Berliner Gesundheitssenator Ulf Fink gibt Behandlungskosten pro AIDS-Patient zwischen 100 000 und 300 000 Mark an. Für Berlin werden in den nächsten vier Jahren Kosten zwischen einer und drei Milliarden Mark erwartet. Zu diesen rein medizinischen Kosten kommen noch Verdienstausfall von durchschnittlich 500 000 DM, Behindertenrente, Beerdigung, Beratung und Betreuung von Familien und Freunden, Untersuchung der Bevölkerung, der Blutkonserven, Schulung von Beratern und medizinischem Personal und Aufklärung der Bevölkerung. Mit einer exponentiell anwachsenden Zahl der AIDS-Kranken ist es nur eine Frage der Zeit, bis alle betroffenen gesellschaftlichen Systeme zusammenbrechen.[75,76,77,78,79,80]

25 Milliarden Mark, so schätzt die Weltgesundheitsorganisation, wird die Behandlung von AIDS-Kranken allein bis 1991 kosten. Ein großer Teil dieser Gelder fließt in die Kassen der Pharma-Firmen. Anfang November 1986 trafen sich 100 Pharma-Manager in New York. Das Ergebnis faßten amerikanische Zeitschriften unter der Überschrift «In AIDS stecken hohe Gewinne» zusammen.[81] Allein in den USA rechnet der Pharma-Konzern Bourroughs-Wellcome für das Medikament AZT (Azidodeoxythymidin) mit einem jährlichen Umsatz von 1,3 Milliarden Dollar.[82] Positive Meldungen über neue Wirkstoffe lassen die Kurse an den Börsen hochschnellen oder abfallen.[83] AIDS ist das Riesengeschäft von morgen. Schließlich geht es um Leben oder Tod.[84]

Die meisten Arbeitgeber, die unter ihren Angestellten einen AIDS-Kranken haben, versuchen – sowie sie Kenntnis von der Krankheit erhalten – diesen sofort wieder loszuwerden. In den USA stellte sogar das US-Justizministerium fest, daß es rechtens sei, an AIDS erkrankte Mitarbeiter unter bestimmten Umständen zu entlassen.[85] Auch das Arbeitsamt möchte sie nicht mehr vermitteln. Denn wer nimmt schon einen AIDS-Kranken? In Zukunft (siehe das Beispiel Bayern) werden vom Arbeitgeber aber immer mehr Tests auf AIDS durchgeführt. «Die Pflicht», so das *Deutsche Ärzteblatt»*, «Arbeitgeber oder Versicherer über die Seropositivität zu informieren, würde in vielen Fällen zum Verlust des Arbeitsplatzes oder einer Einschränkung des Versicherungsschutzes führen.»[86] «Seropositive sehen nicht nur ihr Leben bedroht, sondern auch ihre soziale Existenz... Wie wir aus Anfragen wissen, hat diese Bedrohung auch in Deutschland einen realen Hintergrund. AIDS-Patienten werden zumindest von einem Teil der Bevölkerung als Bedrohung erlebt; dabei wird oft nicht zwischen Patienten und Angehörigen von Risikogruppen unterschieden.»[87]

In den USA ist beispielsweise geplant, AIDS-Positive aus bestimmten Berufen der nahrungsmittelherstellenden Industrie zu entfernen.[88] Die Diskriminierung beschränkt sich aber nicht nur auf Menschen, sondern auch auf Städte, die einen hohen Anteil an

AIDS-Kranken aufweisen. So haben Geschäftsleute, die in Belle Glade (Stadt in Florida mit der höchsten Rate an AIDS-Erkrankungen) investieren wollten, ihre Pläne zurückgezogen. Reisende wurden gesichtet, die hinter hochgekurbelten Autofenstern Schutzmasken aufgesetzt hatten, als führen sie durch einen Operationssaal in freier Natur.[89]

Der Gemeinderat von Los Angeles hat ein Gesetz erlassen, das jegliche Diskriminierung von AIDS-Kranken unter Strafe stellt. Als Beispiel für solche Diskriminierungen werden die Sperrung von Restaurants für AIDS-Träger, die Kündigung von infizierten Mietern, der Ausschluß aus Schulen oder aus Einrichtungen des Gesundheitswesens genannt.[90] Als dies Gesetz im Sommer 1986 für ganz Kalifornien übernommen werden sollte, erklärte der Gouverneur das Gesetz für überflüssig und legte sein Veto ein. Die sozialen Probleme, die AIDS schafft, vom Recht auf einen Arbeitsplatz bis zum Versicherungsschutz und Schul- oder Universitätsbesuch, verschärfen sich von Jahr zu Jahr, obgleich das Oberste Gericht in den USA (Supreme Court) jede Diskriminierung AIDS-Positiver oder AIDS-Kranker als illegal bezeichnet hat.[91]

Die Versicherungen zeigen immer weniger Bereitschaft, AIDS-Positive zu versichern. Kalifornien und der Staat Wisconsin haben Gesetze eingeleitet, die den Antikörpertest für Versicherungen verbieten. Seitdem verstärken die Versicherungsfirmen ihre Lobby-Aktivitäten, um weitere Gesetze dieser Art zu verhindern, oder sie umgehen kurzerhand die gesetzlichen Auflagen.[92] Mit vielen drastischen Maßnahmen und neuen Klauseln versucht sich die Branche vor Verlusten zu schützen. Die Versicherungsgesellschaften haben in vielen Ländern Fragen nach Risikogruppen und sexuell übertragbaren Krankheiten in ihre Formulare aufgenommen. Oder sie bestehen auf einer AIDS-Untersuchung durch einen von der Versicherung bestimmten Mediziner. Stellt sich heraus, daß der Kunde AIDS-Antikörper im Blut hat, wird eine Versicherung abgelehnt.[93]

Entsetzlich muß es für einen AIDS-Infizierten sein, sein Todesurteil in der Hand zu halten. Ein positiver Antikörpernachweis wird von den Betroffenen häufig als existentielle Bedrohung erlebt. Panik, tiefe Depressionen und Selbstmord können auftreten.[94] Das «Deutsche Ärzteblatt» schreibt: «Daraus resultiert für Seropositive eine psychische Belastung, die am ehesten mit der Situation von

Malignompatienten vergleichbar ist. Sie leben auf nicht absehbare Zeit in dem Bewußtsein, daß ihr Leben bedroht ist. Eine zusätzliche Belastung für einen Teil dieser Menschen stellt eine mangelnde Einbindung in familiäre Strukturen dar.»[87]

Lori S. Wiener vom Nationalen Krebsinstitut in den USA stellte dazu fest, daß bei Krebs die Familie des Erkrankten enger zusammenrücke und ihm Schutz wie Unterstützung biete. Für AIDS-Kranke träfe das Gegenteil zu – ein Abrücken der Verwandten und die damit verbundenen Probleme seien die Regel.[95] Familien zerbrechen. AIDS-Kranke leben häufig in totaler Isolation, wer AIDS hat, ist fast immer ein Ausgestoßener in dieser Gesellschaft.[96] Sie sind die Aussätzigen unserer Zeit.[97] Außer der sexuellen und menschlichen Isolation, in die sie geraten, haben sie auch mit der Abhängigkeit von Behörden zu tun. Abhängigkeit vom Sozialamt, das ist viel schlimmer, als positiv zu sein, sagt ein AIDS-Infizierter. Therapien, Weiterbildung und alles, was viel Geld kostet, möchten die Krankenkassen bei den ohnehin zum Tode Verurteilten sparen.[98] Die Zerstörung aller tragender Pfeiler des Alltags machen die seelische Krise, die durch die Todesnähe da ist, fast unerträglich.[99]

Ein guter Ansprechpartner sowohl für AIDS-Infizierte, AIDS-Kranke als auch deren Angehörige sind die AIDS-Hilfen. Sie versuchen, unter der Rubrik «Positive suchen Positive» AIDS-Positive in Selbsthilfegruppen zu organisieren, die sich regelmäßig zum Erfahrungsaustausch treffen und sich an selbst organisierter Arbeit beteiligen.[100] Diese Gruppen sind für AIDS-Infizierte sehr wichtig, da sie hierbei auf Menschen treffen, die nachempfinden können, wie es ihnen geht. Je mehr AIDS-Kranke von der Außenwelt diskriminiert werden, um so wichtiger ist es, daß sie einen inneren Zusammenhalt bilden.[101] Außerdem übernehmen die AIDS-Selbsthilfegruppen wesentliche Sozialhilfen und Aufklärungsarbeiten. Wenn es keine AIDS-Selbsthilfegruppen gäbe, entstünden dem Staat sehr viel höhere Kosten.

Ärztevereinigungen und die Gesundheitsämter vieler Länder haben diese enorme Arbeit gewürdigt.[102] Ihnen sei es zu verdanken – so das amerikanische Gesundheitsamt –, daß AIDS als Problem schneller bekannt wurde, sich wesentlich weniger Menschen neu angesteckt haben und eine beträchtliche Kostenersparnis bei der Krankenfürsorge erreicht wurde. Die drei größten AIDS-Selbsthilfegruppen in San Francisco verrichteten Zehntausende von Stunden an Sozialhilfe und Beratungsarbeit, beantworteten Tausende von Telefonanrufen und Briefen und haben inzwischen 250 000 Broschüren verteilt. Die Stunden an unbezahlter Arbeit, die sie für die Betreuung und medizinische Versorgung von AIDS-Kranken geleistet haben, waren die traditionellen Gesundheitssysteme nicht bereit zu übernehmen. Ängstlich fragen sich die amerikanischen Gesundheitsämter, wie lange die Selbsthilfegruppen bei steigenden Infektionszahlen noch in der Lage sein werden, diese Arbeit zu leisten. Die Arbeit des «Shanti-Projekts» und «Hospice» beinhalten: die Betreuung der Familien und Freunde, ärztliche Behandlung, finanzielle und psychologische Hilfen, Beratung von Ärzten und Arbeitgebern, Haushaltsarbeiten, Betreuung der Kranken, Krankenpflege und Sterbehilfen. Die Selbsthilfegruppen versuchen, der täglichen Diskriminierung von Behörden, Arbeitgebern, Hausbesitzern, Krankenversicherungen und der eigenen Familie entgegenzuwirken. Die staatliche Versorgung eines AIDS-Patienten wäre vom Geldaufwand acht- bis zehnmal höher.[103,104]

Staatliche Stellen müßten daher eigentlich ein großes Interesse daran haben, die AIDS-Selbsthilfegruppen nach besten Kräften zu fördern, zumal diese von den Betroffenen nicht voller Mißtrauen betrachtet werden wie staatliche Stellen, bei denen sie mit Repressalien rechnen müssen. Dennoch hat dieser Staat den Wert der AIDS-Hilfen noch nicht erkannt. Oft werden sie sogar behindert, oder man verweigert ihnen die nötigen finanziellen Mittel – eine kurzsichtige Politik, die langfristig einen vielfachen Preis fordern wird.

«Neben den Maßnahmen zur Vermeidung von Infektionen muß auch das Zusammenleben mit den Erkrankten gelernt werden», so Berlins CDU-Gesundheitssenator Ulf Fink.[105] Und dies gilt sowohl für den Staat als auch für jeden von uns. Einen jeden von uns könnte es in der Zukunft treffen. Und gerade im Zusammenhang mit AIDS ist besonders darauf zu achten, daß Randgruppen nicht verteufelt werden. Denn sie sind die Opfer und nicht Verursacher dieser Krankheit.[106] Auch muß dafür gesorgt werden, daß AIDS-Kranke nicht diskriminiert werden. Die Ärztekammer Nordrhein sprach sich beispielsweise gegen alle Regelungen aus, die Kranke oder Infizierte aus unserer Gesellschaft ausgrenzen.[107] Wer heute Arbeitgeber oder Versicherer über eine AIDS-Infektion informiert, muß in den meisten Fällen mit dem Verlust des Arbeitsplatzes oder einer Einschränkung des Versicherungsschutzes rechnen. Deshalb kommt Datenschutz und Schweigepflicht bei AIDS eine noch größere Bedeutung zu. Die Verletzung dieser Prinzipien kann für die Betroffenen schwere soziale Konsequenzen haben.[108]

In den USA hat das Oberste Gericht (Supreme Court) eine Diskriminierung aller AIDS-Infizierten verboten.[109] Diskriminierung sei ein Verlust wesentlicher Rechte und würde alle Bestrebungen zu freiwilligen AIDS-Tests und Teilnahme an safer-sex-Verhalten zunichte machen. Den Verlust demokratischer Substanz im Zusammenhang mit AIDS befürchtet auch das US-Center for Disease Control. Diese Bundesbehörde fordert neue Gesetze, um Verstöße gegen Datenschutz und Diskriminierung zu erschweren.[110,111] Wenn die Bundesregierung sich zu ähnlichen Maßnahmen durchringen könnte, würde auch in der Bundesrepublik die Zahl der freiwilligen Tests in die Höhe schnellen. In Großbritannien – wo die Menschen keinen Mißbrauch fürchten – haben 95 Prozent der Risikogruppen von der Möglichkeit eines freiwilligen AIDS-Tests Gebrauch gemacht.[112]

Aber die Wirklichkeit sieht anders aus. Im Januar 1987 mußte die Weltgesundheitsorganisation in Genf sogar erklären, daß kein Anlaß bestünde, AIDS-Kranken die Benutzung öffentlicher Transportmittel zu versagen.[113] AIDS-Kranke, weltweit, können ein Lied von Schikanen singen. In London wurden die Häuser zweier AIDS-Kranker angezündet.[114] Im bislang toleranten England verlor mancher Homosexuelle seinen Job oder wurde aus Wohnungen und Klubs geekelt.[115] Ein Mieter im Hessischen kann sich nach Bekanntwerden seiner Infektion nur mit Hilfe einer gerichtlichen Verfügung wieder Zugang zur eigenen Wohnung verschaffen.[116] Als ein AIDS-Patient aus Massachusetts nach längerem Klinikaufenthalt an seinen Arbeitsplatz zurückkehren wollte, traten seine Kollegen in Streik. Sie forderten in einem Informationsblatt: «Schwule und Bisexuelle sollten auf eine Insel gebracht und vernichtet werden.»[117]

Ein hoher Prozentsatz der Homosexuellen klagt über die wachsende Welle der Gewalt, denen sie seit der Diskussion um AIDS ausgesetzt sind.[118] Krankenschwestern verweigern die Pflege, Ambulanz und Ärzte nähern sich AIDS-Kranken in Schutzanzügen wie bei der Raumfahrt, Ärzte, Zahnärzte und Chirurgen verweigern die Behandlung.[119,120] Firmen entlassen AIDS-kranke Mitarbeiter. Manchmal genügt schon der bloße Verdacht. Ein Beispiel hierfür ist der französische Filmstar Isabelle Adjani, der man in einer Rufmordkampagne angehängt hatte, sie sei AIDS-krank.[115] Lebens- und Krankenversicherungen machen ihre Leistungen von negativen Testresultaten abhängig. Unfall- und Schadensversicherungen erhöhen in den USA ihre Raten – selbst für Geschäfte in bestimmten «homosexuellen» Stadtvierteln. AIDS-Kranke können keine Kredite mehr aufnehmen und verlieren oft ihre Wohnungen.[121]

AIDS-Kranken im Strafvollzug droht die totale Isolation. «Für den AIDS-Kranken wird der Knast zur Hölle», überschreibt die *«Neue Ärztliche»* einen Leitartikel. Bei den durchschnittlich mit sechs Prozent durchseuchten Strafgefangenen erfolgt ein AIDS-Vermerk auf Transportakte oder Zellentür. Die Länder haben sich dahingehend verständigt, die ärztliche Schweigepflicht über Virusträger bei Strafgefangenen zu lockern. Die infizierten Strafgefangenen verbringen den Rest ihres Lebens unter traurigen Umständen.[122] Und selbst AIDS-Tote werden gemieden. Der *«Spiegel»* schrieb: «Groß und mit Fettstift schrieb in diesem Jahr ein Leichendiener des Berliner Rudolf-Virchow-Krankenhauses ‹AIDS› auf den Sarg eines jungen Mannes. Der ging auf seine letzte Reise, zurück zur Mutter nach Westdeutschland. In der Kleinstadt nahm niemand an der Beerdigung teil.»[123]

In Zukunft werden die Repressalien eher noch zunehmen. Denn der Ruf nach staatlichen Maßnahmen, Zwangstests, Quarantäne und drakonischen Eingriffen spiegelt die große Verunsicherung der Gesellschaft wider. Diese Verunsicherung wird durch Pressemeldungen geschürt, die über den Zynismus einer kleinen Gruppe – von ca. ein bis zwei Prozent der AIDS-Infizierten – berichtet. Da heißt es: «Ich habe AIDS von der Gesellschaft gekriegt, und der gebe ich's zurück.» Manche sind, so schreibt der *«Spiegel»*, wenn sie den AIDS-Befund erhalten, schon am selben Abend wieder in der Sauna, im Backroom oder auf der Liegewiese im Hinterzimmer des Szene-Lokals sexuell aktiv: «Ehe ich den Löffel wegwerfe, will ich mein Leben leben.»[63] Bei uneinsichtigen Personen, Debilen, Psychotikern, Drogensüchtigen und Personen mit Desperado-Mentalität, so heißt es, sei jede Aufklärungsaktion zum Scheitern verurteilt.[124]

Ein weiterer negativer Effekt: Es gibt Gruppen, die AIDS als politisches Druckmittel benutzen. Die «New Cancer Power», eine amerikanische Gruppe, sieht das Virus als Pfeil, mit dem sie ihre Gegner abschießt. Sie bezeichnet sich selbst als AIDS-infizierte Frauen und Männer, die sich in die höchsten Gesellschaftskreise hineingevögelt haben, um möglichst viele VIPs (very important persons – wichtige Persönlichkeiten) anzustecken.[125]

Das ist Wasser auf die Mühlen jener Politiker, die sich für Zwangsmaßnahmen aussprechen. Aber auch Liberale sehen Gefahren für die Demokratie, wenn AIDS nicht in den Griff zu bekommen ist. So befürchtet Berlins Gesundheitssenator Fink als logische Folgerung: «Wenn die menschliche und finanziell katastrophale AIDS-Entwicklung nicht durch Prävention aufgehalten wird, können massive Eingriffe des Staates in das Sexualleben der Bürger und Isolierung als letztes Mittel nicht ausgeschlossen werden.»[78] Luc Montagnier befürchtet, wenn keine Veränderung der Verhaltensregeln bei den Menschen zu erzielen sei, daß tiefergreifende seuchenhygienische Maßnahmen erforderlich werden könnten.[126]

Ob jedoch eine Veränderung der Verhaltensregeln erfolgt, wird man erst in fünf bis zwanzig Jahren sehen, nämlich dann, wenn die Inkubationszeit vergangen ist. Bis dahin wird die Zahl der AIDS-Fälle weiter steigen. Einige wollen hierauf nicht warten, so der rechtsradikale US-Politiker Lyndon LaRouche. Mit Hilfe einer Bürgerinitiative unter dem Namen «Panic» startete er in den USA eine Unterschriftenliste. Sie erbrachte, obgleich sich Ärzteverbände und politische Organisationen gegen diese Aktion wandten, 683 000 Unterschriften. Das sind doppelt so viele wie für ein Volksbegehren in Kalifornien nötig sind.[127] Dieses Volksbegehren sollte über Maßnahmen wie Zwangstest mit nachfolgender Zwangsisolierung der HIV-Positiven entscheiden.[128] Es wurde – selbst von angesehenen Persönlichkeiten – die Tätowierung aller Testpositiven oder eine Art Davidstern zur Kennzeichnung vorgeschlagen.[77]

Mit steigender Zahl der AIDS-Positiven wird der Ruf nach Zwangsisolierung und Quarantäne immer lauter werden. Zu befürchten ist eine Zweiteilung der Gesellschaft in Gesunde und Aussätzige, mit Quarantäne-Wohnblocks und Ghettos. Das wiederum wird verstärkt zu Verzweiflungstaten der Betroffenen führen wie Selbstmord, Aggressivität, bewußte Infizierung aus Rache usw.

Falls der Staat nicht aktiv wird, werden die Besserverdienenden ausweichen auf Privatschulen für AIDS-freie Kinder, AIDS-freie Arbeitsplätze und Wohnbezirke. Nichts wird in Zukunft die Demokratie so bedrohen wie AIDS. Es ist zu befürchten, daß wir aufgrund sogenannter «Sachzwänge» durch AIDS langsam aber sicher in einen neuen AIDS-Faschismus rutschen werden.

Aber auch totalitäres Vorgehen wird AIDS nicht aufhalten. Solange kein wirksamer Impfstoff gegen sämtliche AIDS-Varianten erhältlich ist, erreichen wir vielleicht den Punkt in der Zukunft, wo es mehr AIDS-Kranke als Gesunde gibt. «Wer sperrt dann wen ins AIDS-KZ ein?» fragt Professor Ernest Bornemann.[129] Außerdem ergeben sich eine Reihe moralischer Fragen: Dürfen Todgeweihte einfach geächtet und aus der Gemeinschaft verstoßen werden? Wird nicht auf diese Weise das Euthanasieproblem wieder aktuell, jene menschenverachtende Trennung zwischen lebenswertem und lebensunwertem Leben? Eine Frage, die sich auch die christlichen Kirchen stellen müssen. Die katholische Kirche verstößt ihre eigenen Priester, die an AIDS erkranken. Und in Zukunft werden dies sehr viele Priester sein. Der Anteil der Homosexuellen unter ihnen wird auf 20 bis 60 Prozent geschätzt. Ihnen hat der Vatikan den Kampf angesagt. Denn durch AIDS-kranke Priester sehen viele Katholiken gleich zwei Säulen ihres Glaubens bedroht: das Verbot des gleichgeschlechtlichen Sex' und das Gebot der Enthaltsamkeit. Der Chefideologe des Vatikans, Joseph Kardinal Ratzinger, nannte die homosexuellen Neigungen seiner Priester eine Sünde. Und entsprechend geht die katholische Kirche gegen AIDS-kranke Priester vor. «Sie haben nie Mitleid gezeigt», klagen Priester. «Die christliche Kirche hat die Aufgabe, verwundete Schafe zu versorgen», klagt Vater William Barcus, ein kalifornischer Pfarrer, «statt dessen läßt der Vatikan seine Schafe im Stich und verwandelt sich gar in einen Wolf.»[130,131] Dabei sollte die Kirche Gottes Geschöpfe doch ein wenig besser kennen. Theo Sommer schrieb dazu in einem Leitartikel der «Zeit»: «Über die Fehlsamkeit des Menschen, seine Sündhaftigkeit und Schwäche, dürfte sich gerade eine Kirche keiner Täuschung hingeben, die das Menschengeschlecht auf Adam und Eva zurückführt – und die Kohorten von Klerikern (katholische Geistliche) an die Lues (Syphilis) verloren hat, Äbte, Kardinäle, sogar Päpste. Nur wenige taugen für ein heiligmäßiges Leben.»[132]

Die katholische Kirche sieht AIDS als einen strafenden Wink Gottes – fast als ein Geschenk des Himmels für die Bewahrung christlicher Werte.[133,134] Sie steht auf dem Standpunkt, nur die sexuelle Enthaltsamkeit und eheliche Treue seien als Schutzmaßnahmen akzeptabel. Außerhalb der Ehe sei Sex Teufelszeug und Sünde. Nur eine Haltung,ʼ die den sittlichen Maßstäben des Neuen Testaments gerecht werde, sei akzeptabel. Die Reklame für Kondome ist in den Augen katholischer Würdenträger ein öffentlicher Aufruf zur Unzucht.[135,136]

Damit gerät auch die christliche Kirche zwischen die Mahlsteine von AIDS. Viele Gläubige zweifeln an dem Vatikan, der behauptet, daß für AIDS-positive Schwangere und ihren Föten «keinerlei Krankheitsrisiko» bestehe, und eine Abtreibung daher entschieden ablehnt.[137] Und nicht nur die deutsche «AIDS-Kommission» kritisierte, die Verlautbarungen der katholischen Bischöfe seien «angesichts der in der Bevölkerung vorherrschenden Moralvorstellungen und Verhaltensweisen» völlig unrealistisch,[138] sondern auch streng gläubige und katholische Geistliche zweifeln immer mehr an ihrer Kirche. Vielen fehlt allerdings der Mut, es wie der amerikanische Pfarrer Carl Titchener zu tun, der nach einer Predigt in seiner Gemeinde 125 Päckchen mit Kondomen verteilte und dessen Predigt über Kondome mehrfach vom Beifall seiner Gemeinde unterbrochen wurde.[139]

Aber nicht nur die Kirche wird Vertrauen an dem Prüfstein AIDS einbüßen, sondern auch angesehene gesellschaftliche Gruppen. Ärzte zum Beispiel haben große Angst, sich zu infizieren. Einige von ihnen lehnen Behandlungen von AIDS-Kranken schlicht ab, obgleich dies verboten ist. Andere haben vor allem vor HIV-positiven Patienten Angst. Und viele Ärzte wollen wissen, ob die zu operierenden oder in Intensivpflegeeinrichtungen befindlichen Patienten positiv sind oder nicht.[140] In vielen Krankenhäusern wird der Test heute ohne Kenntnis der Patienten, zuweilen sogar gegen deren ausdrücklichen Willen, vorgenommen. Um die gesetzlichen Bestimmungen zu umgehen, lassen sie sich von allen Patienten eine Pauschalerklärung unterschreiben, wonach sie mit sämtlichen erforderlichen Untersuchungen einverstanden sind.[141,142] Es liegt auf der Hand, daß so das Vertrauensverhältnis Arzt-Patient belastet wird.

Immer mehr Berufs- und Bevölkerungsgruppen werden in

Zukunft dem AIDS-Test unterworfen werden. Weil die HIV-Infektion auch das Zentralnervensystem befällt und Ausfallerscheinungen verursacht, sollen sich künftig Verkehrspiloten, Lokführer, Busfahrer, Feuerwehrleute, Einsatzbeamte der Polizei und Autofahrer testen lassen.[141] Immer mehr vertrauliche Daten kommen somit in Umlauf, und es entstehen immer bessere Möglichkeiten für Erpressungen und illegale Machenschaften.

Aber auch unser persönliches Leben wird sich radikal durch AIDS verändern, selbst wenn wir nie angesteckt werden. Mit den Jahren werden wir von Bekannten, Freunden und Verwandten hören und an ihnen mitansehen, wie sie an AIDS erkranken. Viele Familien werden versuchen, den Zustand ihrer Angehörigen zu verschweigen, und still vor sich hinleiden.[143] Mehr und mehr wird AIDS wesentliche Aspekte in unserem Leben berühren: Kindererziehung, Hochzeit, sexuelle Gewohnheiten, Gesundheitswesen, Versicherungen usw.[144] Was geschieht, wenn AIDS unverhofft in einer bisher intakten Familie auftritt? Kann man auf Scheidung bestehen, wenn ein wissentlich an AIDS erkrankter Partner eine Ehe eingegangen ist, die Krankheit aber verschwiegen hat? Was geschieht, wenn plötzlich in einer Ehe bei einem Partner AIDS auftritt? Was geschieht, wenn eine schwangere Frau entdeckt, daß sie AIDS-infiziert ist? Mehr und mehr von uns werden in Zukunft mit diesen Fragen konfrontiert werden.[145]

Am drastischsten werden die Veränderungen im sexuellen Verhalten sein. Eine Umkehrung der sexuellen Revolution zeichnet sich ab. Monogamie, Treue und Enthaltsamkeit werden wieder idealisiert.[146] Die uralte Verknüpfung von Sexualität und Angst wird fröhliche Urstände feiern, und das Angstpotential, das in der Sexualität enthalten ist, bekommt neuen Auftrieb.[147] Besonders bei jüngeren Menschen werden schon die ersten sexuellen Erfahrungen von Angst begleitet sein. Wie sich dies langfristig auf gesellschaftliche Normen auswirkt, ist noch nicht absehbar.[148] Dürfen Menschen sich künftig erst nach Vorlage eines Gesundheitspasses und einer ausführlichen Lebensbeschreibung verlieben?[149] Auf jeden Fall werden die sexuellen Beziehungen wesentlich steriler werden.

Viele Menschen werden ihre Sexualität aus Angst vor AIDS nur noch begrenzt oder gar nicht mehr ausleben. Der einzig absolut sichere Schutz vor Ansteckung ist, künftig ganz auf Sexualität zu verzichten.[150] Die amerikanische Zeitschrift «*Newsweek*» brachte unter der Überschrift «Fear of Sex» einen Bericht über viele junge Menschen, die aus Angst vor AIDS weder Partner noch Liebe wollen. «Eine tödliche Gefahr verändert die Regeln der Liebe.»[151] Neben der psychischen Verarmung bedeutet dies eine weitere Gefahr für jeden Staat. Robert Gallo wies bereits 1985 auf die enormen Folgen hin: Die AIDS-Furcht könne, solange wir kein Mittel gegen die Krankheit finden, zur sexuellen Abstinenz führen. Wenn AIDS fortfahre, die Menschen so in Schrecken zu versetzen, werden diese ihre sexuellen Wünsche zurückdrängen. Andererseits müssen wir auch weiterhin unsere Nachkommen zeugen.[152] Immer weniger Menschen werden bereit sein, Kinder in die Welt zu setzen, wenn auch diese durch AIDS und andere Umweltbedingungen zunehmend bedroht sind.

Die einzigen, die bisher von der AIDS-Gefahr profitieren, sind die Firmen, die in die Gentechnik investiert haben. Sie verlangen Sonderkonditionen von den Regierungen[27]; nur, wenn der Staat willens sei, Geld zu investieren, Gesetze zu ändern, Risiken für die Firmen zu verringern, seien sie bereit, wirksame Arzneien und Schutzimpfungen zu entwickeln. In den USA hat der Gesetzgeber praktisch jedes Risiko für Genmanipulationsfirmen beseitigt. Sie sind nicht mehr für Schäden haftbar, die sie verursachen; und auch die Forschungsprogramme für klinische Tests, Entwicklungskosten usw. werden vom Staat übernommen.[153] Unter den Firmen ist inzwischen ein heftiger Streit um Marktanteile und Patente ausgebrochen; besonders erbittert wurde dieser zwischen zwei der weltweit renommiertesten Forschungseinrichtungen ausgetragen: das Pasteur-Institut in Paris und die Nationalen Gesundheitsinstitute im amerikanischen Bethesda, die sich um die ersten AIDS-Antikörpertests stritten. Die Amerikaner haben ihre ersten Antitests mit Virusproben entwickelt, die sie vom Pasteur-Institut erhalten haben. Aber in dem Rechtsstreit, der daraufhin entbrannte, haben die amerikanischen Gerichte eindeutig die Franzosen benachteiligt und lange verhindert, daß der französische Antikörper-Test auf den amerikanischen Markt kommen durfte, obgleich er eine wesentlich niedrigere Fehlerquote hat.[154,155,156,157,158,159] Dahinter steckt mehr als ein Rennen um Ruhm. Insbesondere von der amerikanischen Regierung wurde die Frage zum Politikum erhoben, und zahlreiche Firmen erhoffen sich Milliarden-Umsätze.[160]

Die internationale Zusammenarbeit leidet unter dem Konkurrenzlauf um die gewinnträchtigsten Marktanteile. Die Franzosen schotten sich ab und lehnten lange jede Zusammenarbeit mit den Amerikanern ab, denen sie Freibeutertum unterstellten.[161] Erst nach Jahren des Rechtsstreits haben sich beide Seiten geeinigt, wieder zusammenzuarbeiten.[162,163,164,165] Aber auch innerhalb staatlicher Laboratorien kommt es aufgrund von Eifersüchteleien, Streitigkeiten und Profilierungssucht zu Sabotage und Behinderung der Forschung und Entwicklung. Obgleich immer mehr Gelder zur Verfügung stehen, verpuffen diese oft wirkungslos.[166]

Dabei entwickelt sich die Suche nach Medikamenten und Schutzimpfungen immer mehr zu einem Wettrennen zwischen Leben und Tod. Und von daher sind sämtliche Maßnahmen, die weltweit bisher ergriffen worden sind, absolut ungenügend. Die US-National Academy of Sciences und das Institute of Medicine haben dieses Problem längst erkannt. Sie haben Präsident Reagan aufgefordert, das SDI-Projekt (Weltraumwaffen) einzustellen und statt dessen die vielen Milliarden Dollar, die für dieses Abwehrsystem eingeplant sind, zur Bekämpfung von AIDS einzusetzen. Würde SDI nicht gebaut, so wäre die Welt nicht unsicherer, aber wenn der Kampf gegen AIDS erfolglos bliebe, wäre das Schicksal der Menschen besiegelt. Die wirkliche Bedrohung der Menschheit sei AIDS, und alle effektiven Waffen werden nutzlos sein, wenn es keine Bevölkerung mehr gibt, die zu verteidigen ist. Wenn heute die falschen Entscheidungen getroffen werden, kann dies das Schicksal der Menschheit besiegeln.[167,168]

Literatur

1 Surgeon General's «Report on Acquired Immune Deficiency Syndrome», US Department of Health and Human Services, Washington DC, 1986
2 J. Westhoff, «Unterricht für die ganze Nation», Süddeutsche Zeitung, Nr. 42, 20. Februar 1987, S. 11
3 G. Frösner, «AIDS: Deutschland bald ein Siechenhaus?», Medical Tribune, Nr. 49, 5. Dezember 1986, S. 1, 8, 10

4 R. Paasch, «AIDS weltweit – ein Report», Die Tageszeitung, 28. November 1986, S. 9

5 V. D. Gruttola, et al., «AIDS: Has the Problem been adequately assessed?», Reviews of Infectious Diseases, Nr. 2, März–April 1986, S. 295–305

6 «AIDS Education», The Lancet, Nr. 8508, 20. September 1986, S. 701

7 E. K. Nichols, «Mobilizing against AIDS: The unfinished Story of a Virus», Harvard University Press, 1986

8 D. Jenness, «Scientists' Roles in AIDS Control», Science, Nr. 4766, 22. August 1986, S. 825

9 C. Norman, «$2-Billion Program Urged for AIDS», Science, Nr. 4777, 7. November 1986, S. 661, 662

10 National Academy of Sciences, Institute of Medicine, «Confronting AIDS: Directions for Public Health, Health Care and Research», National Academy Press, Washington DC, 1986

11 L. Sherr, et al., «AIDS Information», The Lancet, Nr. 8514, 1. November 1986, S. 1040

12 K. Arnsperger, «Außer Aufklärung noch kein Mittel gegen AIDS», Süddeutsche Zeitung, Nr. 289, 17. Dezember 1986, S. 4

13 H. H. Hansfield, «Dr. Hansfield's Response», American Journal of Public Health, Nr. 5, Mai 1986, S. 588, 589

14 I. Idris, «AIDS – Die Seuche gerät außer Kontrolle», Selecta, Nr. 3, 19. Januar 1987, S. 110

15 «Zwischen Wissen und Handeln ein Sprung», Der Spiegel, Nr. 11, 9. März 1987, S. 245

16 W. Bittorf, «Die Lust ist da, aber ich verkneif's mir», Der Spiegel, Nr. 11, 9. März 1987, S. 238–249

17 «Unsere Kinder sind im höchsten Maß bedroht», Der Spiegel, Nr. 7, 9. Februar 1987, S. 30–32

18 «What must be done about AIDS», Nature, Nr. 6092, 6. November 1986, S. 1, 2

19 R. Paasch, «AIDS weltweit – Ein Report», Die Tageszeitung, 28. November 1986, S. 9

20 «Stockholmer AIDS-Konferenz», Rosa Flieder, Januar 1987, S. 21

21 H.-W. Sternsdorff, «HIV-positiv – Ausgrenzung der Infizierten?», Der Spiegel, Nr. 7, 9. Februar 1987, S. 53

22 «US ponders billion-Dollars AIDS Package», New Scientist, Nr. 1532, 30. Oktober 1986, S. 18

23 «Row in United States over Schools AIDS Education», Nature, Nr. 6102, 22. Januar 1987, S. 287

24 «Tag des Kondoms», Der Spiegel, Nr. 45, 3. Nov. 1986, S. 281–284

[25] G. Kolata, «Mathematical Model predicts AIDS Spread», Science, Nr. 4795, 20. März 1987, S. 1464, 1465

[26] A. Salmen, «Safer Sex – Vorbeugung setzt sich durch», Du & Ich, Februar 1986, S. 18–20

[27] «Sprung nach vorn», Der Spiegel, Nr. 47, 19. November 1984, S. 255, 258

[28] W. Bittorf, «Die Lust ist da, aber ich verkneif's mir», Der Spiegel, Nr. 12, 16. März 1987, S. 220–221

[29] B. Kantrowitz, et al., «Fear of Sex», Newsweek, 24. November 1986, S. 42, 43

[30] «AIDS: Ab in den Sarg», Der Spiegel, Nr. 39, 23. September 1985, S. 100, 101

[31] E. Kohn, «Dann geht die Prostitution in den Untergrund», Konkret Sexualität, Heft 7, 1986, S. 90–92

[32] J. A. Kelly, J. S. StLawrence, «Cautions about Condoms in Prevention of AIDS», The Lancet, Nr. 8528, 7. Februar 1987, S. 323

[33] J. Bell, «The thin Latex Line against Disease», New Scientist, Nr. 1549, 26. Februar 1987, S. 58–62

[34] R. Gallo, «Es geht an die Wurzeln der Sexualität», Der Spiegel, 28. August 1985, S. 165

[35] J. Kurth, «Das Ding für alle Fälle», Der Stern, Hamburg, Nr. 8, 12. Februar 1987, S. 70–73 E

[36] «Ein Spinnweb gegen die Gefahr», Der Spiegel, Nr. 7, 9. Februar 1987, S. 44, 45

[37] K. O. K. Hoffmann, «AIDS: Wie gut schützen Kondome?», Medical Tribune, Nr. 12, 20. März 1987, S. 68, 70, 71

[38] W. Prinz, «Kondome schützen miserabel!», Medical Tribune, Nr. 11, 13. März 1987, S. 1, 2

[39] R. Hofmann-Balentin, «AIDS: Gefahren, Schutz, Vorsorge», München, 1986, S. 123–125

[40] S. J. Tovey, «Condoms and AIDS Prevention», The Lancet, Nr. 8532, 7. März 1987, S. 567, 577

[41] J. Mann, et al., «Condom Use and HIV Infection among Prostitutes in Zaire», The New England Journal of Medicine, Nr. 6, 5. Februar 1987, S. 345

[42] I. Anderson, «Inquiry into sabotaged AIDS Experiments», New Scientist, Nr. 1532, 30. Oktober 1986, S. 17

[43] F. Deinhardt, et al., «Weniger Blutspender sind HTLV-III-positiv», Deutsches Ärzteblatt, Nr. 48, 29. November 1985, S. 3595

[44] Weltgesundheitsorganisation: «Ein Benutzerverbot für AIDS-Kranke von Bus und Bahn indiskutabel», Ärzte-Zeitung, 24. Januar 1987, S. 6

45 «AIDS: Calling a Spade a Spade», The Lancet, Nr. 8505, 30. August 1986, S. 526, 527

46 G. Depner, «AIDS: Endlich Klartext reden!», Ärztliche Praxis, Nr. 95, 29. November 1986, S. 3119

47 Die Grünen, «Die wichtigsten Beschlüsse und Resolutionen», 9. ordentliche Bundesversammlung, 1.–3. Mai 1987

48 H.-H. Klare, «AIDS: Wer killt den Killer?», Der Stern, Nr. 52, 18. Dezember 1986, S. 17

49 «Gefahr beim Siegeskuß», Der Spiegel, Nr. 5, 16. Februar 1987, S. 202–204

50 «Bericht der Interministeriellen Arbeitsgruppe AIDS», Bayerisches Staatsministerium des Innern, 8. April 1986, S. 24, 27, 48, 49

51 W. Meigel, «Ein Mediziner erklärt die Lage», Hamburger Abendblatt, Nr. 38, 14.–15. Februar 1987, S. 79

52 M. Fröschl, O. Braun-Falco, «Umgang mit der Krankheit», Münchener Medizinische Wochenschrift, Nr. 14, 3. April 1987, S. 71, 72

53 «AIDS», ADAC Motorwelt, Nr. 6, Juni 1987, S. 58, 59

54 V. Hansen, «AIDS – bald schon hausärztlicher Alltag?», Der Praktische Arzt, Nr. 7, 21. April 1987, S. 8

55 AIDS-Hilfe, «AIDS – Tips für Prostituierte», Hamburger Arbeitskreis AIDS, 1987

56 G. Jörgensen, «Genetische Faktoren bei AIDS», Sexualmedizin, Nr. 1, 1986, S. 24

57 «AIDS: Die Bombe ist gelegt», Der Spiegel, Nr. 45, 5. Nov. 1984, S. 111

58 E. B. Wahler, «Staat muß die Betroffenen jetzt medizinisch und sozial absichern», Ärzte-Zeitung, Nr. 226, 19./20. Dezember 1986, S. 21

59 E. K. Nichols, «Mobilizing against AIDS: The unfinished Story of a Virus», Institute of Medicine, National Academy of Sciences, Harvard University Press, 1986

60 «Meldepflicht bei AIDS?», Ärztliche Praxis, Nr. 7, 24. Januar 1987, S. 122

61 «AIDS-Fortbildung», Deutsches Ärzteblatt, Nr. 23, 4. Juni 1987, S. B-1134

62 «Differenzen über AIDS-Vorsorge», Deutsches Ärzteblatt, Nr. 15, 9. April 1987, S. B-699

63 «AIDS die Bombe ist gelegt», Der Spiegel, Nr. 45, 5. November 1984, S. 120

64 J. Mann, «AIDS in Africa», New Scientist, Nr. 1553, 26. März 1987, S. 40–43

65 «Scientist' Roles in AIDS Control», Science, Nr. 4766, 22. August 1986, S. 825

66 «Who will get AIDS?», The Lancet, Nr. 8513, 25. Oktober 1986, S. 953, 954

67 «Wir werden uns umstellen müssen», Münchener Medizinische Wochenschrift, Nr. 13, 27. März 1987, S. 20, 21

68 B. Hewitt, et al., «AIDS: The fear spreads», Newsweek, Nr. 3, 19. Januar 1987, S. 8–12

69 «Wirtschaftliche Bedeutung von AIDS in den USA», Der Praktische Arzt, Nr. 7, 21. April 1987, S. 15

70 D. M. Barnes, «Grim Projections for AIDS Epidemic», Science, Nr. 4758, 27. Juni 1986, S. 1589, 1590

71 D. M. Barnes, «Will an AIDS Vaccine Bankrupt the Company that makes it?», Science, Nr. 4768, 5. September 1986, S. 1035

72 «US ponders billion dollar AIDS package», New Scientist, Nr. 1532, 30. Oktober 1986, S. 18

73 «AIDS carers safe», New Scientist, Nr. 1539, 18. Dezember 1986, S. 6

74 D. M. Barnes, «AIDS Stresses Health Care in San Francisco», Science, Nr. 4792, 27. Februar 1987, S. 964

75 F. Beske, R. Hanpft, «Gesundheitsökonomische Auswirkungen des erworbenen Immundefektsyndroms (AIDS) im Bereich des Blutspendewesens», Das Öffentliche Gesundheitswesen, Nr. 2, Februar 1987, S. 99–101

76 H. Exner-Freisfeld, E. B. Helm, «HIV-Infektion (AIDS) unter dem Aspekt des Schwerbehinderten-Gesetzes», Deutsches Ärzteblatt, Nr. 15, 9. April 1987, S. B-717–719

77 E. J. Haeberle, «Die falsche Richtung», Die Zeit, Nr. 45, 31. Oktober 1986, S. 76

78 U. Fink, «Berliner AIDS-Kranke werden Milliarden kosten», Ärzte-Zeitung, 7. November 1986

79 «Aids: Sex-Verbot für Zehntausende?», Der Spiegel, Nr. 3, 12. Januar 1987, S. 165

80 «AIDS verteuert jede Blutkonserve um acht DM», Deutsches Ärzteblatt, Nr. 28/29, 14. Juli 1986, S. 2005

81 H.-H. Klare, «AIDS: wer killt den Killer?», Der Stern, Nr. 52, 18. Dezember 1986, S. 17

82 «Es vergehen noch Jahre», Der Spiegel, Nr. 7, 9. Februar 1987, S. 35

83 «Zwei Anti-AIDS-Mittel beflügeln die Börse», Ärzte-Zeitung, Nr. 8, 16. Januar 1987, S. 12

84 C. Norman, «$2-Billion Program urged for AIDS», Science, Nr. 4777, 7. November 1986, S. 661, 662

85 «USA: AIDS ist Kündigungsgrund», Rosa Flieder, August/September 1986, S. 41

86 H. Jäger, «AIDS: Ethische Fragestellungen», Deutsches Ärzteblatt, Nr. 14, 2. April 1987, S. C-592–596

87 E. Jovaisas, et al., «AIDS: Konsequenzen des Nachweises von Antikörpern gegen LAV/HTLV-III», Deutsches Ärzteblatt, Nr. 25/26, 24. Juni 1985, S. 1956, 1957

88 «AIDS Paranoia», New Scientist, Nr. 1527, 25. September 1986, S. 19

89 R. Paul, «Belle Glade leidet unter einem Stigma», Der Spiegel, Nr. 6, 2. Februar 1987, S. 146

90 «Schutz vor AIDS-Kranken», Deutsches Ärzteblatt, Nr. 38, 20. September 1985, S. 2706

91 N. Heneson, «Supreme Court reverses AIDS Judgement», Nature, Nr. 6109, 12. März 1987, S. 115

92 «Who pays for AIDS?», Nature, Nr. 6070, 5. Juni 1986, S. 548

93 «AIDS: Versicherer fragen ihre Kunden über Lebenswandel aus», Ärzte-Zeitung, Nr. 216, 27. November 1986

94 M. Stauber, et al., «Das AIDS-Problem bei schwangeren Frauen – eine Herausforderung für den Geburtshelfer», Geburtshilfe und Frauenheilkunde, Nr. 4, April 1986, S. 204, 205

95 T. Grossman, «Die Diskussion geht weiter», Du & Ich, April 1986, S. 56–58

96 D. Summerfield, «AIDS: Dilemmas for the psychiatric Patient», The Lancet, Nr. 8498, 12. Juli 1986, S. 113

97 J. Kurth, «Das Ding für alle Fälle», Der Stern, Nr. 8, 12. Februar 1987, S. 13

98 U. Behringer, et al., «Wir haben uns angesteckt», Der Stern, Nr. 9, 19. Februar 1986, S. 21

99 M. L. Moeller, «Das Leben kann den Tod nicht beseitigen», Konkret Sexualität, Nr. 7, 1986, S. 69

100 «Positive suchen Positive», Positiv, AIDS-Hilfe Frankfurt e. V., Frankfurt/M., Nr. 10, Oktober 1986

101 U. Behringer, et al., «Wir haben uns angesteckt», Der Stern, Nr. 9, 19. Februar 1987, S. 25

102 B. Trent, «AIDS has created a new Form of Bereavement», Canadian Medical Association Journal Nr. 2, 15. Januar 1987, S. 194

103 P. S. Arno, «The Nonprofit Sector's Response to the AIDS Epidemic Community-based Services in San Francisco», American Journal of Public Health, Nr. 11, November 1986, S. 1325–1330

104 D. M. Barnes, «AIDS Stresses Health Care in San Francisco», Science, Nr. 4792, 27. Februar 1987, S. 964

105 U. Fink, «Sie hat ihre Linie gefunden», Der Spiegel, Nr. 21, 18. Mai 1987, S. 66, 67

106 F. Flath, «Für den AIDS-Kranken wird der Knast zur Hölle», Die Neue Ärztliche, Nr. 91, 20. Mai 1986, S. 6

107 «Ärztekammer Nordrhein zum Thema AIDS», Deutsches Ärzteblatt, Nr. 17, 23. April 1987, S. B-802

108 H. Jäger, «AIDS: Ethische Fragestellungen», Deutsches Ärzteblatt, Nr. 14, 2. April 1987, S. C-592–596

109 N. Heneson, «Supreme Court reverses AIDS Judgement», Nature, Nr. 6109, 12. März 1987, S. 115

110 «American Officials reject compulsory Testing», New Scientist, Nr. 1550, 5. März 1987, S. 23

111 D. R. Hopkins, «Prevention of HIV-Infection», The Journal of the American Medical Association, Nr. 8, 27. Februar 1987, S. 1046

112 «Freiwilliger AIDS-Test bei Londoner Risikogruppen – 95 % haben mitgemacht», Medical Tribune, Nr. 50, 1986, S. 17

113 «Ein Benutzerverbot für AIDS-Kranke von Bus und Bahn ist indiskutabel», Ärzte-Zeitung, 24. Januar 1987, S. 6

114 M. Conradt, «An Alle», Hamburger Abendblatt, Nr. 38, 15. Februar 1987, S. 79

115 «Ohne Samthandschuhe», Der Spiegel, Nr. 41, 6. Oktober 1986, S. 204

116 H.-W. Sternsdorff, «HIV-positiv – Ausgrenzung der Infizierten?», Der Spiegel, Nr. 7, 9. Februar 1987, S. 53

117 «Tag des Kondoms», Der Spiegel, Nr. 45, 3. November 1986, S. 284

118 «Schwule verlangen Hilfe», Rosa Flieder, Nürnberg, Januar 1987, S. 21

119 «Unsere Kinder sind im höchsten Maß bedroht», Der Spiegel, Nr. 7, 9. Februar 1987, S. 32

120 E. S. Searle, «Knowledge, Attitudes, and Behaviour of Health Professionals in Relation to AIDS», The Lancet, Nr. 8523, 3. Januar 1987, S. 26–28

121 R. Paasch, «Puritanische Probleme mit Safer Sex», Die Tageszeitung, 25. November 1986

122 F. Flath, «Für den AIDS-Kranken wird der Knast zur Hölle», Die Neue Ärztliche, Nr. 91, 20. Mai 1986, S. 6

123 «Sterben, bevor der Morgen graut», Der Spiegel, Nr. 39, 23. September 1985, S. 98

124 E. B. Helm, W. Stille, «Wir müssen mit dem AIDS-Problem leben», Der Spiegel, Nr. 18, 27. April 1987, S. 249–254

125 P. Rogge, «Die Lust zur Waffe machen», Konkret Sexualität, Heft 7, 1986, S. 97–99

126 L. Montagnier, «Allein Forschung kann AIDS besiegen», Ärzte-Zeitung, 10. November 1986

127 «Volksabstimmung über AIDS», Der Spiegel, 21. Juli 1986, S. 155

128 C. Petit, «California to Vote on AIDS Proposition», Science, Nr. 4774,
17. Oktober 1986, S. 277, 278

129 E. Bornemann, «AIDS verschlafen?», Der Spiegel, Nr. 8, 16. Februar
1987, S. 11

130 «Eisernes Schweigen», Der Spiegel, Nr. 10, 2. März 1987, S. 159–161

131 «Gays in the Clergy», Newsweek, 23. Februar 1987, S. 44, 45

132 T. Sommer, «Die Angst vor Liebe, Lust und Tod», Die Zeit, Nr. 10,
27. Februar 1987, S. 1

133 «AIDS – das wird schlimmer als Tschernobyl», Der Spiegel, Nr. 9,
23. Februar 1987, S. 17–21

134 R. Burger, «Ein Wunder der Technik», Die Tageszeitung, 2. April
1987, S. 8

135 H.-W. Sternsdorff, «HIV-positiv – Ausgrenzung der Infizierten», Der
Spiegel, Nr. 7, 9. Februar 1987, S. 53

136 «Unsere Kinder sind im höchsten Maß bedroht», Der Spiegel, Nr. 7,
9. Februar 1987, S. 30–32

137 K. Arnsperger, «Außer Aufklärung noch kein Mittel gegen AIDS»,
Süddeutsche Zeitung, Nr. 289, 17. Dezember 1986, S. 4

138 «Kanzler soll ein Wort zu AIDS sagen», Hamburger Abendblatt,
Nr. 29, 4. Februar 1987, S. 1

139 «AIDS: Pfarrer verteilte Kondome während des Gottesdienstes», Hamburger Abendblatt, Nr. 34, 10. Februar 1987, S. 18

140 «Reizthema AIDS», Deutsches Ärzteblatt, Nr. 23, 4. Juni 1987, S. B-1121, 1122

141 «Harte Hand», Der Spiegel, Nr. 19, 4. Mai 1987, S. 132, 133

142 «AIDS – Hamburger Ärzte auf dem Weg zu bayerischen Lösungen?»,
Hamburger Rundschau, Nr. 23, 27. Mai 1987, S. 1

143 B. Trent, «AIDS has created a new form of bereavement», Canadian
Medical Association Journal, Nr. 2, 15. Januar 1987, S. 194

144 H. Graupner, «Den Ausschlag gibt die Dosis», Süddeutsche Zeitung,
Nr. 42, 20. Februar 1987, S. 10

145 K. Arnsberger, «Außer Aufklärung noch kein Mittel gegen AIDS»,
Süddeutsche Zeitung, Nr. 289, 17. Dezember 1986, S. 4

146 T. Sommer, «Die Angst vor Liebe, Lust oder Tod», Die Zeit, Nr. 10,
27. Februar 1987, S. 1

147 E. Schorsch, «Mit perversen Requisiten winken», Konkret Sexualität,
Heft 7, 1986, S. 77

148 P. Lehnert, «Dritte Welle», Deutsches Allgemeines Sonntagsblatt,
Nr. 9, 1. März 1987, S. 3

149 F. Rühmann, «Sicherer Sex», Konkret Sexualität, Nr. 7, 1986, S. 82

150 «Ich will es nicht wissen», Der Spiegel, Nr. 42, 14. Oktober 1985, S. 138

151 B. Kantrowitz, et al., «Fear of Sex», Newsweek, 24. November 1986, S. 42, 43

152 R. Gallo, «Es geht an die Wurzeln der Sexualität», Der Spiegel, Nr. 35, 28. August 1985, S. 171

153 C. Norman, «AIDS Patent Negotiations break down», Science, Nr. 4752, 16. Mai 1986, S. 819

154 D. M. Barnes, «AIDS Case dismissed on legal Technicality», Science, Nr. 4762, 25. Juli 1986, S. 414

155 C. Norman, «AIDS Priority fight goes to Court», Science, Nr. 4733, 3. Januar 1986, S. 11, 12

156 C. Norman, «FDA approves Pasteur's AIDS Test Kit», Science, Nr. 4742, 7. März 1986, S. 1063

157 J. Palca, «US wins round in Patent Row», Nature, Nr. 6076, 17. Juli 1986, S. 200

158 J. Westhoff, «Ein ganz und gar unwissenschaftlicher Streit um AIDS-Millionen», Der Kassenarzt, Nr. 33/34, 1986, S. 26, 28

159 J. Palca, «US Plan for foundation in trouble with French», Nature, Nr. 6067, 15. Mai 1986, S. 185

160 J. Palca, «Franco-US Agreement on AIDS Test within Sight», Nature, Nr. 6109, 12. März 1987, S. 115

161 D. M. Barnes, «AIDS Patent dispute settled», Science, Nr. 4797, 3. April 1987, S. 17

162 «Ende eines Wettstreits», Deutsches Ärzteblatt, Nr. 16, 16. April 1987, S. B-729

163 «Last Hurdle cleared before US-French AIDS Accord», Nature, Nr. 6111, 26. März 1987, S. 318

164 T. Beardsley, «Skulduggery at the Lab Bench», Nature, Nr. 6097, 11. Dezember 1986, S. 506

165 I. Anderson, «Inquiry into sabotaged AIDS Experiments», New Scientist, Nr. 1532, 30. Oktober 1986, S. 17

166 J. Palca, «New Foundation begins work», Nature, Nr. 6071, 12. Juni 1986, S. 639

167 «What must be Done about AIDS», Nature, Nr. 6092, 6. November 1986, S. 1, 2

168 J. Palca, «Academy looks for Strategy», Nature, Nr. 6053, 6. Februar 1986, S. 441

Anhang

Adressen der AIDS-Hilfe-Organisationen

(Stand Februar '87)

Bundesverband:
Deutsche AIDS-Hilfe e. V.
Berliner Str. 37
1000 Berlin 31
Tel.: 0 30/86 06 51

AIDS-Hilfe Aachen e. V.
Bachstraße 27
5100 Aachen
Tel.: 02 41/53 25 58
(Büro, Di 10–12 h)
Tel.: 02 41/53 25 59
(Beratung, Mo + Mi 19–21 h)

Augsburger AIDS-Hilfe e. V.
Postfach 11 01 25
8900 Augsburg 11
Tel.: 08 21/15 38 06
(Mi 19–21 h)

Berliner AIDS-Hilfe e. V.
Bundesplatz 11
1000 Berlin 31
Tel.: 0 30/8 53 20 00
(täglich rund um die Uhr)

AIDS-Hilfe Bielefeld e. V.
Stapenhorststr. 5
4800 Bielefeld 1
Tel.: 05 21/13 33 88
(Büro, Mo–Do 10–13 h, Beratung,
Mi 19–21 h)

AIDS-Hilfe Bonn e. V.
Rathausgasse 30
5300 Bonn 1

Tel.: 02 28/63 14 68
(Mo, Di, Mi 14–17 h,
Do + Fr 19–21 h)
Tel.: 02 28/63 14 69 (Büro)

Braunschweiger AIDS-Hilfe e. V.
Postfach 16 43
Kurt-Schumacher-Str. 26
3300 Braunschweig
Tel.: 05 31/7 59 02
(Beratung, Di 16–18 h, Fr 19–21 h)

AIDS-Hilfe Bremen e. V.
Friedrich-Karl-Str. 20 A
2800 Bremen 1
Tel.: 04 21/44 49 47
(Mo–Fr 10–14 h, Di 20–22 h)

AIDS-Hilfe Dortmund e. V.
Gerichtsstraße 5
4600 Dortmund 1
Tel.: 02 31/55 11 87
(Mo, Di, Do, Fr 8.30–17 h, Mi
10.30–19 h)

AIDS-Hilfe Düsseldorf e. V.
Kölner Str. 216
4000 Düsseldorf 1
Tel.: 02 11/72 20 49
(Büro, Mo–Fr 11–15 h + 20–22 h)
Tel.: 02 11/72 20 48
(Beratung, Mo–Fr 20–22 h)

Duisburger AIDS-Hilfe e. V.
Musfeldstraße 163–166
4100 Duisburg 1
Tel.: 02 03/66 66 33
(Mo + Do 20–22 h)

AIDS-Hilfe Frankfurt e. V.
Eschersheimer Landstraße 9
6000 Frankfurt 1
Tel.: 069/59 00 12
(Büro, Mo–Fr 14–22 h)
Tel.: 069/597 55 77
(Beratung, täglich 19–22 h außer Sa)

Freiburger AIDS-Hilfe e. V.
Postfach 17 55
Eschholzstr. 19
7800 Freiburg
Tel.: 0761/276924
(Mi–Fr 19–21 h)

AIDS-Arbeitskreis
Göttingen e. V.
Postfach 11 14
3400 Göttingen
Tel.: 05 51/4 37 35
(Di 19–21 h, So 11–13 h)

AIDS-Hilfe Hamburg e. V.
c/o Magnus-Hirschfeld-Zentrum
Borgweg 8
2000 Hamburg 60
Tel.: 040/2 70 53 30 + 2 70 53 23
(Büro, Mo–Fr 9–17 h, Beratung,
Mo–Fr 17–20 h)

Betreuungszentrum der AIDS-Hilfe
Hamburg e. V.
– Struensee Centrum –
Hallerstraße 72, I. Stock
2000 Hamburg 13
Tel.: 040/44 16 31
(Mo–Fr 10–12 h, Mo + Fr 13–15 h,
Di, Mi, Do 15–19 h)

AIDS-Koordination
c/o Gesundheitsladen

Nernstweg 32
2000 Hamburg 50
Tel.: 040/39 40 78
(Büro, Di + Do 10–18 h)
Tel.: 040/33 58 45
(Beratung, Di 18–20 h, So 15–18 h)

Beratungsstelle Intervention
St.-Georgs-Kirchhof 26
2000 Hamburg 1
Tel.: 040/24 04 02
(Büro, Mo–Do 10–13 h, Beratung,
Mo 12–14 h + 19–22 h, Do 12–14 h)

AIDS-Hilfe Hamm e. V.
Rosa-Luxemburg-Straße 41
4700 Hamm 5
Tel.: 0 23 81/6 80 41
(Mo + Mi 17–19 h)

Hannöversche AIDS-Hilfe e. V.
Johannssenstraße 8
3000 Hannover 1
Tel.: 05 11/32 77 72
(Büro, Mo, Mi–Fr 10–14 h +
19–21 h, Di 15–19 h + 19–21 h)
Tel.: 05 11/32 77 71
(Beratung, Mo–Fr 19–21 h)

AIDS-Hilfe Heidelberg e. V.
Postfach 10 12 43
6900 Heidelberg
Tel.: 0 62 21/16 17 00
(Mi 19–21 h)

AIDS-Initiative Karlsruhe e. V.
Postfach 12 66
Kronenstraße 2
7500 Karlsruhe 1
Tel.: 07 21/69 34 04
(Do 20–22 h)

AIDS-Hilfe Kassel
c/o FISB
Leipziger Straße 239
3500 Kassel
Tel.: 0561/53542
(Büro, Mo–Fr 10–16 h)
Tel.: 0561/571490
(Beratung, Mo + Mi 16–18 h,
Do 18–20 h)

AIDS-Hilfe Kiel e. V.
c/o Ludwig Boeckel
Saarbrückenstraße 177
2300 Kiel 1
Tel.: 0431/687249
Tel.: 0431/677799
(Beratung, Fr 18–20 h)

AIDS-Hilfe Köln e. V.
Hohenzollernring 48
5000 Köln 1
Tel.: 0221/249208
(Büro, Mo–Fr 10–17 h)
Tel.: 0221/249209
(Beratung, Mo–Do 10–21 h)

AIDS-Hilfe Konstanz e. V.
Friedrichstraße 21
7750 Konstanz
Tel.: 07531/56062
(Mi 20–22 h)

Lübecker AIDS-Hilfe e. V.
Postfach 1931
2400 Lübeck
Tel.: 0451/1225747
(Di 19–21 h)

AIDS-Hilfe Mainz e. V.
Postfach 1173
Hopfengarten 19

6500 Mainz 1
Tel.: 06131/222275
(Büro, Di 17–19 h, Do 10–12 h)
Tel.: 06131/221020
(Beratung, Mi + So 19–22 h)

AIDS-Hilfe Mannheim e. V.
Postfach 161
Jungbuschstr. 24
6800 Mannheim
Tel.: 0621/745743
Tel.: 0621/28600
(Beratung, Do 20–23 h)

Münchner AIDS-Hilfe e. V.
Müllerstraße 44 (Rückgebäude)
8000 München 5
Tel.: 089/264361
(Büro, Mo–Fr 9.30–17 h)
Tel.: 089/269040
(Beratung, Mo–Sa 19–22 h)

AIDS-Hilfe Münster e. V.
Postfach 1924
Bahnhofstraße 15
4400 Münster
Tel.: 0251/44411
(Di–Fr 14–15 h + 18–19 h,
Mo 20–22 h)

AIDS-Hilfe
Nürnberg-Erlangen e. V.
Irrerstraße 2–6
8500 Nürnberg 1
Tel.: 0911/209006 + 209007
(Büro, Di–Fr 10–16 h,
Beratung, So 17–19 h, Do 18–21 h)

AIDS-Hilfe Osnabrück e. V.
c/o DPWV
Kurt-Schumacher-Damm 8

4500 Osnabrück
Tel.: 05 41/4 70 26
(Mi 20–22 h)

AIDS-Hilfe Pforzheim e. V.
Postfach 1 24
Schloßberg 10
7530 Pforzheim
Tel.: 0 72 31/10 13 13
(Büro, Mo 14–18 h,
Di + Mi 8. 30–12. 30, Do 13–16 h,
Beratung, Mo 18–20 h, Do 16–18 h)

AIDS-Hilfe Saar e. V.
Alte Feuerwache
Am Landwehrplatz
6600 Saarbrücken 3
Tel.: 06 81/3 11 12
(Büro, Mo–Fr 9–11 h,
Beratung, Mo–Fr 9–11 h,
Mo 20–22 h)

AIDS-Hilfe Stuttgart e. V.
Schwabstraße 44
7000 Stuttgart 1

Tel.: 07 11/61 08 48
(Beratung: Mo, Mi, Fr, So 18–22 h)

AIDS-Hilfe Trier e. V.
Paulinstraße 19
Postfach 20 22
5500 Trier
Tel.: 06 51/1 27 00
(Büro: Di 10–12 h, Do 14–17 h)
Tel.: 06 51/1 27 77
(Beratung: Mi 19–21 h)

AIDS-Hilfe Tübingen e. V.
Postfach 11 22
7400 Tübingen
Tel.: 0 70 71/3 41 51
(Di 20–22 h)

AIDS-Hilfe Wiesbaden e. V.
Postfach 11 41
Kl. Schwalbacher Str. 14
6200 Wiesbaden
Tel.: 0 61 21/3 09 21 1
(Fr 20–22 h)

Adressenliste der medizinischen Untersuchungs- und Beratungsstellen

Anonymer HIV-Test

Beratungsstelle des Gesundheits-
amtes der Stadt Augsburg
Prof. Dr. J. G. Gostomzyk
Herr R. Schuster
Hoher Weg 8
8900 Augsburg
Tel.: 08 21/3 24 20 51

Landesinstitut für Tropenmedizin
Prof. Bienzle
Königin-Elisabeth-Straße 32
1000 Berlin 19
Tel.: 0 30/30 32-7 88

Bundesgesundheitsamt
Robert-Koch-Institut
Abteilung Virologie
Arbeitsgruppe AIDS
Nordufer 20
1000 Berlin 65
Tel.: 0 30/45 03-2 43

Beratungsstelle des Gesundheits-
amtes der Stadt Braunschweig
Dr. Sabine Pfingsten-Würzburg
Hamburger Straße 226
3300 Braunschweig
Tel.: 05 3 1/4 70-72 54

Hauptgesundheitsamt Bremen
AIDS-Beratungsstelle
Horner Straße 60–70
2800 Bremen
Tel.: 04 21/4 97-55 85, -51 21

Dr. med. Purrmann
Universität Düsseldorf
Abt. für Gastroenterologie
Moorenstraße 5
4000 Düsseldorf
Tel.: 02 11/3 11-89 38, -77 95

Institut für med. Virologie und
Immunologie
Universitätsklinikum Essen
Prof. Dr. N. Scheiermann
Hufelandstraße 5 5
4300 Essen 1
Tel.: 02 01/79 91-35 50

AIDS-Beratungsstelle des Stadt-
gesundheitsamtes im Universitäts-
Klinikum
Zentrum der Inneren Medizin
Dr. Axel Jötten

Sandhofstraße, Haus 68
6000 Frankfurt/M. 70
Tel.: 0 69/63 01-67 00, -67 02

AIDS-Beratungs- u. Informations-
stelle der Gesundheitsbehörde im
AK St. Georg
Lübeckertordamm 5
2000 Hamburg 1
Tel.: 0 40/24 88-24 88, -34 43
(Sekretariat)

Staatliches Medizinalunter-
suchungsamt Hannover
Prof. Höpken
Frau Dr. Willers
Roesebeckstraße 4
3000 Hannover 91
Tel.: 05 11/44 43 71

AIDS-Beratungsstelle des Gesund-
heitsamtes der Landeshauptstadt
Hannover
Ricklingerstraße 3 B
3000 Hannover 91
Tel.: 05 11/1 68-38 90, -35 90, -32 29

Gesundheitsamt Kassel
Fr. Hirsch
Hr. Schimmelpfennig
Hr. Wehnhardt
Obere Königstraße 3
3500 Kassel
Tel.: 05 61/7 87 50 44

AIDS-Beratung im Gesundheitsamt
Dipl.Psych. Juliane Dürkop
Fleethörn 18–24
2300 Kiel 1
Tel.: 04 31/9 01 21 22

AIDS-Beratung beim Gesundheitsamt der Stadt Köln
Neumarkt 15
5000 Köln 1
Tel.: 0221/2214602

Gesundheitsamt der Hansestadt
Lübeck
AIDS-Beratung
Schmiedestraße 7
2400 Lübeck 1
Tel.: 0451/12-25350, -25301

Klinik für Dermatologie und
Venerologie
Med. Universität
Prof. Wolff
Ratzeburger Allee 160
2400 Lübeck
Tel.: 0451/5002510

I. Med. Klinik und Poliklinik der
Johannes-Gutenberg-Universität
Prof. Meyer zum Büschenfelde
Langenbeckstraße 1
6500 Mainz
Tel.: 06131/177197

Staatliches Gesundheitsamt
AIDS-Beratungsstelle
Dipl. Soz. Päd. Astrid Müller
Dr. U. Spohr
L 1, 1
6800 Mannheim
Tel.: 0621/2923257

Anonyme AIDS-Beratungsstelle
der Städt. Gesundheitsbehörde
München
Dachauer Straße 90
8000 München 2
Tel.: 089/5207-270

Staatliches Gesundheitsamt
AIDS-Beratungsstelle
Dr. Göbel
Malstatter Straße 17
6600 Saarbrücken
Tel.: 0681/5865416

Dr. Jutta Tottleben
Städt. Gesundheitsamt
Hohe Straße 28
7000 Stuttgart 1
Tel.: 0711/216-2602, -2559

AIDS-Beratung
Gesundheitsamt der Landeshaupt-
stadt Wiesbaden
Dr. Klaus Weber
Dotzheimer Str. 38–40
6200 Wiesbaden
Tel.: 06121/31-2805

Angaben ohne Gewähr. Bitte vergewissern Sie sich vor Vereinbarung
eines Termins, ob Sie den Test hier auch tatsächlich anonym machen
lassen können.

Testdurchführung nicht anonym

Prof. Dr. Hans D. Pohle
Chefarzt der II. Med. Klinik des
Rudolf-Virchow-Krankenhauses
Augustenburger Platz 1
1000 Berlin 65
Tel.: 0 30/45 05-22 62

Medizinische Universitätsklinik
Abt. Rheumatologie und Klin.
Immunologie
Hugstetter Straße 55
7800 Freiburg
Tel.: 07 61/2 70-35 28

Klinikum der Universität Heidelberg – Hautklinik – STD – Sprech-
stunde
Prof. D. Petzoldt
Voßstraße 2
6900 Heidelberg
Tel.: 06 2 21/56 49 58, -55 36

Prof. Dr. F.-D. Goebel
Medizinische Poliklinik
Universität München
Pettenkoferstraße 8 a
8000 München 2
Tel.: 0 89/51 60-35 50

Städt. Krankenhaus München-
Schwabing
1. Medizinische Abt.
Dr. Jäger
Kölner Platz 1
8000 München 40
Tel.: 0 89/30 68 74 33

AIDS-Hilfen in den Nachbarländern

Belgien
APPEL HOMO SIDA A.S.B.L.
Rue Duquesnoy 45
B-1000 Bruxelles
Tel.: 00 32/2/5 11 45 29

Dänemark
LBL
Landsforenigen
for Bøsser og Lesbiske
Knabrostræde 3 III
DK-1210 København 12
Tel.: 00 45/1/13 19 48

Luxemburg
I.G.H.L.
AIDS-Hellef Letzebuerg
c/o Planning Familial
18–20, rue Glesener
Luxemburg
Tel.: 00 3 52/44 02 64

Niederlande
Bureau landelijke beleidscoördinatie
AIDS
Polderweg 92
1093 KP Amsterdam
AIDS-Info
Tel.: 00 31/20/24 42 44 + 24 42 45

Österreich
Österreichische AIDS-Hilfe
Wickenburggasse 14
A-1080 Wien
Tel.: 00 43/2 22/48 61 86 + 48 61 87

Schweiz
AIDS-Hilfe Schweiz
Postfach 76 60

Gerechtigkeitsgasse 14
CH-8002 Zürich
Tel.: 00 41/1/2 01 70 33
(werktags 14–17 h)

Österreich

Beratungsstellen

AIDS-Hilfe Bregenz
Postfach 1 37
6900 Bregenz (Adresse wird telefonisch bekanntgegeben)
Tel.: 0 55 74/2 65 26
Öffnungszeiten:
Mo bis Fr 10–12 Uhr
Mo, Do 18–20 Uhr

AIDS-Hilfe Graz
Glacisstraße 69, 3. Stock
8010 Graz
Tel.: 03 16/7 97 69
Di, Do, Fr 17–19 Uhr
Mi, Sa 11–13 Uhr

AIDS-Hilfe Innsbruck
Bozner Platz 1/3
6020 Innsbruck
Tel.: 0 52 22/39 36 21
Mo bis Fr 15–17 Uhr
Mi 15–20 Uhr

AIDS-Hilfe Klagenfurt
Sponheimerstraße 5
9020 Klagenfurt
Tel.: 04 63/5 51 28
Mo–Fr 17–19 Uhr

AIDS-Hilfe Salzburg
Saint-Julien-Straße 31
5020 Salzburg
Tel.: 0662/88 14 88
Mo bis Fr 17–19 Uhr
Mo, Mi, Fr 10–12 Uhr

AIDS-Hilfe Wien
Wickenburggasse 14
1080 Wien
Tel.: 0222/48 61 86
Mo, Di, Do, Fr 16–20 Uhr
Mi, Sa 10–14 Uhr

Alle AIDS-Hilfe-Beratungsstellen führen kostenlos und anonym HIV-Antikörpertests durch.

In den folgenden AIDS-Ambulanzen wird der HIV-Test durchgeführt, meist jedoch nicht anonym:

I. Universitäts-Hautklinik
Alser Straße 4, Hof 2
1090 Wien
Tel.: 0222/4800-2647

II. Universitäts-Hautklinik
Alser Straße 4, Hof 2
1090 Wien
Tel.: 0222/4800-2695

Dermatologische Abteilung des
Krankenhauses der Stadt Wien-
Kainz
Wolkersbergenstraße 1
1130 Wien
Tel.: 0222/84 16 16

Abteilung für Haut- und
Geschlechtskrankheiten des A.ö.
Landeskrankenhauses Klagenfurt
St. Veiter Straße 47
9026 Klagenfurt
Tel.: 0422/5 38

Abteilung für Haut- und
Geschlechtskrankheiten des A.ö.
Krankenhauses der Stadt St. Pölten
Kremser Landstraße 36
3100 St. Pölten
Tel.: 02742/62521 oder 64541

Dermatologische Abteilung des
A.ö. Krankenhauses der Stadt Linz
Krankenhausstraße 9
4020 Linz
Tel.: 0732/2806

Interne Abteilung und Infektion des
A.ö. Krankenhauses der Stadt Linz
4020 Linz
Krankenhausstraße 9
Tel.: 0732/2806

Dermatologische Abteilung
der A.ö. Landeskrankenanstalten
Salzburg
Müllner Hauptstraße 48

5020 Salzburg
Tel.: 0662/31581

Universitätsklinik für Dermatologie
und Venerologie
Auenbruggerplatz 8
8036 Graz
Tel.: 0316/385-371

Hygiene-Institut der
Universität Graz
Universitätsplatz 4
8010 Graz
Tel.: 0316/380

Universitätsklinik für Dermatologie
und Venerologie
Anichstraße 35
6020 Innsbruck
Tel.: 05222/723-2971

Landeskrankenhaus Feldkirch
Abteilung für Innere Medizin
6807 Feldkirch-Tisis
Tel.: 05522/24511, 24621

Schweiz
Koordination:

AIDS-Hilfe Schweiz
Gerechtigkeitsgasse 14
8002 Zürich
Briefe: Postfach 7660
8023 Zürich
Tel.: 01/2017033
PC 80-23678-6

Safer-Sex-Telefon: 01/2016464
Mo, Mi und Do 18.00–20.00 Uhr
übrige Zeit: Anrufbeantworter

AIDS-Hilfe Region Olten
Postfach
4603 Olten
PC 46-474-1

AIDS-Hilfe beider Basel
Elsässerstraße 18
4056 Basel
Tel.: 061/444222
(Bürozeiten: 10.00–22.00 Uhr)
PC 40-8275-9

AIDS-Beratungsstelle
Kantonsspital Basel
(Doris Frank)
Tel.: 061/252525, intern 4078
Montag bis Freitag

AIDS-Hilfe Bern
Postfach 55
3000 Bern 9
Büro: Länggass-Straße 65
Tel.: 031/247077
Di und Mi 18.00–20.00 Uhr
Sa 10.00–12.00 Uhr
PC 30-10716-6

Aide Fribourgeoise
Contre le SIDA/AIDS-Hilfe
Freiburg (AFCS/AHF)
Postfach 10
1752 Villars s/Glâne
PC 17-11186-2

Dialogai
Case Postal 237
1211 Genève 1

Bureau environs:
5, rue Rossi
1201 Genève 29

Tel.: 022/21 91 57
mardi 20.00–22.00 h
PC 12-1 89 45-1

Groupe Sida Genève (GSG)
Case Postal 24 43
1211 Genève 2

AIDS-Hilfe Graubünden
Postfach 2
7002 Chur 2
Tel.: 081/39 31 41
Do 17.00–22.00 Uhr
PC 70-45 00-7

Point Fixe
Rue Curtat 14
1005 Lausanne
Tel.: 021/20 40 60

AIDS-Hilfe Luzern
Postfach 2004
6002 Luzern
Tel.: 041/51 68 48
Mo und Do 19.00–21.00 Uhr

AIDS-Hilfe St. Gallen
Postfach 2
9004 St. Gallen
Tel.: 071/23 38 68
Di und Do 19.00–21.00 Uhr
PC 90-98 86-6

Aiuto Aids Ticino
Casella Postale 79
6900 Massagno
Tel.: 091/54 94 94

martedi/giovedi
ore 18.00–20.30

AIDS-Hilfe Thurgau/Schaffhausen
Postfach 3 55
8501 Frauenfeld
Tel.: 054/21 55 87
Mo 19.00–22.00 Uhr
übrige Zeit: Telefonbeantworter
PC 85-15 18-3

AIDS-Gruppe Zug
Chamerstraße 6
6300 Zug
Tel.: 042/21 32 02
Mo bis Fr 9.30–17.00
PC 60-2 37 01-3

Zürcher AIDS-Hilfe
Postfach 33 74
8031 Zürich
Geschäftsstelle:
Turbinenstraße 10
8005 Zürich
Tel.: 01/44 39 44
(Bürozeiten: 10.00–13.00/
14.00–17.00 Uhr)
Beratungstelefon: 01/44 50 20,
Mo bis Fr 17.00–19.00 Uhr
PC 80-33 88-5

AIDS-Hilfe Liechtenstein
Postfach 207
FL-9494 Schaan
Tel.: 075/2 05 20
Mo 18.00–20.00 Uhr
Do 8.00–9.00 Uhr

Wenn Sie den Test anonym machen wollen, müssen Sie ihn selbst bezahlen. Das Resultat wird nirgendwo festgehalten. Beim Hausarzt wird Ihr Resultat in Ihrer Krankengeschichte festgehalten, dafür kann Ihr Hausarzt Sie besser beraten und, falls Sie «positiv» sind, auch betreuen.

Der Arzt, der den Test mit Ihnen durchführt, ist angehalten, die folgenden, unpersönlichen Daten an das Bundesamt für Gesundheitswesen zu melden: Testresultat, Alter, Geschlecht und eventuelle Risikofaktoren.

Solche Statistiken sind wichtig und nützlich für die weitere Beobachtung der Ausbreitung.

Aufgrund des geltenden Epidemiengesetzes **könnten** die Ärzte gezwungen werden, Testresultate zu melden. Und zwar **mit** den zugehörigen Namen.

Diese Möglichkeit sollten Sie in Ihre Überlegungen einbeziehen, wenn Sie entscheiden, ob Sie den Test anonym oder unter Namensnennung durchführen lassen wollen.

Information und AIDS-Sprechstunde
Universitätsklinik Basel
Tel.: 061/25 25 25 (intern 40 78)

Information et consultation SIDA
CHUV
Lausanne
Tel.: 021/41 41 41

Information und AIDS-Sprechstunde
Inselspital
Bern
Tel.: 031/64 22 81

Information und AIDS-Sprechstunde
Universitätsspital
Zürich
Tel.: 01/2 55 23 06

Information et consultation SIDA
Hôpital Cantonal
Genève
Tel.: 022/46 92 11 (intern 244-225)

Weitere Adressen auf Anfrage bei:
– Bundesamt für Gesundheitswesen
– Kantonen
– AIDS-Hilfen

Glossar und Abkürzungen

Acyclovir – Arzneimittel gegen Herpes-Infektion
Adaption – Anpassung
AIDS – Acquired Immune Deficiency Syndrome, zu deutsch: erworbene Immunschwäche
AL 721 – Arznei, die die Vermehrung des Virus hemmt
Antigene – körperfremde Stoffe, die in der Zelle die Bildung von Antikörpern bewirken
Antikörper – kugeliges Eiweiß, das als Reaktionsprodukt auf den Antigenreiz entsteht
Anti-Sense-Technik – hierbei blockiert das Negativbild der Erbsubstanz das Ablesen der Erbinformationen durch das Virus
art-Gen – antirepressor of transactivation ist ein Teil der genetischen Substanz des HIV, das die Fortpflanzungsrate des Virus regelt
ARC – AIDS-related complex sind im Zusammenhang mit AIDS auftretende Krankheiten
atypische mycobacteria – eine Bakterie, die Entzündungen des Zentralen Nervensystems und der Lunge verursacht
autoimmunologisch – selbstzerstörerisch
Autopsie – Leichenöffnung
Azotämie – krankhafte Erhöhung von Stickstoff im Blut
AZT – Azidothymidin, eine Arznei, die aus Heringssperma gewonnen wird und die die Symptome AIDS-Kranker erheblich gelindert hat

Basalganglien – Nervenzellen
BCNU – Carmustine, Arznei gegen Kaposi-Sarkom
Blut-Hirnschranke – ein System, das dem Stoffaustausch zwischen Blut und nervösem Zentralorgan dient
BLV – Bovine leukaemia Virus – Leukämie-Virus, das Rinder befällt
BW B759U – amerikanische Arznei gegen Zytomegalie-Virus-Infektion
B-Zellen – weiße Blutzellen (B-Lymphozyten), hauptsächlich in Lymphknoten und Blut befindlich

CDC – amerikanische Seuchenbehörde
chronisch-myeloische Leukämie – die häufigste aller Leukämieformen
Core – die zylindrische Struktur des Innenkörpers des Virus
Cryptococcus neoforman – ist ein Pilz, der Ganzkörperinfektionen und insbesondere Lungen- und Gehirnhautentzündung hervorruft

Cyclosporin A – ein Medikament, das die Immunabwehr unterdrückt, aber die Zahl der T4-Helferzellen bei AIDS-Kranken erhöht

Dalton – Maß für Molekulargewicht, nach dem englischen Physiker John Dalton benannt
DDC – Dideoxycytidin ist ein Nachfolgeprodukt von AZT mit geringeren Nebenwirkungen, aber auch geringerer Wirkung
dendritische Zellen – verzweigte, verästelte Zellen
DHPG – 9-(1,3-Dihydroxy-2-Propxymethyl) Guanin – eine Arznei der Firma Bourroughs-Wellcome gegen Zytomegalie-Virus-Infektionen
DNS – Desoxyribonukleinsäure, Träger der Gene
Dot immunobinding – Testmethode zum Nachweis von HIV-Antikörpern
D-Penicillamin – Arzneimittel, das die Synthese von Proteinen hemmt
DTIC – Dacabazine, Arznei gegen Kaposi-Sarkom

EIAV – Equine Infectious Anemia Virus ist ein infektiöses Anämie-Virus
ELISA – Enzyme-linked immunosorbent assay ist ein AIDS-Antikörper-Test
Endothelzellen – Zellschicht, die Blut- und Lymphgefäße auskleidet
env-Gen – envelope, Teil des genetischen Materials des HIV, der die Hüllproteine des Virus festlegt
Epidemiologen – Seuchenexperten
Epithelzellen – die oberste Zellschicht von Haut- und Schleimhautgewebe
Epstein-Barr-Virus – der EBV verursacht Ganzkörperinfektionen
Exanthem – meist entzündlicher Hautausschlag
Exons – Abschnitte eines Genoms

Faktor VIII oder IX – sind Blutpräparate, die Bluter benötigen
FeLV – Feline-Leukämie-Virus, das eine AIDS-ähnliche Erkrankung bei Katzen auslöst
Fibringerinsel – Auswurf aus Rachen, Kehlkopf und Luftröhre
Fibrinolysesystem – System, das Fibringerinsel durch Fermenteinwirkung auflöst
follikulare Zellen – schlauchartige Zellen

gag-Gen – group specific antigen, Genabschnitt des Virus, das die Strukturproteine kodiert
Gendrift – bedeutet, daß sich die Gene bei der Vermehrung ständig leicht verändern

gelelektrophoretisch – Verfahren zur Trennung von Substanzgemischen
Genom – einfacher Chromosomensatz einer Zelle
Germanin – wissenschaftlicher Name Sumarin, hemmt die reverse Transkriptase
Gliazellen – bindegewebeartige Stützsubstanz des Zentralen Nervensystems
gp 41 – Glykoprotein mit 41 000 Dalton
gp 120 – Glykoprotein mit 120 000 Dalton
Granulozyten – weiße Blutkörperchen von körniger Struktur

Hepatitis – ansteckende Leberentzündung
Histoplasmose – schleichende Vermehrung von Abwehrzellen in inneren Schleimhäuten und Bindegeweben mit Lymphknotenschwellungen, Lebervergrößerung, Geschwürbildung und Blutbildveränderung
HIV-1 – Human Immunodeficiency Virus, das menschliche Immunschwäche hervorruft
HIV-2 – ein Oberbegriff für neue HIV-Varianten, die sich in Afrika gebildet haben und die sich wesentlich vom HIV-1 unterscheiden
HLA – Human Leucocyte Antigen, jede HLA tragende Zelle weist auf ihrem Oberflächenhäutchen persönliche Erkennungsmerkmale auf – eine Art «Personalausweis», der der Abwehr ermöglicht, körperfremde von körpereigenen Substanzen zu unterscheiden
Homologien – Übereinstimmungen
HPA 23 – Heteropolyanion 23, ein Medikament, daß die reverse Transkriptase beim Virus hemmen soll
HTLV-I – ein Virus, das T-Zell-Leukämie beim Menschen verursacht
HTLV-II – ein Virus, das Haarzell-Leukämie beim Menschen verursacht
Hybridviren – durch Genmanipulation zusammengesetzte Viren

IgM – eine Immunoglobulinklasse des Menschen
Immunoblot – Verfahren zum Nachweis von HIV-Antikörpern
Immunsuppressiva – Substanzen, die das Immunsystem unterdrücken
Inkubationszeit – Zeit von der Ansteckung bis zum Ausbruch der Krankheit
Interferone – aktivierte T-Zellen produzieren Interferone und Interleukine, die das Abwehrsystem auf Trab bringen und wichtige immunologische Funktionen steuern
Interleukine – siehe Interferone
Isoprinosin – Arzneimittel, das AIDS-Symptome lindert

Kaposi-Sarkom – bösartiger Hautkrebs
KGW – Körpergewicht
Klon – eine Gruppe gleichartiger Zellen, die durch ungeschlechtliche Fortpflanzung aus einer einzigen Zelle hervorgegangen sind
klonen – ist die Herstellung eines Klons – meist durch Genmanipulation
Kolonzellen – Dickdarmzellen
Kolonkarzinom – Krebs des Dickdarms

Läsion – Verletzung, Störung
LAS – Lymphadenopathiesyndrom, Vorstufe zum Vollbild von AIDS
Latenzzeit – Inkubationszeit, Zeit von der Ansteckung bis zum Ausbruch der Krankheit
LAV/HTLV-III – LAV bedeutet Lymphadenopathie-assoziiertes Virus, so hatte Luc Montagnier das von ihm entdeckte Virus genannt. Robert Gallo, Entdecker des HTLV-I & II, nannte das Aids-Virus HTLV-III – Human-T-Lymphotrop-Virus-III (T-Humanes T-Zell-Leukämie-Virus). Die heutige Bezeichnung für LAV/HTLV-III ist HIV oder HIV-I.
Lentiviren – langsame Viren, Viren mit sehr langer Inkubationszeit
Leukozyten – weiße Blutkörperchen, bestehend aus Granulozyten, Lymphozyten und Monozyten
LTR – Long Terminal Repeating Sequences ist ein Genabschnitt im AIDS-Virus, der die Wirkung viraler Gene verstärkt
Lymphokine – sind Interferone, Interleukine und andere Substanzen, die Monozyten, Makrophagen und andere Zellpopulationen aktivieren, die feindliche Eindringlinge bekämpfen
Lymphozyten – eine Gruppe der weißen Blutkörperchen, die in T-Zellen und B-Zellen unterschieden sind
Lymphome – bösartige Geschwülste
Lyse – Verschmelzen verschiedener Zellen oder Zellklumpen miteinander – bei AIDS zu multinukleären Riesenzellen
Lysozym – viren- und bakterientötende Substanz

Makrophagen – sind die primitivste Form der Immunabwehr. Sie verschlingen alles, zerlegen es mit Enzymen und bieten die antigenen Überreste an ihrer Oberfläche den T4-Zellen an.
MHC – Major Histocompatibility Complex kodiert die Zelloberflächen-Strukturen
Marker-Proteine – auf bestimmte Art gekennzeichnete Proteine
Mikrozephalie – abnorme Verkleinerung des Kopfes
MMTV – Mouse Mammary Tumor Virus, ein Virus, das bei Mäusen Tumore verursacht

Monokine – sind Substanzen wie Interleukine, Interferone usw., die von den Zellen produziert werden

monoklonale Antikörper – identische Abkömmlinge, die aus genetisch völlig identischen Zellfamilien geklont wurden

mononukleär – einkernig, Zelle mit nur einem Kern

Monozyten – Form der weißen Blutzellen

Morbus Crohn – Entzündung des Darms, bei der sich Geschwüre bilden

Mukosa – Schleimhaut

multinukleär – vielkernige Zelle

multinukleäre Riesenzellen – unter dem Einfluß des HIV verschmelzen Phagozyten und Makrophagen und bilden im Gehirn multinukleäre Riesenzellen

multiples Myelom – generalisierte Knochenmarksgeschwulst

Nanometer – millionstes Teil eines Millimeters

neuroendokrines System – das Nervensystem und seine Hormone

Non-Hodkin Lymphome – bösartige Geschwulst von Lymphdrüsen

nukleotide Sequenzen – Anordnung und Reihenfolge der Nucleotide

Ödeme – Gewebsaufschwellung infolge vermehrter Ansammlung von Flüssigkeit in den Gewebsspitzen

onc-Gene – onkogene Gene, krebserzeugende Gene

Optikus neuritis – Sehnervenentzündung

3'orf-Gen – 3 open reading frames ist ein Genabschnitt im HIV, der im Zusammenhang mit der Giftigkeit des Virus für die Zellen steht

p 24 – ein Kernprotein des HIV mit 24 000 Dalton

Papillom Virus – meist gutartige Geschwülste der Haut

pathogen – krankmachend

Pentamodin – Arznei gegen Lungenentzündung

Peptid – Untereinheit der Proteine

Peptid Synthesizer – Maschine, die Eiweißstrukturen in jeder gewünschten Reihenfolge zusammensetzt

PGE 2 – Prostaglandin E" ist eine natürlich vorkommende Substanz in der Samenflüssigkeit, die eine immununterdrückende Wirkung hat

Phagozyte – Freßzelle, die Fremdstoffe unschädlich macht

Plazenta – Mutterkuchen, Nachgeburt

pneumocystis carinii – ein Parasit, der Lungenentzündung verursacht

pol-Gen – Genabschnitt des HIV, der die reverse Transkriptase regelt

Protein-Elektrophorese – Test zur Bestimmung der Blutbestandteile

Rekombination – durch Genmanipulation zusammengefügtes neu erschaffenes Lebewesen (Rekombinant), das aus Teilstücken anderer Lebewesen besteht

Rektum – Mastdarm

RNS – Ribonukleinsäure, Träger der Gene

Reproduktion – Vervielfältigung, Fortpflanzung

retardiert – verzögert

Retrovir – Handelsname für AZT

Retroviren – Viren, die ihre Erbsubstanz in Form von RNS tragen

reverse Transkriptase – ist ein Enzym, das die RNS und DNS umschreibt

Ribavirin – ein Arzneimittel, das die reverse Transkriptase hemmt

RSV – Rous Sarcoma Virus verursacht Tumore der Muskeln, Knochen und Blutgefäße

Rezeptoren – sind Anlaufstellen der Zelle, vergleichbar mit der Schleuse einer Weltraumstation

SAIDS – Simian AIDS, eine AIDS-ähnliche Erkrankung bei Makaken (Affenart)

Sandwich-EIA – Enzym-Immune-Sandwich-Test der Firma Abbott, ein neues Verfahren zum Nachweis von Antigenen bei HIV-Infizierten mit hoher Genauigkeit

seborrhoische Dermatiden – Hautentzündungen mit krankhaft gesteigerten Absonderungen der Talgdrüsen

Sekrete – Ausscheidungen beispielsweise von Drüsen

Seren – Mehrzahl von Serum – nicht mehr gerinnbarer, wässriger Bestandteil des Blutes oder Lymphe

Serokonversionszeit – die Zeit, die zwischen Ansteckung und Bildung der Antikörper liegt

SIV – Simian Immunodeficiency Virus, auch Affen-AIDS genannt, die alte Bezeichnung ist STLV-III

slow Virus – langsame Viren mit extrem langer Inkubationszeit

SMZ – Sulfamethoxazole, Arznei zur Behandlung von Lungenentzündung

sor-Gen – short open reading frame, Genabschnitt des HIV, der das tat-Gen reguliert

STLV-III – Simian T Cell Lymphotropic Virus, auch Affen-AIDS genannt. Die neue Bezeichnung lautet SIV.

Sulfamethoxazole – Arznei gegen Lungenentzündung

Suppressor Zellen – sie dämpfen oder schalten die Aktivität von B- und T-Zellen ab

Synzytien – Zellverband, der durch Verschmelzung von Riesenzellen entstanden ist und keine Zellgrenzen mehr aufweist

T4-, T8-Helferzelle – sind das Alarmsystem des Immunsystems, das die einzelnen Abwehrkomponenten alarmiert, anregt und bei ihrer Arbeit unterstützt. Das T steht für Thymus, da die Helferzelle aus dem Thymus stammt.

tat-Gen – transactivation and transcription activation ist ein Genabschnitt des HIV, der die reverse Transkriptase und Fortpflanzungsrate des Virus regelt

Thymidin – Ausgangsstoff für AZT, der aus Heringssperma hergestellt wird

Thymus – hinter dem Brustbein gelegene innere Drüse

tierpathogen – krankmachend für Tiere

T-Inducer-Zellen – sie lösen die Reifung der T-Lymphozyten aus und lassen aus Vorläuferformen funktionell verschiedene Zellen entstehen

T-Lymphozyten – rote Blutkörperchen, deren Entwicklung im Knochenmark beginnt. Von dort wandern sie in die obersten Schichten des Thymus, wo sie ihre speziellen Eigenschaften ausbilden.

TMP – Trimethoprim, Arznei zur Behandlung von Lungenentzündung

Toxoplasma gondii – sehr häufig vorkommendes Sporentierchen, verursacht Ganzkörper-Infektionen wie Zentralnervensystembefall und Lungen- und Augenentzündungen

Toxoplasmose-Erkrankungen – sind Infektionen mit dem Toxoplasma gondii

trs-Gen – Genabschnitt des HIV, der die Fortpflanzungsrate des Virus beeinflußt

Vakzine – Impfstoff

Visna-Virus – ein Virus, das Klauentiere befällt und eine AIDS-ähnliche Krankheit verursacht

Western-blot – eine genaue Nachweismethode für HIV-Antikörper, wird für Bestätigungstests verwandt

WHO – Weltgesundheitsorganisation der UNO

zerebrale Cortex – Gehirnrinde

Zervix – Muttermund

Zytomegalievirus – löst Ganzkörperbefall und Magen-Darm-, Lunge-, Leber- und Zentral-Nervensystem-Erkrankungen aus

ZNS – Zentrales Nervensystem

Zythopathogenität – krankmachend für die Zelle

zytotoxisch – zyto bedeutet Zelle, toxisch bedeutet giftig

Register